互联网＋乡村医生培训教材

总主编　何清湖　宋春生

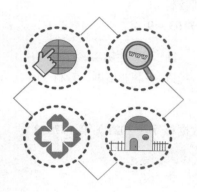

危急重症处理

（供乡村医生、全科医生等基层医护人员用）

主编　文爱珍

全国百佳图书出版单位
中国中医药出版社
·北京·

图书在版编目（CIP）数据

危急重症处理 / 文爱珍主编 .—— 北京：
中国中医药出版社，2021.10
互联网＋乡村医生培训教材
ISBN 978 - 7 - 5132 - 7163 - 9

Ⅰ . ①危…　Ⅱ . ①文…　Ⅲ . ①急性病—诊疗—
职业培训—教材②险症—诊疗—职业培训—教材
Ⅳ . ① R459.7

中国版本图书馆 CIP 数据核字（2021）第 177573 号

中国中医药出版社出版
北京经济技术开发区科创十三街 31 号院二区 8 号楼
邮政编码　100176
传真　010-64405721
河北省武强县画业有限责任公司印刷
各地新华书店经销

开本 787×1092　1/16　印张 19.75　字数 384 千字
2021 年 10 月第 1 版　2021 年 10 月第 1 次印刷
书号　ISBN 978 - 7 - 5132 - 7163 - 9

定价　69.00 元
网址　www.cptcm.com

服 务 热 线　010-64405510
购 书 热 线　010-89535836
维 权 打 假　010-64405753

微信服务号　zgzyycbs
微商城网址　https://kdt.im/LIdUGr
官 方 微 博　http://e.weibo.com/cptcm
天猫旗舰店网址　https://zgzyycbs.tmall.com

如有印装质量问题请与本社出版部联系（010-64405510）

《危急重症处理》编委会

前 言

习近平总书记指出:"没有全民健康,就没有全面小康。"2020年10月,中国共产党第十九届中央委员会第五次全体会议审议通过了《中共中央关于制定国民经济和社会发展第十四个五年规划和二〇三五年远景目标的建议》,其中明确指出:"坚持把解决好'三农'问题作为全党工作重中之重,走中国特色社会主义乡村振兴道路,全面实施乡村振兴战略。"

随着社会主义新农村建设的不断推进、医药卫生体制改革的日益深化和农村疾病流行模式的逐步改变,农村居民对乡村医生的整体素质寄予了新的期待,农村卫生工作对乡村医生提出了更高要求。乡村医生是我国医疗卫生服务队伍的重要组成部分,是最贴近亿万农村居民的健康"守护人",是发展农村医疗卫生事业、保障农村居民健康的重要力量。长期以来,受多种历史条件影响,我国乡村医生业务素养整体不高,乡村医疗服务水平比较低下,与乡村经济蓬勃发展、农村居民医疗卫生服务需求日益增长的速度不相适应。因此,全面加强乡村医生队伍建设,提升乡村医疗服务水平,构建和谐稳固的基层医疗服务体系,是新时代发展对乡村医疗服务提出的新要求,是达到全面实施乡村振兴战略目标的重要内容。

立足国情,紧扣需求,尊重规律,制定实施全面建成小康社会阶段的乡村医生教育规划,强化素质能力培养培训,加快乡村医生队伍向执业(助理)医师转化,提高整体服务水平,逐步缩小城乡基层卫生服务水平的差距,已经成为当前和今后一段时期深化医改、加强农村卫生工作、推进新农村建设、保障和改善民生的一项重要而紧迫的任务。

为全面落实党中央重要决策部署，中国中医药出版社和湖南中医药大学共同策划了《互联网＋乡村医生培训教材》的编写出版工作。旨在通过编写规范化教材，以互联网＋网络远程教学、面授讲座和临床辅导教学相结合等方式，提升乡村医生专业理论水平和临床操作技能，以满足新时代基层人民的健康需求。

为了编写好本套教材，我们前期做了广泛的调研，充分了解了基层乡村医生的切实需求，在此基础上科学设置了本套教材内容体系和分册章目。本套教材共设置了《中医基本理论》《经方临床应用》《中医经典名句》《中医适宜技术》《名医医案导读》《中医名方名药》《中草药辨识与应用》《健康教育中医基本内容》《初级卫生保健》《西医诊疗技能》《常见疾病防治》《危急重症处理》12 本分册，编写过程中注重突出以下"五性"特色。

1. 科学性。力求编写内容符合客观实际，概念、定义、论点正确，论据充分，实践技能操作以卫生部门标准或规范、行业标准、各学会规范指南等为依据，保证内容科学性。

2. 实用性。《互联网＋乡村医生培训教材》主要是针对在职的乡村医生，在教材编写的基本要求和框架下，以实际需求为导向，充分考虑基层医疗"简、便、廉、验"的客观要求，根据乡村医生的切实需求设置教材章目，注重技能水平的提高和规范化。

3. 先进性。医学是一门不断更新的学科，在本套教材的编写过程中尽可能纳入最新的诊疗理念和技术方法，避免理论与实践脱节。

4. 系统性。在明确培训的主要对象是在职乡村医生的基础上，有针对性地设置了培训章节和条目，内容强调六位一体（预防、医疗、康复、保健、计划生育、宣传教育），并充分考虑到学科的知识结构和学员认知结构，注意各章节之间的衔接性、连贯性及渗透性。

5. 启发性。医者意也，要启发悟性，引导乡村医生在培训教育和工作实践中不断发现问题、解决问题，从而在工作中不断提高自己的医疗实践能力。

另外，本套教材在整体展现形式上也有较大创新：以纸质教材为主体，辅以多元化的数字资源，如视频、音频、图片、PPT 等，涵盖理论阐述、临床操作等内容，充分体现互联网＋思维。

为了尽可能高标准地编写好全国首套基层医生规范化培训教材，我们公开在全国进行了各分册编写人员的遴选，参编人员主要来自全国各大高校和三级甲等医院中学验俱丰的医学专家、学者。全体编写人员肩负使命与责任，前后历时两年余，反复打磨，在完成教材基本内容的基础上，又完善了教学大纲和训练题库，并丰富了数字教学资源，力求编写出一套以在职乡村医生为主要对象、线上线下相融合的基层医生继续教育精品教材，填补乡村医生规范化培训教材的空白。

习近平总书记指出：当今世界正经历百年未有之大变局，我国正处于实现中华民族伟大复兴的关键时期。当前，我国医疗卫生事业发展迎来历史机遇期，进一步转变医学目的，实现我国医疗卫生工作重心下移、战略目标前移，需要全体医务工作者的共同努力。我们真诚希望本套教材的出版和使用，能够为我国乡村医生系统规范化培训提供教材蓝本，为全面提升乡村医疗卫生水平提供助力。

由于我们是首次系统编写乡村医生培训教材，加之融合互联网技术的应用，没有太多经验可以借鉴，本套教材的内容和形式尚有不足之处，希望广大读者能不吝指出，以便我们及时修订和完善，不断提高教材质量。也真诚希望广大乡村医生能够有所收获，在充满希望的美丽乡村建设中，更加有所作为！

何清湖　宋春生
2020 年 11 月孟冬

编写说明

　　《国务院办公厅关于深化医教协同进一步推进医学教育改革与发展的意见》（国办发〔2017〕63号）指出："要对在岗基层卫生人员（含乡村医生）加强全科医学、中医学基本知识技能和适宜技术培训。"

　　2014年12月13日，习近平总书记在江苏镇江了解农村医疗卫生事业发展和村民看病就医情况时指出："没有全民健康，就没有全面小康。要推动医疗卫生工作重心下移、医疗卫生资源下沉，推动城乡基本公共服务均等化，为群众提供安全有效方便价廉的公共卫生和基本医疗服务，真正解决好基层群众看病难、看病贵问题。"基层医疗事业是党和国家领导人密切关注的民生问题。

　　乡村医生是我国基层医疗服务主体，承担着全国近8亿农村人口最基本的医疗、预防、保健及健康宣传等卫生服务工作，在改善农村卫生状况中扮演着重要角色，被誉为"基层医疗服务的卫士"。而作为全国140万乡村医疗健康保障的守门人，这个群体面临多重发展困境，获得职业培训、与城市名医交流、接触先进设备和医疗资源等方面均难如愿。

　　为提高乡村医生执业水平，助力实现"全民健康"的目标，2018年10月21日，中国中医药出版社组织召开了《互联网＋乡村医生培训教材》编写会，拟定编写12本系列教材。《危急重症处理》是系列教材之一。

　　本教材面向基层乡村医生，编写过程中充分考虑乡村医生知识结构和工作特点，体现全面性，突出实用性和通俗性，削减了相关理论知识，着重强调对基层常见危急重症的识别、急诊处理和转诊指证。

本教材简要地介绍了心肺脑复苏、院前急救、危急重症患者转运、输液反应、休克、急性中毒、创伤急症及各系统急症的处理。此外，借助互联网技术充实了典型图文等，以尽量提供便利高效的学习内容。

由于作者大多长年在三级医院工作，对于基层工作缺少具体感受，故书中内容是否契合基层乡村医生的需要尚待实践的检验。可能有更多的缺点和不足是我们自己尚未意识到的，衷心希望各位专家和乡村医生多多批评指正。

本教材共十八章，包括心肺脑复苏、院前急救、危急重症患者转运、输液反应、休克、急性中毒、创伤急症及各系统急症的处理等。

编写分工：第一章由文爱珍编写；第二章由王岗编写；第三章由胡嗣钦编写；第四章由宋景春编写；第五章由李林编写；第六章由高燕鲁编写；第七章由何勇编写；第八章由王胜昱编写；第九章由陈振翼负责编写，第十章由宋景春负责编写，第十一章由张前燕负责编写，第十二章由田争负责编写，第十三章由文金莲负责编写，第十四章第一、第三、第五节由黄清玉，第二、第六至第八节有赵红伟编写，第十五章由宾文凯负责编写，第十六章由王卫国负责编写，第十七章由凌峰负责编写，第十八章由罗柔负责编写，附录由曾勇负责整理。

编委会成员来自全国多所中西医高等院校，多为急诊医学和重症医学领域的专家和优秀教师，以传授知识、提高临床诊疗水平为原则，突出实用性和通俗性，适应于广大乡村医生学习。

本教材从准备到编写受到编写组多位老师的大力支持，由于署名数有限，未在编委会名单一一列出，如马璇、田鑫、李亚明、李政、张进召、张静静、林靖松、欧阳过、周晶、潘双等老师，在此表示由衷的感谢！

《危急重症处理》编委会

2021 年 8 月

目 录

第一章 危急重症的识别和诊治
流程 …………………… **1**

第一节 危急重症的识别 ……… 1
一、乡村危急重症患者的特点… 2
二、乡村危急重症患者的早期识别
……………………………… 2
第二节 危急重症的诊治流程 … 5

第二章 院前急救 …………… **9**
一、通气 ………………… 9
二、止血 ………………… 12
三、包扎 ………………… 14
四、固定 ………………… 16
五、搬运 ………………… 17

第三章 心肺脑复苏 ………… **21**
心脏骤停 ………………… 21

第四章 休克 ………………… **26**

第五章 输液反应 …………… **32**

第六章 乡村常见急症的病情评估
及分层救治 ………… **38**
第一节 急性发热 ………… 38

第二节 晕厥 ……………… 42
第三节 意识障碍与抽搐 …… 46
一、意识障碍 …………… 46
二、抽搐 ………………… 50
附：临床常见的抽搐类型 … 53
一、高热抽搐 …………… 53
二、低钙性抽搐 ………… 54
第四节 呼吸困难 ………… 55
附：临床常见引起呼吸困难的
疾病 …………………… 58
一、支气管哮喘急性发作 … 58
二、自发性气胸 ………… 60
三、肺栓塞 ……………… 62
四、急性呼吸窘迫综合征 … 63
第五节 急性头痛 ………… 67
附：临床常见引起急性头痛的
疾病 …………………… 70
颅内压增高 ……………… 70
第六节 急性胸痛 ………… 72
附：临床常见引起急性胸痛的
疾病 …………………… 75
一、急性冠脉综合征（见第七章
第二节）……………… 75
二、主动脉夹层 ………… 75
三、自发性食管破裂 …… 76

第七节 急性腹痛 ……………… 78
附：临床常见引起急性腹痛的
　　疾病 …………………… 82
　　一、急性胃炎 …………… 82
　　二、消化性溃疡急性穿孔 … 83
　　三、急性梗阻性化脓性胆管炎… 84

第六章 心血管系统急症的处理
………………………… 86
第一节 急性左心功能不全 … 86
第二节 急性冠脉综合征 … 90
第三节 严重心律失常 … 94
第四节 高血压危象 … 98

第八章 呼吸系统急症的处理
………………… 102
第一节 重症肺炎 … 102
第二节 重症哮喘 … 105
第三节 慢性阻塞性肺疾病急性
加重期 … 110
第四节 支气管扩张伴咯血 … 113
第五节 急性呼吸衰竭 … 117

第九章 神经系统急症的处理
………………… 121
第一节 急性缺血性脑血管疾病
………………… 121
急性缺血性脑血管病 … 121
第二节 急性出血性脑血管疾病
………………… 125
一、脑出血 … 125
二、蛛网膜下腔出血 … 128
第三节 癫痫持续状态 … 132

第十章 消化系统急症的处理
………………… 137
第一节 急性阑尾炎 ………… 137
一、手术治疗 … 139
二、非手术治疗 … 139
第二节 急性胰腺炎 … 140
第三节 急性胆囊炎 … 142
第四节 急性消化道出血 … 146
第五节 急性肝衰竭 … 149

第十一章 内分泌与代谢急症的
处理………………… 152
第一节 糖尿病酮症酸中毒 … 152
第二节 低血糖昏迷 … 156

第十二章 泌尿系统急症的处理
………………… 159
第一节 急性肾盂肾炎 ……… 159
第二节 肾绞痛 ………… 161
第三节 急性肾功能衰竭 … 165

第十三章 女性生殖系统急症的
处理………………… 169
第一节 异位妊娠 ………… 169
第二节 急性盆腔炎 ………… 172

第十四章 急性中毒………… 175
第一节 概述 ………… 175
第二节 急性乙醇中毒 ……… 179
第三节 急性有机磷农药中毒… 183
第四节 急性百草枯中毒 … 188
第五节 急性老鼠药中毒 … 192
第六节 急性镇静催眠药中毒… 195

第七节　急性食物中毒 ……… 200
　一、植物性食物中毒 ……… 200
　二、动物性食物中毒 ……… 209
　三、细菌性食物中毒 ……… 214
第八节　急性一氧化碳中毒 … 221

第十五章　环境及理化因素急症的处理 ……………… 226
第一节　中暑 ……………… 226
第二节　电击伤 …………… 230
第三节　淹溺 ……………… 232
第四节　毒蛇咬伤 ………… 236
第五节　蜂蜇伤 …………… 241
第六节　犬咬伤 …………… 244

第十六章　创伤急症的处理 … 248
第一节　多发伤和复合伤 …… 248
　一、多发伤 ……………… 248
　二、复合伤 ……………… 249
第二节　颅脑损伤 ………… 252
附：颅骨骨折 ……………… 254
第三节　脊柱骨折和脊髓损伤 … 255
　一、脊柱骨折 …………… 255
　二、脊髓损伤 …………… 258
第四节　胸部损伤 ………… 261
第五节　腹部损伤 ………… 264
第六节　骨盆骨折 ………… 267

第七节　断离伤 …………… 271
　一、紧急处理 …………… 272
　二、有条件的急诊处理 …… 273
第八节　烧伤 ……………… 275

第十七章　乡村常见危急重症患者的转运…………… 280
　一、转运的利益和风险评估 … 280
　二、转运前准备 ………… 281
　三、转运流程 …………… 284
　四、转运中的监护和生命支持 …………………… 285
　五、特殊重症患者转运 …… 286
　六、乡村常见危急重症患者的转运 ……………… 286

第十八章　乡村急救常用技术 …………………… 288
第一节　电除颤技术 ……… 288
第二节　气道异物梗阻清除技术 … 290
第三节　气管插管技术 …… 291

附：乡村医师常用急救药品汇总表………………… 294

主要参考文献……………… 302

第一章　危急重症的识别和诊治流程

扫一扫看课件

第一节　危急重症的识别

危急重症通常表示患者所得疾病为某种濒危、紧急、严重的病症，应当尽早进行医学处理，否则可能对患者身体产生重度伤害或导致死亡。通常把危急重症患者分成四类，见表 1-1。

表 1-1　危急重症患者分类

分级	分类	生命体征	举例
一级	急危症	极不稳定 有生命危险	如心脏骤停、急性心肌梗死、严重的心律失常、严重呼吸困难、窒息、气道阻塞等
二级	急重症	临界正常值 随时可能迅速恶化	如急性脏器衰竭，胃、十二指肠溃疡穿孔，急性中毒、脑卒中，开放性骨折、血气胸等
三级	紧急	尚稳定 有潜在加重的危险	如高热、寒战、呕吐、头痛、胆肾绞痛、轻度外伤、闭合性骨折等
四级	非紧急	稳定 无生命危险	如各脏器慢性病、感冒、低热、咽喉痛、轻度腹痛、脓肿等

一般情况下，对于一级和四级患者的识别并不困难，然而，有些患者表面上看，生命体征尚稳定或者临界正常，也没有特定某一器官衰竭的明显依据，但是若不及时进行有效的干预，患者有可能在数小时或数天后病情急剧发展，成为危重症患者，甚至危及生命。这类患者，我们称之为"潜在危重症"患者。毫无疑问，能够早期识别和及时救治"潜在危重症"患者对医生、患者和医院都是有益的。

一、乡村危急重症患者的特点

1. 常常以某种症状或体征为主导，而不是以某种病为主导。
2. 常常是处于疾病的早期阶段，不确定因素多。
3. 常常突然发生，且变化迅速。

正是因为这些特点，医生才不容易早期识别"潜在危重症"患者；也正是因为这些原因，医生才不得不树立"救命第一，治病第二"这个急救理念。医生要时刻记住"有所为，有所不为"，该抢救的要抢救，该转送的也不能含糊。

二、乡村危急重症患者的早期识别

（一）未及时发现危重患者的常见原因

1. 对生命体征和重要脏器的功能监测不够。
2. 对临床表现的解释不正确。
3. 过于关注诊断，忽视治疗。
4. 拘泥于入院诊断，忽视病情变化。
5. 简单照搬书本，对复杂情况估计不足。

（二）早期识别危急重症患者的方法

1. 根据望诊判断 所谓"望而知之谓之神"，在有些情况下，确实可一望便知病情危重。

（1）面色苍白或灰暗或青紫。
（2）极度烦躁或极度惊恐。
（3）表情淡漠或痛苦。
（4）大汗淋漓。
（5）肢体无自主活动。
（6）张口呼吸或呼吸三凹征。
（7）大出血。
（8）全身抽搐。

尤其是表情和面色需要医生多观察，积累经验。

2. 根据主诉判断 主诉是促使患者就诊的主要症状（或体征）及持续时间，抓住了主诉就抓住了问题的关键。

（1）突发剧烈疼痛，尤其是胸痛和头痛。
（2）突发神志不清。
（3）突发高处坠落。
（4）自服百草枯或甲胺磷。

（5）突发呼吸困难。

（6）突发吐词不清。

（7）夜间不能平卧。

（8）突发呕血或咯血。

3. 根据"生命八征"判断 "生命八征"是指可以衡量机体生命活动的 8 个比较重要又容易获取的参数或征象，即体温、脉搏、呼吸、血压、神志、瞳孔、皮肤和尿量。前面四个是公认的"生命体征"，将"神志、瞳孔、皮肤和尿量"这四个加进来，确实有助于早期识别"潜在危重症"。"生命八征"的以下变化提示病情危重。

（1）高热或体温不升。

（2）脉搏过快或过缓，脉搏不规则，脉搏摸不清或无力。

（3）呼吸过快或缓慢。

（4）血压过高或过低。

（5）意识障碍，不管是嗜睡、昏睡、昏迷，还是意识模糊、躁动不安均是危急重症。

（6）瞳孔反射减弱或消失无疑是危急重症，瞳孔一大一小见于脑疝形成，而瞳孔缩小尤其是呈针尖样常常见于急性有机磷杀虫药中毒、镇静催眠药中毒、海洛因中毒和脑桥病变等。

（7）皮肤苍白、四肢湿冷提示休克；皮肤和口唇甲床发绀提示缺氧；皮肤黏膜黄染可能为肝细胞性、溶血性或者阻塞性黄疸所致；皮肤黏膜广泛出血说明凝血机能障碍，提示发生了 DIC（全身弥漫性血管内凝血）。

（8）正常尿量 >30mL/h，如果尿量持续 <17mL/h 称为尿少，尿量 <5mL/h 称为尿闭，提示发生了脱水、休克或者急性肾功能衰竭。

4. 根据危急值判断 这个方法很简捷，但由于条件限制，部分指征相关数据难以获取。以下列举几个致命性指征，见表 1-2。

表 1-2 致命性指征

项目	致命性指征	
体温（℃）	>41	<36
脉搏（次 / 分）	≥ 130	≤ 40
呼吸（次 / 分）	>30 ~ 40	<9
收缩压（mmHg）	≥ 220	≤ 90
pH	>7.6	<7.2
尿量（mL/h）		<17
脉搏氧饱和度（%）		<90
意识	嗜睡，谵妄	

5. 根据危重症评分判断 使用客观的危重症评分系统，可以降低人为因素对潜在危重病情的误判率。危急重症患者常用的评分系统有不少，但是大都不适合乡村医生。这里只介绍改良早期预警评分（modifed early warning score，MEWS），见表 1-3。

表 1-3 MEWS（改良早期预警评分）

项目	3	2	1	0	1	2	3
意识				反应灵敏	对声音有反应	对疼痛有反应	无反应
呼吸频率（次/分）		<9		9 ~ 14	15 ~ 20	21 ~ 29	≥ 30
心率（次/分）		<40	40 ~ 50	51 ~ 100	101 ~ 110	111 ~ 130	>130
收缩压（mmHg）	<70	71 ~ 80	81 ~ 100	101 ~ 199		≥ 200	
体温（℃）		<35.0		35.0 ~ 38.4		≥ 38.5	

MEWS 由体温、收缩压、心率、呼吸及意识水平（AVPU）5 项指标构成，每项参数的范围均为 0 ~ 3 分，分数越高，病情越危重，预后越差。

MEWS 评分 5 分是鉴别患者严重程度的最佳临界点。

MEWS<5 分：急诊患者一般只需留观，不需要住院。

MEWS ≥ 5 分：病情变化的危险性增大，有"潜在危重症"危险，住专科病房甚至 ICU 的危险增大。

MEWS>9 分：死亡危险明显增加，需住 ICU 接受治疗。

MEWS 评分的优点是简单易行、获取临床信息快捷、方便易得、不受硬件设备的限制，从接受检查到评估结束，约需 10 分钟。MEWS 评分的局限性是有时遇到评分较高但患者病情不重（假阳性）或者评分较低但患者病情较重（假阴性）的情况。

正确应用 MEWS 量表对患者进行评分，可以评估病情的严重程度或潜在的危险性，能够为早发现、早预防、早抢救提供一定的预警支持。

以上的方法，常常需要综合运用，以减少误差。

（三）注意事项

1. 在临床实践中，还要重视对临床表现不典型的特殊患者群的评估。

（1）老年人 临床表现不典型，机体储备能力差，无法自我表达。感染可无发热，心梗可无胸痛，急性胆囊炎可无腹痛。重视老年人"习惯"的改变，如精神变差、食欲减低、嗜睡等，需详细查体，警惕病情变化。

（2）青壮年 耐受力好，在病情急速恶化之前可以自行代偿，易被忽视，必须重视异常的体征及实验室检查结果。

（3）免疫抑制患者 可能体征不明显，影响鉴别诊断。

（4）创伤患者　出现复合伤、多发伤可能性大。

2. 识别要与治疗同时进行。

3. 识别并不要求精确诊断。

4. 识别要有动态观念。

第二节　危急重症的诊治流程

近年来，国外推崇"优先分拣"的理念，其精髓就是对一个患者优先处理危及生命的情况，对群体患者优先抢救有危及生命状态的患者。通常可以将患者的情况分为危急、重、非危急，并按照"六步法"决定抢救顺序。

第一步，紧急评估：判断是否有危及生命的情况。

采用"ABBCS方法"快速评估，利用 5～20 秒快速判断患者有无危及生命的最紧急情况。

A. 气道是否通畅？

B. 是否有呼吸？

B. 是否有体表可见大量出血？

C. 是否有脉搏？

S. 神志是否清醒？

气道阻塞（误吸和窒息是最常见原因）、心跳呼吸骤停和快速大量出血是危重患者死亡的常见原因，必须特别重视。

第二步，立即解除危及生命的情况。

A. 立即开放气道。

B. 保持气道通畅。

C. 心肺复苏。

D. 立即对外表能控制的大出血进行止血（压迫或结扎等）。

第三步，次紧急评估：判断是否有严重或者其他紧急的情况。

次紧急评估也叫二次评估，包含了解病史、体格检查以及所有生命体征之再次评估。必要时在适当的时机进行关键性的 X 光片、实验室检查、超声、CT 或其他特殊检查。

第四步，优先处理患者当前最为严重的或者其他紧急问题。

1. 固定重要部位的骨折、闭合胸腹部贯通性伤口，对于创伤者还需要密切注意避免二次伤害发生（利用器械进行颈部和脊柱固定）。

2. 建立静脉通道或者骨通道。

3. 吸氧，通常需要大流量，目标是保持血氧饱和度 95% 以上。

4. 抗休克。

5. 纠正严重呼吸、循环、代谢内分泌紊乱。

第五步，主要的一般性处理（进一步评估、救治）。

1. 通常需要卧床休息，体位为侧卧位，面部朝向一侧可以防止误吸和窒息。

2. 进一步监护心电、血压、脉搏和呼吸，必要时检测出入量。

3. 生命体征力争保持在理想状态，血压 90 ~ 160mmHg/60 ~ 100mmHg，心率 50 ~ 100 次 / 分，呼吸 12 ~ 25 次 / 分。

4. 保暖、维持正常体温，尤其是在现场和寒冷状态下更为重要。

5. 对外伤患者，应处理广泛的软组织损伤。

6. 如为感染性疾病，应治疗严重的感染。

7. 治疗其他的特殊急诊问题。

第六步，完善性和补充处理（解决上述问题之后的工作）。

1. 整理完整、全面的资料（包括病史等）。

2. 选择适当的诊断性治疗试验和辅助检查以明确诊断（在有条件和必要时）。

3. 修正或者制定进一步的治疗、抢救方案。

4. 确定正确的去向（例如，是否住院、去 ICU、留院短暂观察或者回家进行居家观察）。

5. 完整记录，充分反映患者抢救、治疗和检查情况。

6. 尽可能满足患者的愿望和要求。

危急重症患者的处理流程见图 1–1。

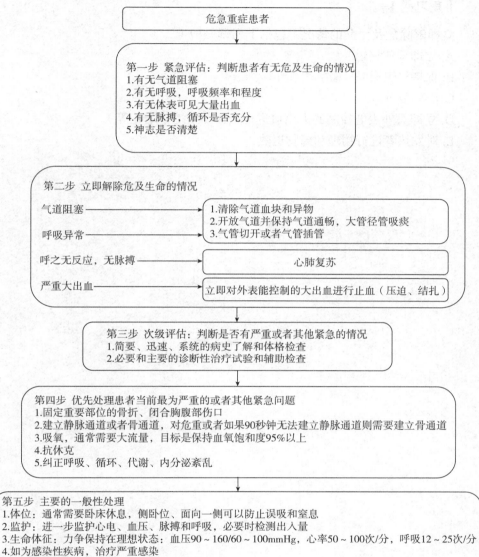

图1-1 危急重症患者的处理流程

【复习题】

立即解除危及生命的情况不包括下列哪一项（   ）

A. 立即开放气道

B. 保持气道通畅

C. 心肺复苏

D. 立即对外表能控制的大出血进行止血（压迫、结扎等）

E. 对发热者进行物理和药物退热

第二章　院前急救

扫一扫 看课件

院前急救是指伤病员从事发现场到医院治疗之前的抢救、监护、转运等救治过程。院前急救将急救医疗迅速移至急、危、重病的患者身边，是急救医学的"先遣部队"。院前急救最大限度地缩短了患者从发病到接受治疗的时间，有效阻止了病情的发展，降低了致残率，提高了院前抢救成功率，是急救医学的首要环节和重要基础。

院前急救的目的是稳定病情及挽救生命，在急救时应优先处理危及生命的情况，使病情得到初步控制，然后再进行下一步处理。一般院前急救技术主要包括通气、止血、包扎、固定、搬运。

一、通气

发生呼吸道阻塞的原因主要为血液、分泌物、异物等所导致的阻塞、舌根后坠或会厌下坠、吸入性损伤、血肿压迫气管等。对于呼吸道阻塞的患者，需立即解除造成阻塞的原因，并以简单、迅速的方法给予通气，维持呼吸道通畅，挽救患者生命。快速通气的前提是对气道进行快速评估，早期识别呼吸道阻塞。

（一）气道评估

若患者意识清醒并能做到用正常声音说话，说明患者气道没有受到迫切危及生命的威胁。反之，患者意识模糊或无意识或反应迟钝，则需要对患者气道进行快速评估，并在早期快速开放患者气道进行通气。气道评估步骤如下。

1.看　观察患者口腔、面部、颈部和胸部。

评估内容：①颌面部或颈部有无明显创伤。②口腔内是否有分泌物、异物、出血、肿胀或胃内容物等。③有无胸部或腹部的反常运动，即矛盾呼吸。④是否有辅助肌肉的使用，婴儿则表现为头部的摆动。⑤有无锁骨上、胸骨上窝、肋间隙凹陷（三凹征）。⑥气管是否摆动（吸气时气管向下移动）。

2. 听 听诊患者呼吸音并鉴别。

评估内容：①舌头部分阻塞咽部的表现为打鼾声。②气道内若有液体，如分泌物、呕吐物等，表现为气过水声。③上呼吸道狭窄或阻塞表现为吸气相哮鸣音。④气道完全阻塞或呼吸停止表现为无呼吸音。

3. 感觉 患者呼出气对检查者手背或面颊是否有撞击感。若患者没有呼吸则表明气道完全阻塞或呼吸停止。

（二）常用方法

1. 海姆立克手法（Heimlich 手法） 采用海姆立克手法取阻塞异物。

（1）站位急救法 抢救者站在患者背后，双臂环抱患者腰部，一手握拳并将拇指侧顶在患者剑突的下方（脐稍上方），另一只手紧压握拳的手，迅速向上向内重按 1 次，压后随即放松；如 1 次按压未能生效，可重复上述步骤 5 次。

（2）卧位急救法 抢救者双膝跪地，面对患者，张开双腿于其两侧，上身直立并前倾，一手握拳并置于患者剑突下方，另一手掌按压握拳手的背部，迅速向下、向前内方向重按患者腹部。

（3）儿童急救法 让患儿俯卧在抢救者腿上，头低脚高，然后用手掌适当用力在患儿的两肩胛骨间拍击 5 次。拍背不见效，可让患儿背贴于救护者的腿上，然后，救护者用两手食指和中指用力向后、向上挤压患儿中上腹部，压后即放松，可重复 5 次，必要时急送医院。

2. 仰头抬颏法、托颌法、垫肩法 昏迷的患者有可能会出现舌根后坠或会厌下坠，造成呼吸道阻塞，此时可采用仰头抬颏法、托颌法或垫肩法开放患者气道。

（1）仰头抬颏法 患者平卧位，抢救者将一手小拇指侧置于患者前额并下压，使患者头部向后仰，另一手食指和中指置于颏部附近的下颌骨下方，将颏部向前抬起，帮助头部后仰，开放气道。必要时可用拇指轻轻牵压患者下唇，使其口微张。

（2）托颌法 患者平卧位，抢救者将双手手指置于患者双侧下颌骨的下后方，双手大鱼际或拇指用力作用于头部，防止患者头部移动，双手手指向前、向上托起下颌骨，使头后仰且下颌骨前移，开放气道。该方法适用于颈部有外伤者，操作过程中注意不能转动患者颈部。

（3）垫肩法 患者平卧位，在患者的双肩下垫一枕头或类似物，患者头部受重力作用自然后仰，头部与躯干夹角约 120°，开放气道。

使用上述方法打开患者气道后，舌根后坠或会厌下坠会被解除，若呼吸道阻塞仍存在，可将患者舌拉出，用细线或者别针穿过舌尖固定于衣物上。

3. 环甲膜穿刺 环甲膜是甲状软骨和环状软骨之间的弹性圆锥，主要由弹性纤维组成的薄膜状结构，位于甲状腺血管的上方，声带的下方。环甲膜前部无坚硬组织，后通气管，周围无要害部位，便于穿刺通气。在急性喉梗阻，尤其是声门区阻塞，严重呼吸困难，通过上述开放气道等方法无法缓解时，可采用环甲膜穿刺的方法迅速通气。

穿刺方法：患者平卧位或斜坡卧位，采用上述开放气道的方法，充分暴露患者颈前部。消毒环甲膜前区域的皮肤并戴无菌手套，穿刺前检查穿刺针是否通畅并寻找环甲膜部位。穿刺针可选用 18 ～ 20 号粗针头或 9 号注射针头或 Quicktrack 穿刺针。先找到患者喉结最突出处（即甲状软骨），并向下滑行触摸，在距喉结下方 2 ～ 3cm 处有一黄豆大小的凹陷，即环甲膜。在穿刺部位进行局部麻醉（情况紧急时可不用麻醉），一手食指和拇指固定环甲膜附近的皮肤，另一手持穿刺针垂直刺入环甲膜，到达气管后会有落空感，患者突感呼吸困难症状缓解。此时用注射器回抽，如有空气抽出，则表明穿刺成功。然后用胶带固定穿刺针，使穿刺针处于垂直气管水平。

4. 气管插管　若因各种原因导致患者丧失了维持气道开放及保护气道的能力时，应选择气管插管进行通气。

（1）气管导管选择　成年患者需使用带气囊的气管导管，男性一般选择内径 7 ～ 8mm 的导管，女性一般为内径 6.5 ～ 7.5mm 的导管。使用前需检查导管的气囊是否漏气。儿童导管内径一般为（年龄 +4）/4mm，或者外径为患儿小指指甲的宽度。导管内径选择见表 2-1。

表 2-1　导管内径选择

体重或年龄	<2kg	2 ～ 4kg	新生儿	3 个月 ～ 1 岁	>2 岁或 <12 岁
导管内径（mm）	2.5	3.0	3.5	4.0	年龄 /4+4

（2）气管插管方法　患者平卧位，采用上述开放气道的方法使患者头部后仰并打开患者口腔，检查并清除口腔内异物，尽量增加经口腔和经喉头轴线的角度，以便于声门的暴露，利于插管。左手持喉镜从患者口腔右侧放入，将舌推向左侧，当喉镜进到口腔中部时，缓慢推进，首先看到悬雍垂（第一标志），然后将镜片垂直提起前进，直到看见会厌（第二标志）。将弯镜片置于会厌谷，用力向前上方提起镜柄，以充分暴露声门；或者直镜片直接伸至会厌的声门侧，将会厌直接提起。用右手拇指、示指及中指如执笔式持住导管的中、上段，从患者口腔右侧进入，直到导管接近喉部再将管端移至喉镜片处，同时从经过镜片与导管壁间的狭窄间隙观察导管前进的方向，准确地将导管尖端送入声门。如用管芯插管时，当导管尖端进入声门后，立即拔出管芯，顺式将导管插入气管内。气管插管后，向气囊内注气。插管深度一般是指从导管尖端至门齿的距离，为 20 ～ 26cm。将呼吸气囊与导管连接，并按压气囊进行通气。

确认导管是否插入到气管内：①呼吸气囊通气时患者胸廓明显起伏、对称，呼气相可见导管壁白雾。②听诊时可闻及双下肺呼吸音且双侧对称。③剑突下无气过水声，腹部无膨隆。

放置牙垫，固定导管。从导管进入口腔到插管成功的时间一般不超过 30 秒。

二、止血

在各种院外的突发创伤中，出血常常是最易发生且最突出的。血液是维持人生命体征的重要物质，院前发生创伤时，有效、迅速地止血能减少血液的丢失，从而维持有效循环血量，防止休克的发生，为进一步救治赢得时间，降低病死率。

机体组织受损时，血液流出，常较易发现并能早期处理，但内出血从外部很难发现，如腹部脏器损伤。院前急救要做到早期识别内出血，并进行处理。若患者在伤口出血被处理止血后，一般生命体征仍持续恶化，并表现为休克，即面色苍白、口渴、冷汗淋漓、呼吸紧迫、心悸、脉搏快而弱、血压下降、表情淡漠等，提示内出血的可能性。

1. 失血量评估　成人血液约占自身体重的8%，每千克体重约有80mL血液。失血速度和失血量是威胁患者生命的重要因素。

表2-2　失血量评估

	轻度休克	中度休克	重度休克
失血量估计（mL）	800	800～1600	>1600
占全身血容量比例（%）	20	20～40	>40
脉搏（次/分钟）	>100	100～120	细弱或触摸不清

2. 出血类型

（1）根据血管损伤种类进行分型，见表2-3。

表2-3　根据血管损伤种类的出血分型

受损血管	血液颜色	出血形式	出血速度	出血量	危险程度
动脉	鲜红色	喷射状/成股冒出	快	多	危及生命
静脉	暗红色	涌出状/徐徐外流	稍缓慢	中等	出现休克
毛细血管	鲜红变为暗红	水珠状流出或渗出	渗出	少	自行凝血

（2）根据血管损伤程度进行分型，见表2-4。

表2-4　根据血管损伤程度的出血分型

损伤程度	伤口	损伤血管	出血速度	出血量	危险程度	止血方法	常见损伤部位
小血管损伤	表浅	小血管、毛细血管	慢	少	自行凝血	简单包扎	体表或肢端
中等血管损伤	深、大	中等动脉	中等	中等	出现休克	指压法 包扎止血 止血带	肌肉断裂、长骨干骨折、肢体离断、碾压伤

续表

损伤程度	伤口	损伤血管	出血速度	出血量	危险程度	止血方法	常见损伤部位
大血管断裂	深、大	大动脉	快	多	短期内出现休克、危及生命	指压法或结合其他止血方法	颈动脉、股动脉、腋动脉、肝脾破裂、骨盆骨折

3. 止血方法 止血时操作者需带医用手套，若无医用手套可用塑料袋、敷料等作为替代物进行隔离。止血后用肥皂清洗手，然后消毒剂消毒。脱去或剪开出血处衣物，暴露伤口，检查出血部位及性质。根据出血的性质选择合适的止血方法。常见的止血方法为指压法、加压包扎法、止血带法。

（1）指压法

1）直接指压法 即徒手直接按压出血点，适用于静脉和毛细血管的出血，对动脉无效。

2）间接指压法 即间接按压供应出血部位的动脉血管的近心端，适用于动脉的出血。若伤口较大，可用干净纱布或多条三角巾卷成团压在出血部位。间接指压法需遵循三个原则：①按压出血血管的近心端。②如果能触摸到血管的搏动，按压搏动点。③压迫的血管为表浅血管，且走行在骨头的表面，用力按压，直到远端血管搏动消失。常见动脉止血点见表2-5。

表 2-5 常见动脉止血点

动脉	出血部位	指压点
颞浅动脉	头顶部及前额	耳屏向上向前 1.5cm 处
枕动脉	枕部	耳后乳突附近搏动处
面动脉	眼裂以下面部	咬肌前缘，下颌骨下缘处
颈总动脉	一侧头部	环状软骨侧方，将动脉向后内方压向颈椎横突
锁骨下动脉	肩和上肢	锁骨上窝中点向下压，将动脉压在第一肋骨
肱动脉	上肢	上臂中段内侧搏动处
桡、尺动脉	手部	腕横纹两端深部按压，搏动处为桡动脉
指掌侧固有动脉	手指	同时按压手指根部两侧
股动脉	下肢	腹股沟中点偏内侧的下方搏动处
腘动脉	小腿及以下	腘窝中部搏动处
胫后动脉、足背动脉	足背	同时按压两侧内踝与跟骨之间的胫后动脉和足背皮肤皱纹处中点的足背动脉

注意事项：①指压法止血只能起到暂时止血的作用，是为进一步处理争取时间及减少血液的流失量，故该方法只用于短时急救止血。②在压迫颈动脉点进行止血时，绝对禁止同时按压两侧颈动脉，以免大脑缺氧而昏迷。

（2）加压包扎法

1）加压包扎 用干净的纱布或棉垫等敷料覆盖于伤口上，然后用绷带加压包扎起来。其松紧程度以不出血为止，多适用于毛细血管或静脉出血。

2）填塞止血法　用消毒过的棉球或者纱布等敷料填塞在伤口内，再用加压包扎法包扎伤口。多适用于颈部、臀部、大腿等处的深大伤口，该方法能起到压迫止血的作用。

3）加垫屈肢止血法　在肘窝、腋窝或腘窝等关节处加一纱布垫、衣物或毛巾等，然后将肢体呈屈曲位固定并加压包扎。多适用于四肢部位的动脉出血。

注意事项：对于伤口中嵌有异物或骨折断端外露的伤口禁止直接压迫止血。疑似骨折或脱位的患者禁止使用加垫屈肢止血法止血。

（3）止血带止血法　只有在四肢大血管出血量大，采用上述方法不能止血时，才采用止血带止血法。此方法只限于紧急情况下临时使用。

1）结扎止血的部位　止血带应该放在伤口的近心端。上肢在上臂中上 1/3 交界处，下肢在大腿中部 1/2 处。

2）气囊止血带　常用血压计袖带，其压迫面积大，对组织损伤作用小，且压力较易控制。成人上肢压力需维持在 300mmHg，下肢为 500mmHg。

3）橡皮止血带　一手拿住止血带的一端，另一手拉紧止血带并绕肢体两圈，然后中、示指将止血带的末端夹住，顺着肢体用力向下拉，压住"余头"，以免滑脱。

4）绞紧止血法　将三角巾折成带状或将床单等布料撕成三指宽的布条，在伤口近心端放好衬垫并加压缠绕肢体一圈，打一活结，取一根小棒插在带子的外圈，边绞紧边观察出血情况，直到伤口不出血为止。最后将绞紧后的小棒在活结小圈内固定。

注意事项：①止血带的松紧程度以刚好不出血为宜。止血带尽量不要与皮肤直接接触，可选择纱布、棉垫等衬垫隔开。②止血带止血后需标记上止血带的时间和部位；每隔 30 ~ 40 分钟松解止血带 1 次，放松时间为 1 ~ 3 分钟，且需同时观察患侧肢体远端情况，避免远端组织缺血坏死；松解时用指压法代替止血。③禁忌使用钢丝、绳索、电线等来充当止血带。

三、包扎

包扎是院前急救的重要组成部分。及时、快速的包扎患者的伤口，可起到止血、保护伤口、防治感染、减轻疼痛的作用，有利于患者进一步的转运及治疗。

1. 包扎材料

（1）绷带　根据伤口部位选择不同宽度及样式的绷带。一头卷起的为单头带，两头同时卷起的为双头带；把绷带两端用剪刀剪开则为四头带。

（2）三角巾　根据需要可将三角巾折叠成不同的样式。把三角巾的顶角折向底边中央成所需宽度的条形；将三角巾两底角对折，然后将两角错开形成夹角，则为燕尾巾；将三角巾折成条形并绕手指两圈形成环形，然后将另一端穿过此环，并反复缠绕拉紧。

（3）尼龙网套　先用纱布等敷料覆盖伤口，再用尼龙网套套在敷料上。主要应用于口、头部、手指伤口的包扎，特点为方便、有效。

（4）就地取材 可在现场就近取材充当包扎材料，比如干净的衣物、毛巾、布条等。

（5）胶布条 敷料覆盖伤口，胶布条进行固定。

2. 包扎方法

（1）绷带包扎

1）环形包扎 适用于肢体粗细较均匀的伤口包扎，是绷带包扎中最常用的包扎方法。先将伤口用无菌敷料覆盖，然后将绷带一端打开置于敷料上，呈斜形缠绕一圈；将第一圈斜出的角压入环行圈内，缠绕第二圈；然后绷带加压围绕伤口处，缠绕 4 ~ 5 层，每圈盖住前一圈，绷带缠绕的范围要超出敷料边缘。最后用胶带粘贴固定，或将绷带尾端剪开形成两个布条后绕肢体打结固定。

2）螺旋形包扎 适用于四肢非关节处的包扎。无菌敷料覆盖伤口，缠绕前两圈同环形包扎法，然后从第三圈开始，环绕时每圈盖住前一圈的 1/2 ~ 1/3，呈螺旋形加压缠绕，直至绷带覆盖超过敷料的边缘。最后用胶带粘贴固定，或将绷带尾端剪开形成两个布条后绕肢体打结固定。

3）"8"字包扎 适用于关节处、手部、肩部的包扎，一般选用有弹性的绷带。无菌敷料覆盖伤口，在关节的一端先环形缠绕两圈，然后再绕关节上下呈"8"字形包扎，直至绷带覆盖超过敷料的边缘。最后用胶带粘贴固定，或将绷带尾端剪开形成两个布条后绕肢体打结固定。

4）回返法包扎 适用于头和肢体断端的包扎。用无菌敷料覆盖伤口，先环行固定两圈，一手持绷带一端于头部或肢体断端后方中部，一手持绷带卷，从头部或肢体断端后方至前方缠绕一圈；然后再固定前方处绷带向后折，反复呈放射性折叠，直至绷带覆盖超过敷料的边缘。最后将各反折端环形缠绕两圈，用胶带粘贴固定，或将绷带尾端剪开形成两个布条后绕圈打结固定。

（2）三角巾包扎

1）头部帽式包扎 适用于头顶部伤口的包扎。无菌敷料覆盖伤口，将三角巾底边置于患者眉弓上缘，使三角巾底边正中正对眉间；然后将三角巾的顶角拉至头后枕部，底边经耳上向后拉紧至枕部，并将顶角压在下方；最后将底角在枕部交叉返回至前额中央打结固定，枕部的顶角拉紧掖入枕部交叉处内。

2）眼部包扎 适用于眼部外伤的包扎。将三角巾折成三指宽度条形，其中央置于头后枕部上，两侧分别经耳上向前拉至眼前，在双眼之间交叉后再将两端分别从耳下拉向头后枕部下端，打结固定。注意即使是单侧眼部创伤，也要包扎双眼，因为只包扎患侧，则健侧眼部的活动也会带动患侧眼球的运动，不利于病情的稳定。

3）肩部包扎 ①单肩包扎法：将三角巾折叠成燕尾巾式，夹角约为90°；使三角巾的夹角正对伤侧颈部，巾体覆盖在敷料上，再将燕尾底部两角包绕上臂根部并打结；然后将两燕尾角分别经胸部、背部拉至对侧腋下打结固定。②双肩包扎法：将三角巾折叠成燕尾巾式，夹角约120°；将燕尾巾底部置于患者双肩后部，夹角正对颈部后侧；双侧燕尾角分别过肩，由后往前包肩于腋下，与同侧燕尾底边打结固定。

4）胸部包扎　适用于胸部的伤口包扎。将三角巾的顶角置于患侧肩上，三角巾的底边正中位于伤口下侧，然后底边两端围绕患者下胸部至背后打结，最后将顶角的系带从前向后绕肩至背部，穿过三角巾的底边并与其固定打结。

5）腹部包扎法　适用于腹部伤口的包扎。将三角巾底边置于胸腹部交界处，顶角置于会阴部，然后将三角巾两底角绕至胸腹交界处背面打结固定，顶角系带穿过会阴与底边打结固定。

（3）尼龙网套包扎　可用于四肢的弹性包扎。其一端为盲端，也可用于头部及断肢端的包扎。

（4）特殊情况包扎

1）脑组织膨出　开放性颅脑损伤时，可见脑组织膨出。先用湿的无菌敷料覆盖伤口及脱出组织，外套环形圈，再将干净的碗或者相似器皿扣在膨出的脱出组织上，以防脑组织受压损伤，然后包扎伤口并固定。

2）开放性气胸　发生外伤时，胸膜腔与外界大气直接相通，空气可随呼吸自由进出胸膜腔，即开放性气胸。开放性气胸时可在患者伤口处闻及气泡声或"嘶嘶"声，叩诊患侧呈鼓音，听诊患侧呼吸音消失。先令患者做深吸气，并让其在深吸气末屏住呼吸，同时用干净敷料或布条将伤口封闭，或用戴有医用手套的手堵住伤口，将开放性气胸转为闭合性气胸，最后使患者侧卧，患侧向下。

3）腹部肠管膨出　开放性腹部损伤时可见肠管膨出。先用湿的无菌敷料覆盖伤口及脱出组织，外套环形圈，再将干净的碗或者相似器皿扣在膨出的脱出组织上，最后包扎固定。禁止将膨出组织直接送回腹腔，以免引起腹腔感染。患者平卧位，双腿屈曲。

4）伤口异物处理　对于表浅的伤口异物，可以直接去除异物并进行相应的包扎，但对于尖刀、钢筋、木棍等异物刺入造成的深部损伤，则不能去除，否则易损伤血管及神经。此时应维持异物原位不动，进行现场包扎后送医院进一步处理。可在敷料上剪洞套过异物并覆盖伤口，再在异物两旁加上敷料，直接压迫止血，再用三角巾做一个环形垫，围在异物周围；环形垫的高度应高于异物，以保护伤口和防止异物移动；最后在异物周围用绷带包扎。

四、固定

骨折固定的目的是减轻疼痛，减少出血，防止血管、神经、脊髓等的损伤。在现场施救时应正确识别是否发生骨折。骨折的评估，包括局部疼痛、肿胀、畸形、骨摩擦感、骨摩擦音、功能障碍等特征性表现。根据骨折断端是否与外界或体内空腔脏器相通，将骨折分为开放性骨折和闭合性骨折。

1. 固定材料

（1）医用材料　木夹板、钢丝夹板、充气夹板、塑料夹板、颈围、骨盆固定器等。

（2）野外替代品　1～3cm厚的木板、竹竿、树枝、硬纸、木棍等。

（3）敷料　用于衬垫的物品，如棉花、毛巾、衣服、布料等；用于包扎的物品，如三角巾、绷带等。

2. 固定方法

（1）锁骨骨折固定　锁骨骨折除骨折的一般特征性表现外，还表现为患侧肩部下垂，上臂贴胸不敢活动，并用健侧手托扶患肘，以缓解肌肉牵拉引起的疼痛。成人或儿童固定方法为"8"字绑扎法，即将三角巾折叠成条带形，做"8"字绑扎，将骨折的锁骨固定，最后用三角巾将患侧前臂悬吊。对于幼儿，锁骨骨折多为青枝骨折，只需三角巾将患侧前臂悬吊即可。

（2）四肢骨骨折固定

1）前臂骨折固定　将两块夹板分别置于患侧前臂的掌侧和背侧；在骨折肢体掌侧及背侧铺垫敷料，用三角巾或绷带缠绕固定；屈肘，将前臂用三角巾悬吊。观察患侧肢端末梢血运情况。

2）上臂骨折固定　将一块夹板置于患侧上臂外侧；在上臂外侧铺垫敷料，用三角巾或绷带缠绕固定夹板上下两端；屈肘，将前臂用三角巾悬吊；然后用另外一条三角巾将上臂固定于胸部。观察患侧肢端末梢血运情况。

3）小腿骨折固定　将两块夹板置于患肢内、外两侧，其长度应上至大腿中部，下至脚跟；在膝、踝关节处铺垫敷料，用三角巾或绷带分段固定夹板。观察患侧肢端末梢血运情况。

4）大腿骨折固定　将一块夹板置于患肢外侧，其长度应上至腋窝，下至脚跟；两下肢并列对齐，在膝、踝关节处铺垫敷料，用三角巾或绷带分段固定夹板。观察患侧肢端末梢血运情况。

注意事项：固定时所采用的夹板要长出骨折处上下两个关节，上夹板前在骨折肢体两侧铺垫敷料，特别是关节处，防止血运障碍；缠绕绷带时要采用从上而下的方向。

（3）颈椎损伤固定　颈椎损伤的患者应用颈托来固定颈部，防止在搬运过程中颈部和头部的转动。昏迷的患者需第一时间给予颈托固定保护。颈托的固定需两人完成，一人双手固定患者头部，另一人安装颈托。若现场没有颈托，则可用衣物、毛巾等折叠后挤垫在患者颈部两侧。

五、搬运

患者经过初步处理后，需从现场转运至医疗机构进行进一步的检查和治疗。正确的搬运方法可减轻患者的痛苦，避免发生不必要的损伤。尤其是在对骨折及脊柱受损的患者来说，在搬运过程中应特别注意切勿弯曲或扭动，以免损伤进一步加重。对于昏迷的患者来说，在搬运过程中，应使患者头部偏向一侧，或采用半卧位或侧卧位，以保持呼吸道通畅。搬运方法多采用徒手或器械搬运。

1. 搬运材料

（1）脊柱板　适用于脊柱损伤的患者。板长约180cm，板四周有成对的孔，用于固定带的固定及搬运。脊柱板在使用时需配合颈托、头部固定器及固定带。

（2）帆布担架　不适用于骨折的患者，尤其是脊柱损伤的患者应禁用。

（3）自制担架　主要是表面平坦的木板、毛毯、衣物和绳索；但毛毯、衣物、绳索等较软的物质不适用于骨折的患者，尤其是脊柱损伤的患者应禁用。

2. 常见搬运方法

（1）徒手搬运　适用于转运路程较近、病情较轻、无骨折及脊柱损伤的患者。常见的徒手搬运方法包括：①托行法：适用于现场环境危险，需将患者快速转移至安全区域。②扶行法：适用于病情轻微、意识清醒且至少有一个下肢可以行走的患者。③背式、抱持式、拉车式：适用于体重较轻的患者；对疑似肋骨骨折的患者不能采用背式搬运。④双人杠桥式：适用于意识清醒的患者。

（2）借助器械搬运　担架是转运过程中最常用的器械，需2～4名救护人员搬运，必要时可将患者固定在担架上。在搬运过程中抬担架的人员要步调一致。禁止用软担架搬运有骨折及脊柱损伤的患者。需注意的是高度怀疑脊柱损伤的患者，该类患者必须借助坚硬的器械进行搬运，最常用的是脊柱板。

（3）疑似脊柱损伤患者的搬运

1）识别脊柱损伤　如果患者有明确的致伤原因，如高空坠落、车祸等，应高度怀疑脊柱高位损伤。患者表现为脊柱伤处局部疼痛、压痛、活动受限、下肢感觉或活动障碍、大小便失禁等。

2）搬运方法　疑似脊柱损伤患者的搬运，最好是4名救护人员同时在场。怀疑颈椎骨折者，第一时间用颈托固定患者颈部后再进行搬运。①一人位于患者头部，双手置于患者头部两侧，起到固定头颈部的作用。②另外三人站在患者同一侧，分别在肩背部、腰臀部、膝踝部，双手掌从患者背侧平伸至对侧。③四人均单膝跪地。④四人同时用力抬起患者且步调一致，使患者脊柱保持在同一条轴线上。⑤将患者同时放在脊柱板或硬担架上。⑥用多条固定带将患者固定在脊柱板或硬担架上。⑦2～4人抬运硬担架或脊柱板。

（4）注意事项　①根据患者病情轻重和特点选择合适的搬运方法。②对疑有脊柱、骨盆、双下肢骨折时不能让患者试行站或坐。③病情较重、昏迷、内脏损伤、脊柱或骨盆或双下肢骨折的患者应采用担架搬运。④搬动要平稳，禁止硬拉硬拽。⑤疑似脊柱损伤搬运时，应特别注意轴线一致，禁止一人抬肩一人抬腿的方法，即背式、抱持式、拉车式等。⑥转运途中需密切监视患者呼吸、脉搏、血压，以及肢端末梢血运情况，防止固定物压迫组织受损。⑦转运时避免过度颠簸和头部的扭曲，以防病情进一步加重。

【急救流程】

院前急救流程见图2-1。

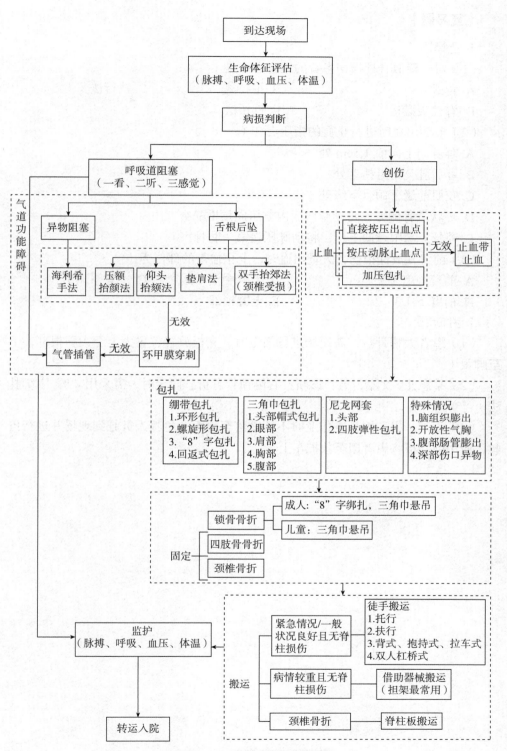

图2-1 院前急救流程图

【复习题】

1. 选择题

（1）对于疑似脊柱损伤患者的搬运方法是（　　）

A. 背式   B. 抱持式   C. 扶行法

D. 脊柱板搬运   E. 杠桥法

（2）前额出血时进行止血的指压点在（　　）

A. 耳屏向上向前 1.5cm 处

B. 耳后乳突附近搏动处

C. 咬肌前缘下颌骨下缘处

D. 环状软骨侧方，将动脉向后内方压向颈椎横突

E. 锁骨上窝中点向下压，将动脉压在第一肋骨

（3）前臂开放性损伤，大量出血时，上止血带的部位为（　　）

A. 前臂中上 1/3   B. 上臂中上 1/3   C. 上臂下 1/3

D. 前臂下 1/3   E. 上臂根部

2. 判断题

（1）患者大腿骨折，需现场进行固定时，夹板放置位置为上至大腿根部，下至脚跟（　　）

（2）某患儿，2 岁，男，诊断：右侧锁骨骨折。固定时，需采用"8"字绑扎法（　　）

（3）王某，男，因高空作业时不慎跌落至地面，急救人员赶到现场并进行抢救，使用硬门板将患者搬至救护车上（　　）

第三章　心肺脑复苏

扫一扫看课件

心肺脑复苏是指针对心脏骤停采取的抢救措施，包括心肺复苏及脑复苏，脑复苏对于心跳呼吸骤停的预后具有重要意义。

心脏骤停

【概述】

心脏骤停是指心脏射血功能的突然终止，大动脉搏动与心音消失，重要器官（如脑）严重缺血、缺氧，导致生命终止。及时进行心肺复苏可能逆转病情，否则将导致死亡。

【临床表现】

1. 突发意识丧失，心脏骤停 3 秒出现头晕，10 秒出现昏迷，4 分钟出现不可逆脑损伤。

2. 大动脉搏动消失。

3. 无呼吸或仅是喘息（即呼吸不正常）。

4. 瞳孔散大、对光反射消失。

5. 心音消失。

6. 全身青紫或苍白、四肢厥冷。

7. 心电图表现为心室颤动（或室扑）、无脉搏性室性心动过速、心室停顿和无脉搏电活动等。

【辅助检查】

1. 心电图　尽早获取心电图，有利于尽早除颤及急性冠脉综合征的识别、处理。应注意心电图检查不能耽误胸外按压。

2. 生化检查 心脏骤停中常见低血糖、高低血钾可逆性病因。

3. 动脉血气 寻找酸中毒可逆性病因。

【诊断要点】

1. 诊断标准 具备以下三点可以临床诊断为心脏停搏。

（1）意识丧失。

（2）大动脉搏动消失。

（3）无呼吸或仅是喘息。

2. 鉴别诊断 与休克、窒息、其他原因导致的昏迷相鉴别。

3. 病情评估

（1）有无可除颤心律 在心肺复苏中如发现室颤、室扑、无脉性室性心动过速可除颤心律。应尽早除颤，每延迟一分钟，抢救成功率约下降10%。

（2）在心肺复苏中注意及时寻找和治疗6H5T可逆性病因。

1）低血容量。

2）缺氧。

3）氢离子（酸中毒）。

4）低血糖。

5）低/高血钾。

6）低体温症。

7）张力性气胸。

8）心包填塞。

9）毒素。

10）肺栓塞。

11）冠状动脉血栓。

（3）监测心肺复苏有效性 心肺复苏时如舒张压<20mmHg，应设法改进心肺复苏质量。

【治疗要点】

1. 环境安全评估 评估周围环境是否安全，如不安全，应及时转移至安全地带。

2. 判断是否心脏骤停 只需进行患者有无应答反应、有无呼吸及有无脉搏三方面的判断。应避免听心音、量血压、接ECG、检查瞳孔等不必要的措施，以免耽误。

（1）判断患者有无反应 意识消失是心脏骤停的首要表现。判断意识消失的方法是拍打或摇动患者，并大声呼唤。

（2）判断有无呼吸 心跳停止者大多呼吸停止，偶尔也可有喘息。判断呼吸的方法是用眼睛观察胸廓有无起伏。若不能肯定，应视为呼吸不正常。

（3）判断有无脉搏 判断脉搏与呼吸同时进行，方法是触摸颈总动脉搏动，首先用食指和中指触摸到甲状软骨，向外约2cm，在喉结与同侧胸锁乳突肌之间的肌间沟内触摸颈总动脉搏动。在10秒内完成。

应注意，受过训练的医务人员，也很难在短时间内准确判断脉搏，若10秒内不能确定存在脉搏与否，应立即进行心肺复苏。

3. 心肺复苏 包括胸外按压（C）、开放气道（A）、人工呼吸（B）、除颤（D）。

（1）胸外按压 高质量的胸外按压是复苏成功的关键。

1）按压部位为胸骨下半部分的中间，直接将手掌置于胸部中央相当于双乳头连线水平即可。

2）按压手法是施救者用一只手的掌根置于按压点，另一手掌重叠于其上，手指交叉并翘起；双肘关节与胸骨垂直，利用上身的重力快速下压胸壁。

3）按压频率为100～120次/分钟，深度为5～6cm或≥胸部1/3前后径。

4）按压放松时必须让胸廓充分回弹。

5）按压/通气比 对所有年龄段患者实施单人CPR，以及对成人实施双人CPR均按照30∶2为一组，给予按压和通气。因小儿心脏骤停多系窒息所致，故专业急救人员对婴儿及青春期前儿童进行双人CPR时，可采用15∶2的按压/通气比。

6）最大限度地减少按压中断的次数和时间，按压中断时间不超过10秒，胸外按压时间在心肺复苏总时间占比应超过60%。正确的胸外按压极易疲劳，多人施救时应尽可能轮换进行，以免影响按压质量。一般约2分钟应轮换1次，并进行心律检查。

（2）开放气道 心脏停搏后昏迷的患者舌根、软腭及会厌等口咽软组织松弛后坠，必然导致上呼吸道梗阻。解除上呼吸道梗阻的基本手法有以下几种。

1）仰头抬颏法 施救者一手置于患者额头，轻轻使头部后仰，另一手置于其颏下，轻轻抬起使颈部前伸。

2）托颌法 施救者的食指及其他手指置于下颌角后方，向上和向前用力托起，并利用拇指轻轻向前推动颏部使口张开。托颌法适用于怀疑存在颈椎损伤的患者。

（3）人工呼吸 施救者一手捏住患者鼻子，另一手保持气道开放。平静吸气（不必深吸气）后，用口包住患者口腔向里吹气。吹气时间大约1秒钟，约400～600mL即可，松开鼻子，观察到胸部起伏，连续2次通气。

（4）除颤 在心肺复苏中如发现室颤、室扑、无脉性室性心动过速可除颤心律。应及时除颤，成人用200焦双向波进行除颤，除颤后应继续进行5组CPR后再观察复苏效果。

4. 判断复苏效果 每5组CPR后（约两分钟），进行1次评估，评估应首先观察有无心律改变。如有心律改变，检查是否有脉搏，如有脉搏搏动即为心肺复苏成功，可停止按压。

5. 循环恢复后脑复苏 长时间心脏骤停后导致缺血缺氧性脑病，心肺复苏成功后及尽早行脑复苏治疗。目前脑复苏的治疗被证明为有效的措施是保持足够的脑灌注及亚低温治疗。

1）保持足够的脑灌注　应避免收缩压低于 90mmHg 及平均动脉压低于 65mmHg，收缩压 >100mmHg 时恢复效果更好。

2）亚低温治疗　亚低温的实施应在有效循环恢复后进行。成人 GCS 评分 <8 分，应尽早进行 32 ～ 36℃目标体温管理，儿童如昏迷应依次进行目标体温管理（32 ～ 34℃）和（36 ～ 37.5℃），或者仅进行目标体温管理（36 ～ 37.5℃）。可用降温毯或降温头盔，并联合其他降温方法（如静脉输注冰液体、药物等）。

其他治疗包括维持正常的血氧水平（94% ～ 99%）、控制抽搐、脱水、控制血糖（8 ～ 10mmol/L）、营养脑细胞。

6. 药物治疗　心肺复苏中应使用肾上腺素 1mg 静注，1 次/3 ～ 5 分钟，心肺复苏成功后，如血压较低，可选用去甲肾上腺素（应中心静脉输入）或多巴胺，使收缩压超过 90mmHg，平均动脉压 >65mmHg，应尽量避免其他不必要的药物使用。

7. 中医药干预　复苏时可予参附注射液回阳救逆，益气固脱；复苏成功后血必净的应用可改善预后。

【急救流程】

心脏骤停的急救流程见图 3-1。

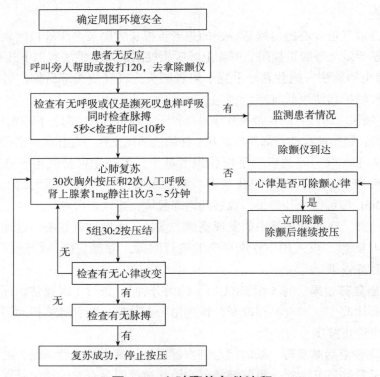

图3-1　心脏骤停急救流程

【注意事项】

1. 2 ～ 3 次除颤无效时可使用胺碘酮 300mg 静注后再除颤，如无效可再次静注 150mg。

2. 施救时应尽量做到高质量的心肺复苏，包括以 100 ～ 120 次 / 分的速度进行胸外按压、5 ～ 6cm 或≥胸部 1/3 前后径的按压深度、充分的胸廓回弹、尽可能减少按压中断、避免过度通气（过快或过深的通气）。

3. 初步复苏成功者应及时转上级医院诊治。

【复习题】

1. 单选题

（1）心肺复苏时，应首选下述哪个药物（　　）

A. 肾上腺素　　　　　　　B. 阿托品　　　　　　C. 尼可刹米

D. 胺碘酮　　　　　　　　E. 去甲肾上腺素

（2）心肺复苏中胸外按压的部位为（　　）

A. 双乳头之间胸骨正中部　　B. 心尖部

C. 胸骨中段　　　　　　　　D. 胸骨左缘第五肋间

（3）在成人心肺复苏中，人工呼吸潮气量的大小为（　　）

A.400 ～ 500mL　　　　　B.500 ～ 600mL　　　C.600 ～ 700mL

D.700 ～ 800mL　　　　　E.400 ～ 600mL

（4）成人心肺复苏中，单人或双人复苏时胸外按压与通气的比率为（　　）

A.15∶2　　　　　　　　　B.5∶1　　　　　　　C.30∶2

D.30∶1　　　　　　　　　E.20∶2

（5）现场进行徒手心肺复苏时，伤病员的正确体位是（　　）

A. 侧卧位　　　　　　　　　B. 仰卧在席梦思床上

C. 去枕平卧在硬地板上　　　D. 俯卧位

E. 什么体位都行

（6）心肺复苏中最重要的操作是（　　）

A. 胸外按压　　　　　　　　B. 开放气道　　　　　C. 人工呼吸

D. 电除颤　　　　　　　　　E. 使用复苏药物

（7）关于高质量的心肺复苏，下列哪些要求是错误的（　　）

A. 按压深度 5 ～ 6cm　　　B. 充分胸廓回弹

C. 按压频率 100 ～ 120 次 / 分　D. 按压中断时间 <8 秒

E. 避免过度通气

2. 判断题

（1）成人胸外按压的频率为 60 ～ 100 次 / 分（　　）

（2）成人胸外按压的深度为 5 ～ 6cm 或≥胸部 1/3 前后经（　　）

第四章 休 克

扫一扫看课件

【概述】

休克是各种致病因素所致的机体有效循环血容量急剧减少，引起器官和组织微循环灌注不足，致使组织缺氧、细胞代谢紊乱和器官功能受损的综合征。血压降低是休克最常见、最重要的临床特征，组织低灌注是休克的本质。

按照病因分类，休克通常可以分为低血容量性休克、心源性休克、感染性休克、过敏性休克和神经源性休克。

【临床表现】

1. 临床分期　根据休克的临床表现可分为休克代偿期和休克抑制期。

（1）休克代偿期　患者表现为精神紧张或烦躁、面色苍白、手足湿冷、心动过速、换气过度等。血压可骤然降低，也可正常或轻度升高，脉压减小，尿量正常或减少。

（2）休克抑制期　患者可出现神志淡漠、反应迟钝、神志不清甚至昏迷，口唇发绀、冷汗、脉搏细数、血压下降、脉压更小。严重时全身皮肤黏膜明显发绀、四肢湿冷、脉搏不清、血压测不出、无尿及代谢性酸中毒等。

2. 不同类型休克的临床特点

（1）低血容量性休克　低血容量性休克是因为血容量的骤然减少，回心血量不足导致心排出量和动脉血压降低，外周阻力增高，从而引发休克。外伤引起的大出血、消化道大出血、妇产科疾病等相关的大出血导致失血引起血容量减少，以及中暑、腹泻、大面积烧伤导致机体过度脱水，均可形成低血容量性休克。一般血容量突然减少30% ~ 40%，则血压明显下降。如果血容量减少超过总血容量的50%，会很快导致死亡。

（2）心源性休克　心源性休克是因为心脏功能极度减退导致心排出量降低，不能满足器官和组织的血液供应导致的休克。心源性休克的临床表现与其他类型休克的临床表现相似。原有高血压的患者，虽然收缩压 >90mmHg，却比原有血压降低 80mmHg 以上，并伴随脉压减少时，应考虑心源性休克。

（3）感染性休克　感染性休克亦称脓毒症休克，是死亡率较高的疾病，通常由于细菌、真菌、病毒和立克次体的严重感染所致。感染性休克早期可表现为寒战、高热、多汗、烦躁、纳差、尿量减少、呼吸急促、胸闷等不典型症状，严重时可出现发绀、意识昏迷和血压下降。

（4）过敏性休克　过敏性休克是极为严重的过敏反应，通常由于抗原抗体反应导致血管活性物质释放，引起全身毛细血管扩张、通透性增加，血浆渗出到组织间隙，致使循环血量迅速减少诱发休克。抗生素引起过敏性休克并不少见，如不及时抢救，严重者可在 10 分钟内发生死亡，亦有患者在半小时甚至数小时后出现反应。临床表现可见全身不适、口唇麻木、心悸胸闷、恶心呕吐、烦躁不安，甚至口唇发绀、大小便失禁和昏迷。

（5）神经源性休克　神经源性休克是因强烈的神经刺激如创伤、剧痛等引起血管扩张、有效血容量减少和血压下降所导致的休克。患者主要表现为低血压、心率缓慢或增快。

【辅助检查】

1. 实验室检查　血常规是判断休克最方便的实验室检查。红细胞计数和血红蛋白测定可用于判断失血性休克的严重程度；红细胞压积可用于判断血容量，压积过高提示血液浓缩，压积过低提示血液稀释或严重失血；白细胞计数高、中性粒细胞比率增加提示急性感染、急性创伤等，严重感染亦可引起白细胞计数下降。淋巴细胞增多常见于病毒感染，嗜酸性粒细胞增多可见于过敏性休克或寄生虫感染。

血生化检查肌酐升高提示肾功能损害，肌酸激酶同工酶升高提示心肌损害，乳酸升高提示休克引起微循环障碍，血 pH 值降低提示酸中毒。休克严重时可出现凝血酶原时间延长、纤维蛋白原减少和 D- 二聚体升高。

2. 影像检查　心电图有利于心源性休克的诊断，并有助于了解休克时心肌供血和心律失常情况。X 线检查有利于判断休克的病因。微循环观察可压迫指甲后再放松，血管再充盈时间大于两秒，可考虑存在微循环障碍。

【诊断要点】

1. 诊断标准

（1）具有休克的诱因。

（2）意识障碍。

（3）脉搏 >100 次 / 分或不能触及。

（4）四肢湿冷、皮肤花斑、黏膜苍白发绀、尿量 <0.5mL/（kg·h）或无尿。

（5）收缩压 <90mmHg。

（6）脉压差 <30mmHg。

（7）有高血压者收缩压较基础水平下降 30% 以上。

凡符合 1、2、3、4 中两项和 5、6、7 中的一项者，即可诊断。

2. 鉴别诊断 休克需与低血压鉴别。低血压是休克的重要临床表现之一，但低血压患者并非都是休克。一般认为正常成年人肱动脉血压 <90/60mmHg 为低血压。低血压是一种没有休克病理、生理改变的良性生理状态，常见的类型有体质性低血压和直立性低血压。

体质性低血压又称原发性低血压，常见于体质瘦弱的患者，以女性居多，可有家族倾向，常无症状，多在体检中发现。直立性低血压是由于体位改变引起的，常见于从平卧位突然变成直立位，或长久站立。严重的直立性低血压可以导致晕厥，常见的病因有自主神经功能失调、慢性疾病或药物副作用。

【治疗要点】

1. 基本原则 休克的治疗原则首先是稳定生命体征，保持重要器官的微循环灌注和改善细胞代谢，并在此前提下进行病因治疗。

（1）一般措施 吸氧、禁食、仰卧头低位，容量不足者可下肢抬高 30°，心衰或肺水肿者可端坐位。行心电、血压、脉氧饱和度监护，查血常规、血气分析、血生化、心电图、胸片等，监测尿量，注意保暖。

（2）原发病治疗 针对休克的病因治疗是关键。

（3）补充血容量 除心源性休克外，补液是抗休克的基本治疗方法。尽快建立大静脉通道或双通道补液，快速补液。液体首选林格氏液，负荷液体量可选择 10mL/kg，1 小时完成输液。输完后根据血压、心率、尿量等情况判断容量状况，决定后续补液剂量。心源性休克时补液需控制输液速度，以免发生肺水肿。

（4）纠正酸中毒 休克时常合并酸中毒，应根据血气分析结果适当补充碳酸氢钠，将 pH 值尽量维持在正常范围。

（5）改善低氧血症 保持呼吸道通畅，清理分泌物，给予氧气疗法，可选择鼻导管给氧或面罩给氧，必要时气管插管。

（6）应用血管活性药物 经补充血容量后，休克患者的血压仍不稳定或休克症状未见缓解、血压仍继续下降，可给予血管活性药物。可选择多巴胺、去甲肾上腺素等。

多巴胺是一种中枢和外周神经递质，是去甲肾上腺素的生物前体，可作用于三种受体，即血管多巴胺受体、心脏 β1 受体和血管 α 受体。剂量为 1 ~ 3μg/

（kg•min）时，主要作用于脑、肾和肠系膜血管，使血管扩张，增加尿量；2 ~ 10μg/（kg•min）时，主要作用于 β 受体，通过增强心肌收缩能力而增加心输出量，同时也增加心肌氧耗；10μg/（kg•min）以上时，以血管 α 受体兴奋为主，收缩血管和升高血压的作用强。

去甲肾上腺素是一种强 α 受体激动剂，主要作用是收缩血管、增加全身血管阻力、升高血压，但几乎不影响心率和心排血量。常用剂量为 0.2 ~ 3μg/（kg•min）。

（7）糖皮质激素　适用于过敏性休克和感染性休克。过敏性休克时应立即使用地塞米松 5 ~ 20mg 静脉注射。感染性休克可加入 5% 的葡萄糖注射液静滴。

（8）多器官功能支持治疗　针对呼吸衰竭、肾衰竭、脑水肿、弥散性血管内凝血、胃肠衰竭等进行支持治疗。

【急救流程】

休克的急救流程见图4-1。

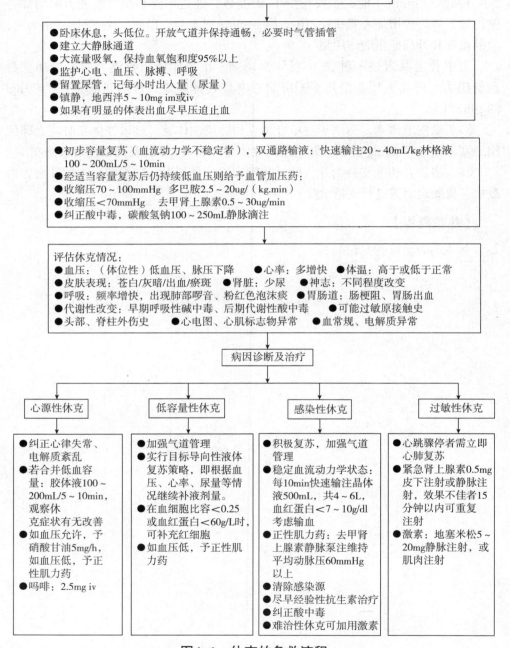

图4-1 休克的急救流程

【注意事项】

1. 休克指数 即脉率 / 收缩压（mmHg），可用于判断休克严重程度。指数为 0.5 多提示无休克，1.0 ~ 1.5 提示休克，>2.0 提示严重休克。

2. 体位 体位可直接影响回心血量，低血容量休克或感染性休克时有效循环血量不足，可采取下肢抬高 15 ~ 30°，以增加回心血量。心源性休克时心脏泵功能衰竭导致有效循环血容量不足，应以加强心肌收缩力、维持血压为主。下肢抬高增加回心血量可能会增加心脏前负荷，加重心功能衰竭。

【复习题】

休克指数是（ ）

A. 脉率 / 收缩压   B. 脉率 / 舒张压   C. 脉率 / 呼吸频率

D. 收缩压 / 脉率   E. 舒张压 / 脉率

第五章 输液反应

扫一扫看课件

【概述】

输液反应是临床使用静脉制剂时引起的与输液相关的不良反应的总称。包括热原反应、热原样反应、过敏反应、菌污染反应等，是因静脉输液时由致热源、药物、杂质、药液温度过低、药液浓度过高或者输液速度过快等原因引起的输液不良反应。临床表现为发热、寒战、发绀、皮肤瘙痒、红斑样皮疹，严重者出现昏迷、血压下降、休克、心力衰竭，甚至死亡的严重后果。

【临床表现】

1. 热原反应 主要是细菌内毒素经过静脉输液剂进入体内，当剂量超过人体的耐受量时，可发生热原反应。临床表现为体温升高甚至高热，可伴之以寒战、皮肤苍白、瞳孔散大、血压快速升高、白细胞减少，严重者可伴有恶心、呕吐、头痛以至于昏迷，甚至休克、死亡。

2. 热原样反应 是指由于输液中不溶性微粒引起的类似热原反应的不良反应。大量不溶性微粒进入人体后，可引起抗原作用，诱发炎症反应，出现发热、寒战、皮肤瘙痒等输液反应。热原样反应仅从输液反应的表现形态上看，与热原反应容易混淆。其发生主要是受生产、贮存、输液器具、输液操作过程及输液环境污染等影响。

3. 过敏反应 除表现有皮肤瘙痒、红斑样皮疹等一般过敏反应外，临床常见有类似热原反应的严重过敏反应，难以与热原反应区别，应注意鉴别。临床表现为头痛、头昏、胸闷、气急、心慌、发热，甚至发生寒战、恶心、呕吐、口唇发绀、面色苍白、血压下降、四肢冰凉、神志模糊等，严重者可致过敏性休克。

4. 微生物污染反应　是临床比较少见的输液反应，是指由于输液液体或者输液器具被细菌、真菌及芽孢等微生物污染引起的不良反应。轻者出现热原反应，重者可导致脓毒症，内毒素中毒甚至死亡。

5. 静脉炎　当患者静脉输液疗程较长，输入药物的刺激性较强，或因反复穿刺致机械性损伤，以及患者特殊体质，操作时消毒不严格等都会导致静脉炎。主要表现为沿静脉走向呈条索状红线，局部组织发红、肿胀、灼热、疼痛，甚至结块，有时伴有畏寒、发热等全身症状。

6. 空气栓塞　空气栓塞是一种起源于肺的气体栓子阻塞脑血管引起的疾病，通常因在周围压力降低时（如从深水向浅水上升时），膨胀的肺部气体导致肺过度膨胀所致。空气经静脉进入右心房后，可引起肺动脉口与右室之间的空气闭锁，引起发绀和缺氧；如果静脉内气栓逆行至上腔静脉或通过脊柱旁静脉丛上行，空气则可上行到脑部，引起抽搐等；如果患者合并房间隔或室间隔缺损，静脉气栓可由此而形成动脉气栓。临床上患者通常感觉胸部异常不适，濒死感，随即出现呼吸困难，严重发绀，心电图可表现为心肌缺血和急性肺心病改变。

7. 肺水肿　肺水肿是指由于某种原因引起肺内组织液的生成和回流平衡失调，使大量组织液在很短时间内不能被肺淋巴和肺静脉系统吸收，并从肺毛细血管内外渗，积聚在肺泡、肺间质和细小支气管内，从而造成肺通气与换气功能严重障碍。患者表现为严重的呼吸困难，端坐呼吸，口唇发绀，大汗淋漓，阵发性的咳嗽，伴有白色或粉红色泡沫样痰，肺部可闻及湿性啰音与鼾鸣声。输液反应发生肺水肿一般是由于输入液体过量引起。

【辅助检查】

1. 细菌培养。输液的余液一般可见细菌生长。
2. 血常规检查。发热反应可见白细胞、淋巴细胞等升高，过敏反应可见嗜酸粒细胞增多。
3. 血压监测。
4. 心电图。
5. 必要时行肺部 CT、心脏彩超。

【诊断要点】

1. 诊断标准　在输液后 15 分钟至 1 小时内，发生冷感、寒战，发热 38℃以上，于停止输液后数小时内体温恢复正常，可伴有恶心、呕吐、头痛，腰部及四肢关节剧痛，皮肤苍白、湿冷、血压下降，休克甚至死亡。

2. 鉴别诊断

（1）输液反应与过敏反应 二者有重叠，一般凭经验做出诊断不难，输液反应是在某段时间集中发生，与输液的环境以及护理操作关联较大；过敏反应是散发的，与药物的种类和患者的体质差异有明确的相关性。

（2）输液反应与药物不良反应 二者都可以出现过敏反应，输液反应的热原反应中热源检测通常呈阳性，药物不良反应热源检测通常呈阴性。

3. 病情评估 输液反应程度临床可分 3 度。

（1）轻度 输液后出现轻度发热，体温上升 1 ~ 2℃，皮肤出现风团、瘙痒，血压轻微升高，无需治疗和中断输液，症状可在减慢输液速度后或者停止输液后数小时内消失。

（2）中度 具备下列症状之一者为中度。

1）体温上升较高，但不超过 40℃。

2）可伴有恶心、呕吐、头痛、胸闷、气急、心慌等症状。

3）需要中断输液对症处理，且患者对对症处理敏感，治疗后可继续用药。

（3）重度 具备下列症状之一者为重度。

1）体温超过 40℃。

2）患者对对症处理不敏感，或症状改善后又复发。

3）有全身过敏反应症状。

4）患者呼吸困难、发绀、有濒死感，血压下降（收缩压 ≤ 100mmHg）及低血容量症状（如头晕、胸闷、面色苍白），大汗淋漓，阵发性的咳嗽，伴有白色或粉红色泡沫样痰。

5）意识障碍，轻则意识模糊，重则昏迷。

【治疗要点】

输液反应的处理应做到"4R"原则，即意识到风险（realise the risk）、识别体征/症状（recognise signs/symptoms）、冷静并迅速做出回应（respond calm and quickly）和回顾病情以预防复发（reviewing the condition to prevent recurrence）。

（一）紧急处理

（1）立即停止输液。

（2）使用生理盐水维持静脉通路；观察患者生命体征。

（3）取合适体位，出现低血压则采取头低足高位；出现肺水肿症状则采取端坐位；出现心搏骤停则采取复苏体位进行心肺复苏。

（4）如果需要，给予氧气吸入。

（5）密切观察患者病情。

（二）常规处理

1. 发热反应

（1）立即停止输液，切记不要拔掉静脉针头，以免抢救患者时再建静脉通道，错过抢救时机。

（2）换上一套新的输液器管道及与原液体性质不同的液体（葡萄糖或者生理盐水），可暂不加药，密切观察患者病情。

（3）用药：①静脉滴注。地塞米松 10～15mg（小儿 1 次 0.5～1mg/kg）加入 20mL 5%～25% 葡萄糖溶液中静脉推注，或氢化可的松 100～200mg（小儿 1 次 5～10mg/kg）加入生理盐水 150mL 中静滴。②肌注异丙嗪 25mg 或苯海拉明 20～40mg（小儿 1 次 0.5～1mg/kg）。③温度较高者肌注复方氨基比林 2mL（小儿 1 次 0.1mL/kg）或口服布洛芬悬液。④如末梢发凉或皮色苍白，可肌注或静注山莨菪碱 5～20mg（小儿 1 次 0.1～0.5mg/kg）。一般在用药 30 分钟后汗出热退而平稳下来。

（4）有脓毒症或者败血症者，除上述处理外，还应积极根据患者病情给予抗菌药物治疗及对症支持治疗。

2. 过敏反应 静脉输液引起的过敏反应以 I 型变态反应居多，发生变态反应后，轻型病例应用抗组胺药物或者激素治疗能迅速好转。对于严重过敏尤其是过敏性休克应立即抢救，抢救措施如下。

（1）立即停药，并立即给予 1:1000 肾上腺素 0.5～1.0mL 肌注或加入 5% 葡萄糖注射液稀释 10 倍（1:10000）缓慢静脉推注，若未缓解，可于 15～30 分钟后重复给药，至病情缓解。

（2）应用肾上腺皮质激素，如给予氢化可的松 100～200mg 或地塞米松 5～10mg 加入 5% 葡萄糖注射液 40mL 静脉注射，必要时 1～3 小时后可重复注射。

（3）扩容，给予血管活性药物，实施液体复苏：前 5 分钟以 5～10mL/kg 快速滴注 1～2L 生理盐水；然后缓慢输注 20mL/kg；先输注晶体液体后输注胶体液体；如果肾上腺素和液体复苏均未能缓解低血压症状，可静脉滴注多巴胺（400mg 溶于 5% 葡萄糖溶液 500mL2～20μg/kg/min），以升高其收缩压；当肾上腺素无效时，抗利尿激素和去甲肾上腺素也可用于治疗过敏反应，抗利尿激素的浓度通常是 25U/25mL 的 5% 葡萄糖溶液或 0.1U/mL 生理盐水，滴速 0.01～0.04U/min。

（4）保持患者呼吸道通畅，吸氧，必要时行气管插管予机械通气。

3. 静脉炎

（1）严格执行无菌操作，对血管壁有刺激的药物应充分稀释后再用。

（2）有计划地更换输液部位，以保护静脉。

（3）停止在出现炎症的静脉输液，并将该肢体抬高、制动，局部用 50% 硫酸镁溶液湿敷，1 天 2 次，每次 20 分钟。

（4）超短波局部理疗，1 天 1 次，每次 15 ~ 20 分钟。

（5）中药治疗，如意金黄散加醋调成糊状，局部外敷，1 天 2 次。

（6）如合并感染，遵医嘱给予抗生素治疗。

4. 空气栓塞

（1）立即使患者取左侧卧位和头低足高位，此位置在吸气时可增加胸外压力，以减少空气进入静脉，左侧卧位可使肺动脉的位置在右心室的下部，气泡则向上飘移至右心室尖部，避开肺动脉入口，由于心脏跳动，空气被混成泡沫，分次少量进入肺动脉内。

（2）氧气吸入。

5. 心力衰竭、肺水肿

（1）立即停止输液，让患者取端坐位，两腿下垂，以减少静脉回流，减轻心脏负担。

（2）高流量吸氧。

（3）选用血管扩张剂。

（4）选用平喘、强心、利尿剂。

（5）激素给药。

（6）必要时四肢轮扎止血带，减少回心血量。

（7）急救具体用药：①吗啡 10mg，皮下注射。②去乙酰毛花苷 0.4 ~ 0.6mg 加 50% 糖 20mL 静脉缓注。③呋塞米 40mg 加 50% 糖 20mL（静脉缓注）。④硝酸甘油 0.5mg 或者硝酸异山梨酯 10mg 舌下含服。⑤硝普钠 5 ~ 10mg 与 5% 糖 100mL 静脉缓注，直至症状、体征消失（注意血压）。

（三）中医药干预

醒脑静注射液可开窍醒脑，必要时予参附注射液回阳救逆，益气固脱。

【急救流程】

输液反应的急救流程见图 5-1。

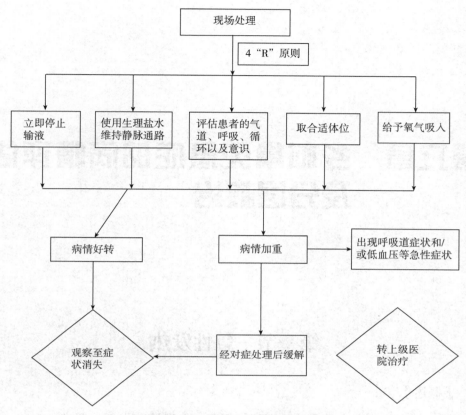

图5-1 输液反应的急救流程图

【注意事项】

1. 发生输液反应后不可立即拔掉静脉针头，以免患者病情危重，抢救时再建静脉通道，错过抢救时机。

2. 静脉推注应选用 1∶10000 的肾上腺素溶液。

【复习题】

1. 发生输液反应后应立即（　　）

A. 停止输液，拔掉静脉针头　　　B. 停止输液，不拔静脉针头

C. 立即输氧　　　D. 立即药物对症治疗

2. 抢救输液反应中严重过敏反应的首选药物是（　　）

A. 地塞米松　　　B. 肾上腺素　　　C. 苯海拉明　　　D. 氯丙嗪

3. 患者静脉输液过程中发生肺水肿后应让患者取什么体位（　　）

A. 端坐位　　　B. 仰卧位　　　C. 俯卧位　　　D. 侧卧位

第六章　乡村常见急症的病情评估及分层救治

扫一扫看课件

第一节　急性发热

【概述】

发热是指机体在内、外致热原的作用下，体温调节中枢的调定点上移，或由于各种病因导致体温调节中枢功能障碍，而出现的产热增多和（或）散热减少，使体温升高超出正常范围。正常值：腋下温度为 36 ~ 37℃，口腔温度为 36.3 ~ 37.2℃，肛门温度为 36.5 ~ 37.7℃，通常体温超过正常范围 0.5℃可诊为发热。热程在两周以内的发热为急性发热。

急性发热可分为感染性发热和非感染性发热，以前者较为多见。感染性发热包括细菌、病毒、衣原体、支原体、立克次体、螺旋体、真菌、原虫、蠕虫感染等引起的发热。非感染性发热包括结缔组织疾病、变态反应性疾病、过敏性疾病、恶性肿瘤、中枢神经性发热、吸收热（创伤、烧伤、手术后）、内分泌和代谢性疾病、散热障碍及其他不明原因的发热。

【临床表现】

1. 热型　见数字资源。

2. 临床过程　急性发热临床过程通常经过三个阶段。

（1）体温上升期　体温上升时伴疲乏无力、肌肉酸痛、皮肤苍白、畏寒或寒战等前驱或伴随症状。

1）骤升型　体温在数小时内达 39 ~ 40℃或以上，常伴有寒战。多见于疟疾、细菌性肺炎、急性肾盂肾炎及输液反应等，幼儿易在此阶段伴发惊厥。

2）缓升型 体温逐步上升，在数日内达高峰，多不伴有寒战。常见于伤寒、结核、布氏杆菌感染所致发热。

（2）高热期 体温上升到高峰后在较高水平保持一定的时间。患者不再有寒战，出现颜面潮红、皮肤灼热、呼吸加快、口唇干燥等表现。发热持续时间因病因不同而有差异，如疟疾可持续数小时，流行性感冒、细菌性肺炎可持续数天，伤寒则可为数周。

（3）体温下降期 当病因消除或疾病得到控制，致热原的作用逐渐减弱和消失，体温开始下降并逐渐降至正常水平。此期机体散热大于产热，患者表现为汗多、皮肤潮湿等。

体温下降常有以下两种表现形式：

1）骤降 体温在数小时内迅速下降至正常，有时可略低于正常，常伴有大汗淋漓。多见于疟疾、细菌性肺炎、急性肾盂肾炎和输液反应等。

2）渐降 体温在数日内逐渐降至正常，如伤寒、风湿热等。

【辅助检查】

1. 常规检查 ①血常规：可初步判断是否有细菌感染，但特异性较差。②尿常规：对泌尿系统感染的诊断有特异性，敏感性较高。③大便常规：以诊断和排除急性肠道感染性疾病和细菌性痢疾等肠道传染病。

2. 炎症标志物检查 降钙素原与细菌感染的相关性较强，可用于细菌感染和脓毒症的诊断、危险分层、治疗监测和预后评估。其他反映感染和炎症程度的检查指标有血沉、C反应蛋白、超敏C反应蛋白及血白介素-6、白介素-8浓度等，需结合临床表现及其他检查结果综合评判。

3. 血清抗体检查 有助于支原体、衣原体、EB病毒、巨细胞病毒以及各种肝炎病毒感染等的诊断。免疫球蛋白和T细胞亚群分析有助于免疫功能的评价。

4. 微生物培养和药敏试验 应用抗生素治疗前取标本，对诊断和治疗意义更大。老年及慢性病患者出现原因不明发热时，应常规进行血、尿培养；超声检查对胆囊炎、阑尾脓肿等诊断意义较大；急性发热如伴有头痛、恶心、呕吐或原因不明的意识障碍时，应行腰穿做脑脊液检查。

5. 胸部X线和CT检查 可用于诊断和排除肺部感染性疾病，但需注意当合并心功能不全、脱水及慢性阻塞性肺疾病等疾病时，不能单依胸部X线和CT等影像学检查诊断和排除肺部感染性疾病。怀疑阑尾炎、憩室炎、胆囊炎或腹腔脓肿时，应行腹腔CT检查以明确诊断。

【诊断要点】

1. 诊断依据

（1）病史　病史采集，尤其发热的病程、起病急缓、热型特点及伴随症状对明确诊断和预后评估十分重要。应询问：①是否到过疫区及有无传染病接触史、动物或昆虫叮咬史、可疑食物或毒物的摄入史。②发病时一般情况，如精神状态、食欲和体重变化等，以及诊疗经过。

（2）体格检查

1）全身检查　常见的症状有心动过速、呼吸急促，高热和超高热可能伴神志改变。一般体温每升高1℃，心率相应增快10～12次/分，如心率增加超过15次/分，则见于甲状腺功能亢进、心力衰竭、病毒性心肌炎等。如出现相对缓脉，见于伪热、药物热、伤寒、布氏杆菌病和钩端螺旋体感染。中枢性神经系统感染和甲状腺功能减退可有绝对缓脉。体温每升高1℃，呼吸频率可增加2～4次，如呼吸频率明显增加，提示可能存在呼吸系统感染或代谢性酸中毒。老年患者的神志改变往往提示重症感染。

2）头颈部检查　可发现中耳炎、鼻窦炎等特定部位的感染性病灶；颈部淋巴结、包块和甲状腺的检查是重点；颈项强直常见于中枢神经系统感染，但年老体弱患者可不典型，颈关节疾病和帕金森病时也可出现颈项强直。

3）胸部检查　重点是心、肺听诊，以排除肺部感染和心内膜炎。

4）腹部检查　应注意压痛、反跳痛和有无腹膜炎体征、肝脏和脾脏肿大、肝区叩击痛、腹水等。持续高热伴贫血、出血、肝脾及淋巴结肿大，应考虑血液系统疾病。周期性规律发热伴寒战、脾大、贫血，需要查找疟原虫。伤寒患者可出现稽留热、腹胀、肝脾肿大、相对缓脉、玫瑰疹等。对粒细胞缺乏的患者要注意肛周脓肿所致发热。对女性患者如有盆腔症状，应排除盆腔与生殖系统感染和肿瘤。

5）皮肤、四肢检查　①应注意是否有皮疹、瘀斑及其出现的时间、性状。②注意有无关节、软组织的红、肿、热、痛的表现。发热1天后出疹，常见于水痘；发热4天左右出疹，常见于麻疹；发热5天至1周出疹，常见于斑疹伤寒和伤寒；发热伴有环形红斑或结节性红斑、游走性关节痛、心脏杂音等，见于风湿热；发热于用药1周左右出现，或用药后感染控制，体温正常后再次发热，伴有皮疹、瘙痒、关节肌肉酸痛、外周血嗜酸性粒细胞轻到中度增高，要考虑药物热；发热伴有多形性红斑，面部蝶形红斑，合并多器官功能损害，检测血抗核抗体阳性，应考虑系统性红斑狼疮；发热伴有四肢对称性出血性皮疹、关节痛、血尿、腹痛等症状，见于过敏性紫癜；金黄色葡萄球菌脓毒症患者的皮疹为出血性皮疹，顶端有脓点，可进行涂片检查。无外伤，但长骨或脊柱触痛，应考虑骨髓炎及肿瘤的可能。老年人和长期卧床的患者应注意检查是否存在压疮。

2. 鉴别诊断 急性发热的鉴别诊断是病因诊断和病情评判的重要环节。根据感染性疾病引起急性发热的病情分为危重症、急症和非急症；亦可根据其伴随症状和体征进行病因的鉴别诊断。

3. 病情评估 按发热程度分为：①低热：37.3～38℃。②中度发热：38.1～39℃。③高热：39.1～41℃。④超高热：41℃以上。

急性感染性发热按病情的严重程度分为：非急症、急症、危重症。

对急性发热患者的病情评估，首先应注意检查意识状态和生命体征，并动态监测体温。当患者有神志改变、呼吸窘迫和血压不稳定等表现时，属于危急重症，需快速处理。即使没有明确病因也应立即给予监护、建立静脉通道、实施气道管理、补液及氧疗，必要时给予呼吸机治疗。对于体温持续高于41℃的患者（高热可以损伤中枢神经系统），须立即退热治疗。

既往体健的急性发热患者出现危及生命的体征时，应考虑感染性休克、脓毒症，需立即给予广谱抗生素治疗。老年或伴有慢性基础疾病的患者出现急性发热，多为呼吸道、泌尿生殖系统、消化系统、皮肤软组织等部位的感染，病情变化可能较快，甚至出现重症，需立即经验性抗感染治疗。

【治疗要点】

1. 解热治疗 患者高热、高温中暑，或伴休克或心功能不全，以及儿童和恶性肿瘤等的急性发热，应立即给予解热治疗，包括物理降温和使用非甾体抗炎药。物理降温可采用冷、温水擦浴等方法。退热药物可选用阿司匹林和对乙酰氨基酚口服，4～6小时1次；或退热栓剂塞肛；或赖氨酸阿司匹林等肌注或静注。

2. 抗生素治疗 怀疑感染性疾病的患者，可在必要的培养标本采集后，根据初步判断给予经验性抗生素治疗，注意考虑可能的病因和并发症（如白细胞减少、尿毒症等）谨慎选择抗生素。病原学结果出来后应针对性用药。

3. 综合治疗 休克患者应立即给予液体复苏并监测血压变化，必要时给予血管活性药物。对气道阻塞患者应建立人工气道，对呼吸衰竭的患者应予以机械通气。高热惊厥或谵妄患者可酌情使用镇静药物如地西泮、苯巴比妥等。

【急救流程】

急性发热的急救流程见图6-1。

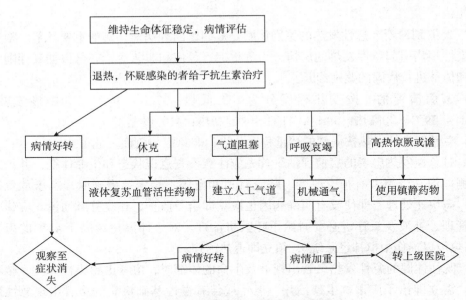

图6-1　急性发热的急救流程图

【注意事项】

1.病毒性感染常具有一定的自限性，自然热程为 1 ~ 2 周，如热程在两周以上，应警惕是否在原发疾病基础上合并有细菌感染或其他并发症。

2.特别应注意老年人和免疫功能低下者发热时伴随症状可能不典型，仅有精神萎靡、嗜睡、跌倒和不思饮食等非特异性表现。

3.退热过程中应注意大量出汗后血容量不足而导致的血压和神志改变（尤其是老年患者）。

4.对出现呼吸衰竭的患者、需要予以机械通气治疗者应及时转上级医院诊治。

【复习题】

发热伴有多形性红斑，血抗核抗体阳性者常见于（　　）

A.风湿热　　　　　　　　B.斑疹伤寒　　　　　C.系统性红斑狼疮

D.过敏性紫癜　　　　　　E.药物热

第二节　晕　厥

【概述】

晕厥又称昏厥，是一过性全脑灌注不足导致的短暂性意识丧失，其特点是突然、短暂和自行完全恢复。晕厥发作持续时间一般不超过 20 秒，少数可持续数分钟。

【临床表现】

1. 前驱期　部分患者晕厥发作前可出现头晕及全身不适、视物模糊、耳鸣、面色苍白、出汗等先兆。此时，患者取头低足高体位，可阻止晕厥发生。

2. 发作期　多数晕厥无先兆症状而突然出现意识丧失。个别晕厥可出现四肢阵挛性抽搐、瞳孔散大、流涎等。其特点是发病迅速，发作时间短暂，多数意识丧失时间不超过 20 秒。部分心源性晕厥可发生猝死。

3. 恢复期　患者苏醒后定向力和行为随即恢复正常。老年人可有一段时间处于意识混乱、逆行性健忘，甚至呕吐和大小便失禁。部分患者可有明显乏力，少数患者可因身体失控而发生头部等外伤。

4. 晕厥的类型

（1）神经反射性晕厥

1）血管迷走神经性晕厥　青年女性或体弱者常见。诱因为激动、恐惧、焦虑、急性感染、创伤、剧痛等。在劳累、饥饿、妊娠、高温、通风不良及各种慢性疾病时更易发生。多发生在直立位或坐位时。发病前先有短暂头晕、心悸、无力、面色苍白、恶心、出冷汗等症状，如能及时平卧可立即缓解，不至于发生晕厥，否则，即出现意识丧失、血压下降、脉弱、心率减慢至 40～50 次/分、瞳孔扩大或尿失禁。绝大多数患者可在数秒或数分钟内清醒，醒后感头昏、无力等症状，重者有遗忘、精神恍惚、头痛等症状，1～2 天后可恢复。倾斜试验阳性。

2）颈动脉窦性晕厥　发作多无先兆，突然转动头部或衣领过紧均可刺激颈动脉窦引起反射性心率减慢，导致血压一过性下降而发生晕厥。颈动脉窦反射过敏多与颈动脉硬化、近颈动脉窦处外伤、炎症与肿瘤压迫，以及应用洋地黄或拟胆碱药有关。颈动脉窦按摩试验阳性。

3）情景性晕厥　指特定情况如排尿、排便、咳嗽、站立等相关神经介导的晕厥，也可见于创伤后应激综合征。多见于青年男性，偶见于老年人。发作多无先兆，1～2 分钟后自行清醒。

（2）直立性低血压晕厥　直立性低血压又称体位性低血压，此类晕厥包括原发和继发性自主神经功能紊乱，以及低血容量状态造成的晕厥。多由平卧位或久蹲，突然站立出现血压急速下降，脑灌注不足导致短暂性意识丧失。发作时多有先兆，常突然跌倒，发作间期卧位起立试验阳性。

（3）心源性晕厥

1）心律失常致晕厥　各种原因（包括药物）导致的心动过缓（心率 <40 次/分）和快速性室性心律失常（心率 >130 次/分）均可引起急性脑缺血而发生晕厥。表现为突然意识丧失、心音消失（心室扑动或颤动）、抽搐、面色苍白或青紫。心电图或 24 小时心电图动态监测多能明确诊断。

2）器质性心脏病致晕厥　见于心脏瓣膜病、急性心肌缺血、心肌梗死、肥厚型心肌病、左心房黏液瘤、心包压塞等。超声心动图和心电图检查有助于诊断。

【辅助检查】

1. 血糖、血红蛋白测定 为常规检查，可鉴别低血糖、严重贫血等引起的意识障碍。

2. 心电图和 24 小时心电动态监测 心律失常性晕厥常有以下心电图表现：①心率 <50 次 / 分或窦房传导阻滞。②室内传导阻滞。③莫氏 II 型房室传导阻滞。④双束支传导阻滞。⑤ V1 ～ V3 导联 ST 段抬高的右束支传导阻滞。⑥长 QT 间期。⑦预激波形。⑧右胸导联 T 波倒置。⑨右室心肌病。⑩有坏死性 Q 波。

3. 超声心动图 可发现心脏器质性病变，如主动脉瓣狭窄、梗阻性肥厚型心肌病、心房黏液瘤、主动脉夹层等。

4. 脑电图及颅脑 CT、MR 检查 明确有无颅脑病变。

5. 电生理检查 有助于诊断窦房结和房室结功能异常、房性或室性快速心律失常等。

6. 冠脉造影检查 用于排除心肌缺血诱发的心律失常。

7. 其他检查 运动激发试验、颈动脉窦按摩和直立位激发试验，有助于诊断不明原因的晕厥。

【诊断要点】

1. 诊断依据

（1）病史 相关病史询问包括既往病史、家族史、药物应用情况。

（2）体格检查

1）全身体检 体温、血压、呼吸、脉搏及意识状态、体位检查较为重要。

2）头颈部检查 主要检查头颈部有无外伤，瞳孔大小及对光反射检查。

3）胸部检查 主要包括胸廓及心肺检查。

4）神经系统检查 主要包括四肢肌力、肌张力检查，浅反射、深反射及锥体束征、脑膜刺激征的检查。

2. 鉴别诊断 对原因不明晕厥的诊断须符合以下条件：①晕厥有两次或两次以上发作史。②病史和查体排除心脏和神经系统异常。③心电图、24 小时动态心电图、脑电图、头颅 CT 扫描不能提示晕厥原因。④心脏电生理检查无异常。

3. 病情评估 根据短暂发作性意识丧失，随即能自行完全恢复的临床特点，以及病史、体检、直立位血压和心电图等检查结果，首先要评估是否为晕厥，其次为病因是否明确，再者有无心血管事件或猝死的高危因素。

【治疗要点】

1. 现场处理

（1）体位 立即将患者置于平卧位，双足稍抬高，松解衣领及腰带。

（2）呼吸 保持呼吸道通畅，给予吸氧。

（3）心律失常与低血压　心率 <40 次 / 分者立即给予静脉注射阿托品 1mg；血压过低者，立即静脉推注肾上腺素 0.5 ~ 1mg，或加入生理盐水或 5% 葡萄糖 250mL 中静脉滴注。

（4）心源性晕厥　如心跳、呼吸骤停，立即给予心肺复苏。

（5）药源性晕厥　停用药物，给予相应拮抗剂。

2. 病因治疗　目的为预防晕厥反复发作和降低猝死的危险。

（1）血管迷走神经性晕厥　避免心理应激引起的过度通气。适当增加含盐饮食，防止脱水，适当锻炼，避免或减量应用血管扩张药物。β-受体阻断剂、α-受体激动药、抗胆碱药、依替福林、丙吡胺等药物短期治疗对晕厥发作有一定的预防。对于心脏抑制型血管迷走神经性晕厥，发作频次 ≥ 5 次 / 年，或年龄 ≥ 40 岁者应安装起搏器。

（2）颈动脉窦性晕厥　如无高血压，首选收缩血管药物和增加食盐量。颈动脉窦按摩时有心动过缓，且反复发作者应选择起搏器治疗。

（3）情景性晕厥　避免诱发因素是治疗此类晕厥的最好方法。

（4）直立性低血压　大多数患者通过调整伴随疾病治疗药物即可控制症状，包括停用相关药物（如利尿剂、血管扩张剂等），适当增加食盐量和进水。睡眠时头部抬高 <10°，适当体育活动，增加回心血量有助于减少晕厥发作。

（5）心源性晕厥　对心律失常和器质性心脏病需做病因治疗。

【急救流程】

晕厥的急救流程见图 6-2。

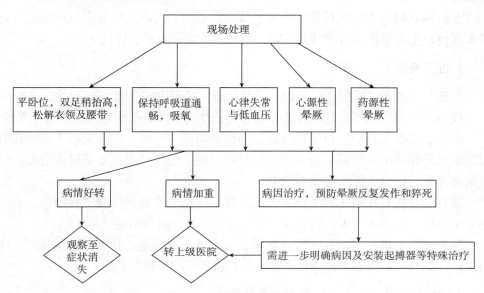

图 6-2　晕厥的急救流程图

【注意事项】

采集病史时注意向患者或目击者询问晕厥发作前的状态及体位，发作时伴随症状，发作结束的情况。

【复习题】

倾斜试验阳性的晕厥见于（　　）

A. 直立性低血压晕厥　　　　B. 情景性晕厥　　　　C. 心源性晕厥
D. 颈动脉窦性晕厥　　　　　　E. 血管迷走神经性晕厥

第三节　意识障碍与抽搐

一、意识障碍

【概述】

意识障碍是指人对周围环境以及自身状态的认知和觉察能力出现障碍。一种以兴奋性降低为特点，表现为嗜睡、昏睡以至昏迷（浅昏迷、深昏迷）；另一种是以兴奋性增高为特点，表现为高级中枢急性活动失调的状态，包括意识模糊、谵妄（定向力丧失、感觉错乱、躁动不安、言语错乱）等。本部分内容只讲述迷。

昏迷是由于脑功能受到高度抑制而产生的意识丧失和随意运动消失，并对刺激反应异常或反射活动异常的一种病理状态。

上行网状激活系统、丘脑、丘脑下部激活系统、大脑皮质等中枢神经系统的重要部分发生器质性或可逆性病变时，均可导致意识障碍或昏迷。

【临床表现】

昏迷是一种最严重的意识障碍，觉醒状态、意识内容及随意运动完全丧失。

浅昏迷对强烈的痛觉刺激仅能引起患者肢体简单的防御性运动，但对外界较强烈的刺激无反应，自发性言语及随意运动消失。脑干生理反射（如瞳孔对光反射、角膜反射及压眶反应）存在或反射迟钝，生理反射正常减弱或消失，可有病理反射。生命体征平稳或不稳定。

深昏迷时所有反射（脑干反射、浅反射、深反射及病理反射）均消失，生命体征不稳定，有自主呼吸，但节律可不规律，多伴有通气不足。

昏迷初期常由嗜睡、昏睡过渡而来，继而进入浅昏迷，并逐步到深昏迷，此时血压、脉搏、呼吸等生命体征不稳定，患者处于"濒死"状态。

【辅助检查】

1.实验室检查　血、尿常规，电解质、血糖、血氨、肝功、肾功等生化检查，血气分析等。

2. 脑脊液检查 了解颅内压力改变、有无颅内感染及出血。正常脑脊液为无色透明，血性脑脊液见于脑出血或蛛网膜下腔出血；脑脊液混浊见于细菌性脑膜炎或化脓性脑膜炎。

3. 影像学检查等 包括脑电图、脑血流图、头部 CT 和核磁共振、数字减影血管造影等检查。

【诊断要点】

1. 诊断依据

（1）病史 知情者多来自家属或在场人员，注意可靠性。询问高血压、糖尿病、肝病、创伤、酗酒等既往史，以及昏迷发生的急缓和伴随表现。突然昏迷，常考虑脑出血、脑栓塞或高血压脑病。

（2）伴随症状或体征 昏迷前如有剧烈头痛、喷射性呕吐，见于脑肿瘤、脑脓肿、脑出血、脑膜炎等所致的颅内压增高，非喷射性呕吐见于颅外疾病。尿便失禁多见于突发昏迷。抽搐可表现为局限性或全身性、持续性或间歇性发作。发热多见于全身或颅内感染；低体温见于乙醇或苯巴比妥中毒、低血糖等。呼吸气味有烂苹果味见于糖尿病酮症酸中毒，有氨味见于尿毒症，有肝臭味见于肝性脑病，有酒味见于酒精中毒。面色异常见于肝病、一氧化碳中毒、贫血。脑膜刺激征多见于颅内感染、蛛网膜下腔出血或脑疝。

（3）体格检查

1）生命体征检查

体温：脑炎、脑膜炎、脑型疟疾、脑脓肿等可有体温升高，体温 39℃ 以上多为脑干、脑室出血。糖尿病性昏迷、低血糖昏迷、肝性脑病及某些中毒时体温降低。

呼吸：呼吸频率、节律的变化，如呼吸深长（kussmaul 呼吸）见于糖尿病酸中毒和尿毒症昏迷；浅而慢呼吸见于镇静催眠药及成瘾性药物中毒；鼾式呼吸见于脑出血。潮式（cheyne-stokes）呼吸和间停（biots）呼吸多见于呼吸中枢功能抑制，且多预后不良。

脉搏：明确病因是否为心源性疾病，如心律失常所致脑缺血综合征；昏迷伴有脉搏强弱不等、快慢不均考虑为心房颤动栓子脱落所致脑栓塞。颅脑病变如颅内压增高者脉搏缓慢，伴发热则脉搏加快。

血压：血压升高见于颅内压升高、脑出血、高血压脑病、尿毒症等；血压降低见于感染、糖尿病性昏迷、镇静催眠药和成瘾性药物中毒者。

2）皮肤黏膜 观察皮肤颜色、出汗、皮疹、出血点及外伤等。皮肤、巩膜黄染见于肝性脑病；皮肤、黏膜发绀见于窒息、肺性脑病等；苍白见于休克、贫血、尿毒症、低血糖性昏迷等；发红见于一氧化碳、颠茄类及酒精中毒。皮肤湿冷见于休克、低血糖昏迷、吗啡类药物中毒。疱疹、瘀斑、皮疹等须对疱疹性脑炎、流行性脑脊髓膜炎、脓毒血症、流行性出血热等鉴别。

3）全身检查 头颈部有无皮肤外伤、浣熊眼、脑脊液漏、耳鼻及皮下出血、舌咬伤等，可鉴别颅脑外伤及癫痫大发作。胸部检查可提供心、肺疾病所致的神经系统并发症；腹部检查可提供全身感染、肿瘤、肝病或内脏破裂出血的证据；考虑肿瘤、骨折引起的脑栓塞等，需做脊柱、四肢等检查。

4）特殊检查 ①神经系统检查，包括瞳孔大小和对光反射、眼球运动、脑干功能及运动反应、各种反射和脑膜刺激征检查，不自主运动可见肌阵挛、扑翼样震颤。②眼底检查，高血压、糖尿病、尿毒症或颅内压增高可见视盘水肿或视网膜出血；成年人玻璃体膜下出血，高度提示蛛网膜下腔出血；严重的视盘水肿多数是较长时间的颅内压增高所致，应考虑颅内肿瘤、脓肿等占位性病变。③有无水肿、脱水、黄疸、皮疹、发绀、头部外伤等。

2. 鉴别诊断 见数字资源。

3. 病情评估 首先要注意昏迷患者可能危及生命的体征，必要时清除气道分泌物及异物，保持呼吸道通畅，进行有效通气和维持循环。依据病史、全面的体格检查和经验评估昏迷的危重程度。目前常用格拉斯哥昏迷量表作为昏迷程度的量化标准。

【治疗要点】

1. 对于危及生命的昏迷患者应保持呼吸道通畅，必要时进行气管插管，人工辅助通气，应用呼吸兴奋剂；纠正休克，维持有效循环。

2. 建立静脉通道和连续监测呼吸、心率、血压和体温。GCS（格拉斯哥昏迷量表）≤ 8 分时，持续昏迷患者应予气道管理。创伤患者除给予液体复苏外，应特别注意脊柱损伤。

3. 有颅内压增高表现者给 20% 甘露醇、呋塞米、甘油果糖等降颅内压治疗，必要时行侧脑室穿刺引流。

4. 控制癫痫发作、高血压及高热，预防或抗感染治疗。

5. 昏迷伴呼吸衰竭、休克、心力衰竭及癫痫者应予及时救治；严重颅脑外伤昏迷伴高热、抽搐、去大脑强直发作者可用人工冬眠疗法。

6. 对于昏迷患者的重要治疗方法是找出导致昏迷的原因，针对主要疾病进行病因治疗。

7. 其他治疗

（1）止血 颅内出血、内脏应激性溃疡出血或外伤失血均应给予适当的止血药物治疗，如 6- 氨基己酸、酚磺乙胺、氨甲环酸或中药。

（2）预防感染 因昏迷患者容易合并感染，应依据经验选择广谱抗生素。

（3）促进脑细胞功能恢复 可用促脑细胞代谢剂，如 ATP、辅酶 A、谷氨酸、γ–氨基丁酸和肌苷等。

（4）促醒　常用促醒剂有纳洛酮、胞磷胆碱、甲氯芬酯、脑活素和醒脑静注射液等。

（5）对症支持治疗　昏迷患者多有进食障碍、呕吐及多汗等症状，需注意补充营养及注意水、电解质的平衡。有呕吐及呃逆者，应用维生素 B_6、甲氧氯普胺肌内注射。

（6）加强护理　注意口腔、呼吸道、泌尿道及皮肤护理，防止误吸及压疮发生，并留置导尿管等。

（7）密切观察病情　病情稳定后，立即送入 ICU 病房进一步确诊和治疗。

【急救流程】

昏迷的急救流程见图 6–3。

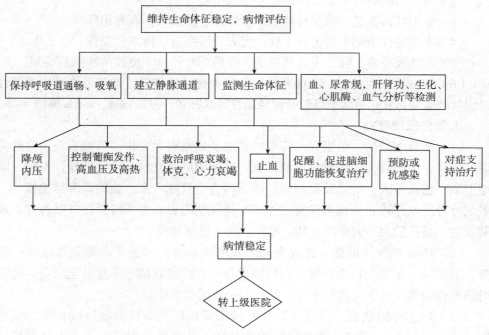

图6–3　昏迷的急救流程图

【注意事项】

注意口腔、呼吸道、泌尿道及皮肤护理，防止误吸及压疮发生，并留置导尿管等。密切观察病情，及时转上级医院诊治，病情稳定后，立即送入 ICU 病房进一步确诊和治疗。

临床常见引起昏迷的疾病：脑卒中见第九章第一节；糖尿病酮症酸中毒见第十一章第一节；低血糖症见第十一章第二节；高血糖高渗性综合征见数字化

资源。

二、抽搐

【概述】

抽搐是指全身或局部成群骨骼肌不自主的抽动或强烈收缩，当抽搐表现为肌群的强直性或阵挛性或二者兼具的收缩时，称为惊厥。痫性抽搐占80%，高热性抽搐占8%～10%，低钙性抽搐占3%～5%，其他不明原因性抽搐占2%～5%。

【临床表现】

1. 抽搐发作的特征

（1）突然发作　抽搐发作常无先兆。

（2）持续时间短暂　抽搐持续时间一般不超过120秒。

（3）意识状态改变　除部分性抽搐发作外，抽搐均伴有意识障碍。

（4）无目的性活动　常为自主性、无方向性强直–阵挛性发作。

（5）不能被唤醒　除儿童高热或成人停药戒断外，不能被情绪刺激唤醒。

（6）抽搐发作后状态　除部分性发作和失神性发作外，抽搐发作后均有急性意识状态改变；发作后状态可包括神经源性肺水肿和一过性偏瘫（todds麻痹）等。

2. 发作表现形式

（1）全身性抽搐　呈强直–阵挛性抽搐，如癫痫大发作，典型表现为突然尖叫、倒地，意识丧失，全身骨骼肌强直，持续10～20秒，呼吸暂停，发绀，眼球上窜，瞳孔散大，对光反射消失，继而转为全身性一张一弛的阵挛性抽搐。一般数分钟后发作停止，也有反复发作或呈持续状态者。发作时常伴呼吸暂停、面唇发绀、瞳孔散大、大小便失禁。发作后转入昏迷状态。

（2）局限阵挛性抽搐　表现为局部阵挛性抽搐，多见于单侧肢体或某一部分，如手指、足趾、口角、眼睑，抽搐发作也可扩散到整个半身甚至全身。持续时间多较短暂，也可长达数小时、数日。一般无意识障碍。

（3）抽搐持续状态　强直–阵挛性抽搐或局限阵挛性抽搐连续发作，发作期间有意识障碍，间隙越来越短，体温升高，需紧急采取措施在2小时内控制发作。

（4）癔症性抽搐　常有情绪激动或被暗示等诱因，在有人的场合下发作，可有倒地，四肢不规则地抽动，或僵直呈角弓反张状，或抓头发、捶胸或辗转翻滚，常伴有呻吟、哭泣、自语、吼叫等精神症状，瞳孔对光反射正常，无大小便失禁，发作数十分钟或时断时续数小时，全身肌肉才松弛下来，进入昏睡状态或逐渐清醒，可有概括性的回忆。

【辅助检查】

1. 实验室检查　血常规、血生化、肝肾功、脑脊液等检查。

2. 颅脑 CT 及 MRI　有助于明确颅内占位性病变、脑变性疾病、脑血管病变等。

3. 脑电图　大多数抽搐患者是在发作间期进行脑电图描记，其阳性率仅40% ～ 50%。可通过各种诱发试验，使其阳性率提高到80% ～ 85%。该检查可鉴别抽搐发作类型，如强直阵挛性发作，可呈对称性同步化棘波或棘 - 慢波。

【诊断要点】

1. 诊断依据

（1）病史　注意发病年龄、家族史、服药史、头部外伤史、生育史、诱发因素，对 25 岁以上初发患者应着重排除继发性抽搐。

（2）体格检查

1）生命体征　包括心率、脉搏、呼吸、血压和血氧饱和度。

2）体格检查　包括意识状态、瞳孔、眼底、运动系统、脑膜刺激征、神经系统定位征等检查。

2. 鉴别诊断　首先应鉴别真性或假性抽搐发作，主要依靠脑电图检查鉴别。假性抽搐类似抽搐发作，常有反常的躯体运动和意识障碍，易与抽搐相混淆，但假性抽搐脑电图检查一般正常，且无神经定位体征。临床中假性抽搐常见于分离障碍性疾病（癔症）、晕厥、精神性疾病。

【治疗要点】

1. 急性发作期的处理

（1）强直 - 阵挛性抽搐

1）使患者平卧，将头偏向一侧以防吸入分泌物及呕吐物，并松解衣扣。

2）保持呼吸道通畅，吸氧。

3）选用地西泮 10mg 静脉注射，或苯巴比妥钠 0.1g 肌内注射，以抗癫痫治疗。

4）控制发作后，需长期口服抗癫痫药，选用苯妥英钠 1 次 0.1g，1 日 3 次；或丙戊酸钠 1 次 0.2g，1 日 3 次；或卡马西平 1 次 0.1g，1 日 3 次等。

（2）局限阵挛性抽搐

1）肌注地西泮 10mg 或苯巴比妥钠 0.1g，必要时 2 ～ 4 小时重复使用。

2）发作控制后，长期口服抗癫痫药，同强直 - 阵挛性抽搐。

（3）抽搐持续状态　见第九章第二节

（4）保持气道通畅　①定时吸痰、雾化。②使用化痰解痉药物，如氨茶碱、多索茶碱等。③气管插管，患者血氧饱和度 <80% 时，应考虑经口（鼻）气管插

管。④气管切开，主要应用于经口（鼻）气管插管困难者，如破伤风发作所致的气道狭窄。

（5）对症营养支持、纠正内环境紊乱。

2. 病因治疗 颅内感染应选择可透过血脑屏障的抗生素；脑出血应积极脱水、降颅压；脑血管先天畸形可考虑外科手术等。

【急救流程】

抽搐的急救流程见图 6-4。

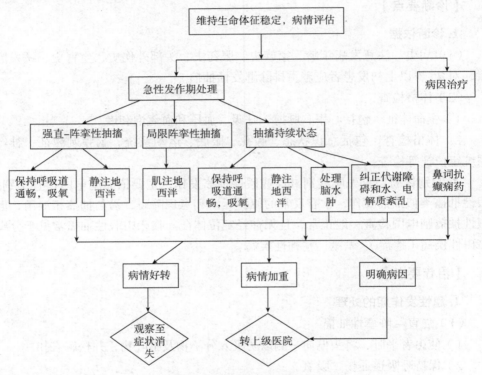

图6-4 抽搐的急救流程图

【注意事项】

首先询问有无高热抽搐史，有无严重的非中枢神经系统的急性感染（如上呼吸道感染、肺炎、菌痢）等。注意患者年龄、体温及其变化。急性发作期的处理以首先制止抽搐为原则，继而查明病因，行病因治疗。

附：临床常见的抽搐类型

一、高热抽搐

【概述】

高热抽搐是指排除中枢神经系统感染及其他脑损伤所致临床综合征的情况下，体温 >38℃，出现全身抽搐发作，持续数分钟，发作后无神经系统症状和体征的疾病。常见于呼吸道或消化道感染，可有明显的家族史，常见于 4 个月至 4 岁小儿，成人较少见。

【临床表现】

1. 单纯性高热抽搐　首次发作年龄多在 6 个月至 3 岁，出现在发热 24 小时内，体温 >38℃，发作呈全身性，持续时间一般不超过 10 分钟，发作后很快清醒，且无神经系统体征，24 小时内只发作 1 次，热退 1 周后脑电图正常。

2. 复杂性高热抽搐　首次发作年龄 <6 个月或 >6 岁，有遗传倾向。抽搐也可出现在低热时，呈局限性发作或左右明显不对称，持续时间 >15 分钟，清醒后可能有神经系统异常体征，24 小时内反复发作，热退 1 周后脑电图仍有异常。

【诊断要点】

1. 抽搐初期体温 >39℃或抽搐发生在急骤高热开始后 12 小时内。
2. 过去有高热抽搐史或有家族史。
3. 无明显中毒症状。
4. 抽搐停止后神经系统无异常。
5. 退热后抽搐不再发作。

【治疗要点】

1. 急救原则　迅速控制抽搐，降低体温，防止抽搐性脑损伤，减少后遗症。

2. 治疗措施

（1）急诊处置　①抽搐发作时，立即将患者置于侧卧位或仰卧位，头偏向一侧防止呕吐物吸入。保持呼吸道通畅，及时吸去咽部分泌物，避免发生吸入性肺炎或窒息。②松解衣领、腰带，抢救时减少不必要的刺激。③注意防止舌咬伤，如牙关紧闭者，不可强行撬开，以免损伤牙齿。④加强监护，注意观察患者体温、血压、呼吸、心率、肤色、瞳孔等变化，防止患者坠床、受伤。

（2）抗抽搐药物　首选地西泮，以 0.3 ~ 0.5mg/kg，缓慢静脉注射，速度 <1mL/min，或肌内注射（6 个月以内的婴儿慎用，避免造成呼吸停顿）。无效者

可间隔 15 ~ 30 分钟重复 1 次，或加用 10% 水合氯醛 0.4 ~ 0.6mL/kg，保留灌肠或两者交替使用。为避免抽搐再次发作，给予苯巴比妥维持治疗，首次给药按 5mg/kg 肌注，以尽快达到有效血药浓度，然后按 3 ~ 7mg/（kg·d）口服维持治疗，防止抽搐再发。

（3）尽早吸氧　以迅速改善组织缺氧。

（4）降温　立即给予药物或物理降温。

（5）降低颅内压　对于频繁或持续抽搐出现脑水肿者，以 1 ~ 1.5g/kg 静注 20% 甘露醇，每 6 ~ 8 小时 1 次，和（或）以 1mg/kg 静注呋塞米。

（6）抗感染　给予抗生素控制感染。

（7）其他　纠正水、电解质与酸碱平衡紊乱。

二、低钙性抽搐

【概述】

低钙性抽搐是由于各种原因引起血钙降低导致神经肌肉兴奋性增高而引起的双侧肢体强直性痉挛。

【临床表现】

1. 症状　常见口周麻木感、指尖麻木或针刺感、喉中喘鸣、肌肉痉挛、手足搐搦、精神行为异常。

2. 体格检查　①发作时意识清醒，Chvostek 征阳性，即叩击耳屏前方 2cm 处的面神经，出现口角抽搐及眼鼻面肌抽搐。②Trousseau 征阳性，即将测血压袖套置于一侧上臂，膨胀至收缩压水平，可引起尺侧神经和正中神经所支配的前臂和手腕肌痉挛性收缩，引起该侧手和腕部抽搐。③手足搐搦，即间歇性双侧上肢和手部肌肉强直性痉挛，指关节伸直，拇指对掌，掌指关节和腕关节屈曲，呈"助产士手"，常伴肘部关节伸直和外旋，下肢受累时足趾和踝部屈曲，膝关节伸直。

【辅助检查】

实验室检查　血清总钙 <2.2mmol/L，血清磷常 <1.29mmol/L，碱性磷酸酶增高。

【诊断要点】

一般出现抽搐症状表明血钙水平已降至很低，根据病史、体格检查及实验室检查，明确原发病，注意有无影响血钙的因素：①器质性病变。②恶性病变。③营养状况、颈部手术及维生素 D 缺乏。④导致血钙下降的用药物史。

【治疗要点】

1. 静脉注射 10% 的葡萄糖酸钙或 5% 的氯化钙，注射速度 <50mg/min，必要时可 8 ~ 12 小时重复注射。监测心率，防止心律失常。

2. 口服乳酸钙、枸橼酸钙、碳酸钙并加用维生素 D，以促进钙离子在肠道的吸收。

3. 反复抽搐者给予吸氧，应用地西泮、苯巴比妥或 10% 水合氯醛治疗。

【复习题】

昏迷患者玻璃体膜下出血，提示（　　）

A. 蛛网膜下腔出血　　　　B. 颅内占位性病变　　　　C. 高血压
D. 糖尿病　　　　　　　　E. 尿毒症

第四节　呼吸困难

【概述】

呼吸困难是一种严重的临床症状，患者主观上感觉空气不足或呼吸费力，客观上表现为呼吸运动用力，呼吸肌和辅助呼吸肌均参与呼吸运动，通气增加，呼吸频率、节律、深度、呼吸类型、呼气相和吸气相比等均有不同程度的异常改变。常因心血管系统和呼吸系统疾病所致，神经系统、运动系统、内分泌系统和造血系统出现异常也可造成呼吸困难。

临床上根据呼吸困难病因分为肺源性呼吸困难、心源性呼吸困难、中毒性呼吸困难、神经精神性呼吸困难及其他原因引起的呼吸困难。根据发病的急缓分为急性和慢性呼吸困难。急性呼吸困难常病情紧急、危重，需急诊处理。

【临床表现】

1. 起病情况　突然发作的呼吸困难常见于自发性气胸、肺水肿、支气管哮喘、急性心肌梗死和肺栓塞等。夜间阵发性呼吸困难常见于急性左心衰。慢性阻塞性肺疾病（COPD）患者夜间可因痰液聚积引起明显咳喘，被迫取端坐体位。慢性支气管炎肺气肿所致呼吸困难可随肺功能减退而加重。急性呼吸窘迫综合征（ARDS）者多出现在原发病起病后 5 日内，约半数在 24 小时内出现呼吸加快，随后呈进行性呼吸困难或呼吸窘迫。

2. 伴随症状　可伴有发热、咳嗽、咳痰、胸痛等症状，有助于病因诊断和鉴别诊断。

3. 呼吸困难类型　①吸气性呼吸困难：多见于喉、气管狭窄（炎症、水肿、异物或肿物压迫），表现为喘鸣，吸气时胸骨上窝、锁骨上窝及肋间隙凹陷，称

"三凹征"。②呼气性呼吸困难：多见于支气管哮喘、COPD，表现为呼气延长伴有喘鸣音。③混合性呼吸困难：见于重症肺炎、肺间质纤维化、大量胸腔积液和气胸。④潮式呼吸和间歇呼吸：见于中枢神经系统疾病及糖尿病酮症酸中毒、急性中毒等。

【辅助检查】

1. 实验室检查

（1）血常规、生化、心肌酶、凝血酶系列、肿瘤标志物、甲状腺功能、酮体等，判断有无贫血、感染或过敏性因素，水、电解质及酸碱平衡情况；有无心肌梗死、心衰、中毒。

（2）动脉血气分析。根据动脉血氧分压（PaO_2）、二氧化碳分压（$PaCO_2$）、酸碱指标来判断有无呼吸衰竭及其类型等。

2. 器械检查

（1）心电图、超声心动图、胸部 X 线检查，必要时作 CT 扫描、MRI、放射性核素扫描，有助于发现各种心肺及胸腔疾病。

（2）肺功能检查，非危急患者可以选择此检查，以判断肺功能障碍的程度和性质。

【诊断要点】

1. 诊断依据

（1）病史　注意发病年龄，重点询问心血管系统和呼吸系统疾病史，以及神经系统、运动系统、内分泌系统、造血系统疾病史和毒物接触史、异物吸入史等。

（2）体格检查

1）一般检查　注意生命体征、意识状态的检查及皮肤黏膜、瞳孔的检查等。

2）上呼吸道检查　重点是咽部及扁桃体的检查。

3）胸部检查　胸廓检查、呼吸状态和类型检查、心肺检查。

4）神经及精神系统检查　有无颅脑外伤，肌力、肌张力检查，生理反射、病理反射检查，有无癔症等检查。

2. 鉴别诊断　呼吸困难需鉴别病因，包括心脏疾病、代谢性疾病、感染性疾病、神经–肌肉性损害、创伤以及血液系统疾病。

3. 病情评估　呼吸困难根据其危重程度分为非急症、急症、危重症。

【治疗要点】

急性疾病导致的呼吸困难治疗原则是保持呼吸道通畅，纠正缺氧和（或）二氧化碳潴留，纠正酸碱平衡失调。

1. 保持呼吸道通畅

（1）开放气道，清除气道内异物及分泌物，必要时建立人工气道。

（2）支气管痉挛者，静脉给予支气管解痉剂，如 β₂肾上腺素受体激动剂、糖皮质激素、茶碱类药物等。

2. 纠正缺氧　给予鼻导管或面罩吸氧，吸氧浓度根据缺氧的程度调整，使动脉血氧分压 >60mmHg 或氧饱和度（SpO_2）>90%。

3. 支持治疗　纠正酸碱平衡失调及电解质紊乱，同时保护心、脑、肾等重要脏器功能。

4. 病因治疗　根据呼吸困难的病因采取相应的治疗措施。

【急救流程】

呼吸困难的急救流程见图 6-5。

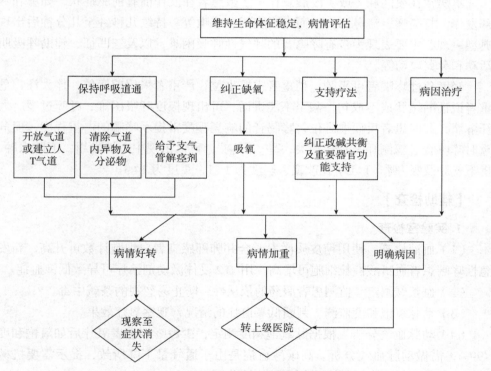

图 6-5　呼吸困难的急救流程图

【注意事项】

急性疾病导致的呼吸困难，起病急，病情变化快，注意生命体征及血氧饱和度的监测。注意病因治疗往往是解除呼吸困难的根本方法。

附：临床常见引起呼吸困难的疾病

一、支气管哮喘急性发作

【概述】

支气管哮喘，简称哮喘，是一种以肥大细胞、嗜酸性粒细胞、淋巴细胞等多种炎症细胞介导的气道变应性慢性炎症。本病存在气道高反应性和广泛的、可逆性气流阻塞。本病常表现为急性发作。

【临床表现】

本病常在夜间和（或）凌晨发作。多数患者在发作前有前驱症状，如鼻和咽部发痒，打喷嚏，流鼻涕，继而出现胸闷、咳嗽等。持续几秒钟至几分钟后出现典型表现，主要表现为带有哮鸣音的呼气性呼吸困难，以及三凹征、辅助呼吸肌活动和鼻翼扇动等。

轻度急性哮喘者可平躺；稍重者常取坐位；严重者采用前倾位，伴大汗；危重者说话断续状或不成句，甚至不能讲话，可出现极度呼吸困难、呼吸过缓、大汗淋漓，此时患者反而取卧位。哮鸣音的响亮程度常提示哮喘的严重程度，但危重时哮鸣音、双侧呼吸音却消失，呈"静胸"，可以出现中心性发绀，下肢水肿、皮下气肿及吸/呼（I:E）比改变，轻度为1:1，重度为1:3。

【辅助检查】

1. 实验室检查

（1）血液检查 使用糖皮质激素或合并肺部感染者白细胞计数可升高，新发急性哮喘患者血嗜酸性粒细胞可增高。用β2受体激动剂治疗可导致低钾血症。

（2）血茶碱测定 监测患者服药的依从性，防止易忽视的茶碱中毒。

（3）动脉氧饱和度监测 判断低氧血症的情况，观察氧疗效果。

（4）动脉血气分析 根据脉氧饱和度测定，少数哮喘患者氧疗后如氧饱和度<90%，需做动脉血气分析。高碳酸血症是由于通气量下降所致，提示需要机械通气，但是否气管内插管应视临床具体情况而定。

2. 胸部 X 线检查 常显示"条索状浸润，双肺过度充气"征象，对伴有胸痛的急性哮喘患者需查胸片，以除外气胸及纵隔气肿，尤其有皮下气肿时。

3. 心电监护 急性哮喘患者常见窦性心动过速或室上性心动过速，提示可能有茶碱中毒。

【诊断要点】

1. 诊断依据

（1）病史 有哮喘病史，既往诊断或有类似症状反复发作，可自行或治疗后缓解病史。

（2）致敏危险因素 突然发作，喘息、咳嗽、胸闷、呼吸困难，多与接触变应原、冷空气、物理或化学性刺激、呼吸道感染、运动等有关。双肺可闻及散在或弥散性呼气相哮鸣音，呼气相延长。

（3）临床表现 需排除气胸、急性左心衰等并发症引起喘息、呼吸困难的可能。

（4）体格检查

1）一般检查 注意生命体征、意识状态、体位的检查。

2）胸部检查 胸廓检查、呼吸状态和类型检查、心肺检查。

2. 病情评估 重度或危重哮喘发作是指患者经吸氧和药物治疗病情继续恶化，呼吸困难加重，氧合指数下降，心率 >120 次 / 分，说话只言片语或不能说话，焦虑不安，可出现嗜睡等意识障碍，$PaCO_2$ 由低于正常转为正常，甚至 >45mmHg。

【治疗要点】

1. 控制哮喘

（1）脱离变应原 能找到引起哮喘发作的变应原或其他非特异刺激因素的患者，应立即脱离变应原的接触。

（2）药物治疗 吸入疗法具有用药剂量少、见效快、使用方便和副作用少等优点，已成为防治哮喘病的主要给药方式。

1）β_2 受体激动剂 为缓解哮喘症状的首选药物。常用制剂：①短效 – 速效 β2 受体激动剂：如沙丁胺醇和特布他林气雾剂，每次吸入 1 ~ 2 喷，适用于控制哮喘急性发作。②短效 – 迟效 β_2 受体激动剂：如沙丁胺醇和特布他林片剂，每次 1 ~ 2 片，每天 3 次口服，适用于治疗日间哮喘。其控释剂作用时间较长，已有逐渐取代片剂的趋势，班布特罗为新型前体药，近来使用也逐渐增多。③长效 – 迟效 β_2 受体激动剂：如沙美特罗气雾剂，适用于防治夜间哮喘。④长效 – 速效 β_2 受体激动剂：如福莫特罗干粉吸入剂，既可用于防治夜间哮喘，也适用于控制哮喘急性发作。沙美特罗、福莫特罗常与吸入激素联合使用。

2）茶碱类药物 氨茶碱的成人剂量：1 次 0.25 ~ 0.5g，口服，或 0.5 ~ 1.0g+5% ~ 10% 的葡萄糖注射液，静脉滴注时间 >20 ~ 30 分钟。儿童剂量：2 ~ 4mg/kg，加入 5% ~ 25% 的葡萄糖注射液静滴。常用茶碱缓释片或控释片，1 次 1 片，1 天 1 ~ 2 次，适合夜间哮喘的治疗。

3）抗胆碱药物 吸入抗胆碱药物如溴化异丙托品，与β2受体激动剂联合吸入有协同作用，尤其适用于夜间哮喘及多痰的患者，3次/天，25～75μg/次或以100～150μg/mL的溶液持续雾化吸入，约10分钟起效，维持4～6小时，少数患者有口苦或口干感。选择性M1、M3受体拮抗剂如噻托溴铵，作用更强，持续时间达24小时，不良反应更少。

4）糖皮质激素 目前GINA（全球哮喘防治创议）方案中推荐的一线药物，不仅能有效控制症状，并可作为缓解期的预防用药。常用药物有二丙酸倍氯米松（BDP）吸入剂、布地奈德（BUD）吸入剂、丙酸氟替卡松（FP）吸入剂等。BDP气雾剂一般用量为100～200μg/次，3～4次/天；BUD吸入剂的一般用量为200μg/次，2次/天。主要副作用为咽部不适、声音嘶哑和念珠菌感染等局部不良反应。为减少糖皮质激素的不良反应，可与长效β2受体激动剂、茶碱类药物或白三烯调节剂联合使用。

2. 危重哮喘的处理 见第八章第二节。

【注意事项】

1. 在使用β2受体激动剂治疗时需监测脉搏氧饱和度。

2. 窄角性青光眼、前列腺肥大、膀胱颈梗阻的患者慎用抗胆碱能药物。

3. 通常经3～4小时的急诊处理后，即可确定患者症状是否改善，留观12小时可避免60%的急性哮喘患者住院治疗。

4. 氨茶碱静注应缓慢进行，速度一般为0.5mg/kg/小时，若注射速度过快，可能造成严重的心律失常，甚至死亡。

5. 重度哮喘发作的患者哮鸣音突然降低或消失，但其发绀和呼吸困难更为严重时，应引起警惕，及时查明原因，并采取有效的对症处理措施。

二、自发性气胸

【概述】

自发性气胸是指因肺部疾病使肺组织和脏层胸膜破裂，或靠近肺表面的肺大疱、细微气肿疱自行破裂，使肺和支气管内空气逸入胸膜腔。自发性气胸无创伤或医源性损伤因素，对于无明显诱因，甚至胸部X线检查也无阳性发现者，称为特发性气胸。多见于男性青壮年或患有慢性支气管炎、肺气肿、肺结核者。严重者可危及生命，及时处理可治愈。

【临床表现】

1. 临床分型 自发性气胸临床上可分为三型。

（1）开放性气胸 又称交通性气胸，常发生在外伤后，系破裂口开放，空气随呼吸从破裂口自由进出胸腔，可迅速出现严重呼吸困难、发绀和休克。检查时可见胸壁有明显创口通入胸腔。必须立刻急救，尽快封闭胸壁创口，同时进一步检查和弄清伤情，安放胸腔闭式引流，必要时应尽早剖胸探查处理。

（2）闭合性气胸 肺表面破裂后，空气进入胸膜腔，当空气积聚较多而肺被压缩后，裂口闭合。抽气前胸腔可能为正压，抽气后压力下降，留针在胸膜腔内观察 2 ~ 3 分钟，压力不再升高。

闭合性气胸为肺表面破裂或胸壁穿透伤后，空气进入胸膜腔，肺被压缩后肺部或胸壁的伤口闭合，不再有气体漏入胸膜腔，这样造成的胸膜腔积气称为闭合性气胸。严重时患者可出现胸闷、胸痛和气促症状，需急诊处理。

（3）张力性气胸 又称高压性气胸，是指较大的肺泡破裂或较大较深的肺裂伤或支气管破裂，裂口与胸膜腔相通，且形成单向活瓣，吸气时空气从裂口进入胸膜腔，而呼气时活瓣关闭，腔内空气不能排出，致胸膜腔内压力不断升高，肺因压迫而萎陷，并使纵隔移向健侧，挤压健侧肺，导致呼吸和循环功能的严重障碍。胸膜腔内的高压空气若被挤入纵隔，扩散至皮下组织，则形成颈部、面部、胸部等处皮下气肿。张力性气胸危及生命，必须立即抽气减压。

2. 临床特点 起病突然，患侧胸部呈针刺或刀割样疼痛，随之发生呼吸困难。呼吸困难的程度视胸膜腔内气体多少而定。患者常伴恐惧、烦躁，并可出现脉搏细数、皮肤湿冷，甚至休克。查体患侧胸部饱满，叩诊呈鼓音，听诊呼吸音消失。胸部 X 线检查示患侧肺组织压缩，肺纹理消失。

【辅助检查】

胸部 X 线和 CT 检查是诊断气胸最准确和可靠的方法。

【诊断要点】

典型自发性气胸诊断不难。对临床不能用其他原因解释或经急诊处理呼吸困难无改善者，需考虑自发性气胸的可能。如病情危重，应立即转上级医院行胸部 X 线检查或进行诊断性穿刺。

1. 病史 既往胸部 X 线检查无明显病变或有 COPD、肺结核、哮喘等肺部基础疾病。继发性气胸患者可因原有基础疾病而影响诊断。

2. 症状 突发一侧胸痛伴不同程度胸闷、呼吸困难。

3. 体格检查 患侧胸廓饱满、呼吸运动减弱，叩诊鼓音，肝肺浊音界消失，听诊呼吸音减弱，甚至消失。

【治疗要点】

1. 吸氧 给予鼻导管或鼻面罩吸氧可促进胸腔内积气的吸收，一般吸 40% 浓度的氧。肺容积压缩 <20%，无明显肺部基础疾病且无症状者，可单纯吸氧治疗。

2. 胸腔排气

（1）胸腔穿刺抽气 适用于肺容积压缩 >20%，伴有呼吸困难者。张力性气胸病情危重，可选用粗输液针紧急置入排气。

（2）胸腔闭式引流　适用于胸腔穿刺抽气效果不佳的交通性气胸、张力性气胸及心肺功能差、症状重的闭合性气胸；需多次抽气或反复复发的气胸患者，可给予胸腔闭式引流。

3. 复张后肺水肿处理　抽气过多或过快时容易出现复张后肺水肿，表现为胸闷、咳嗽，原有呼吸困难无缓解或缓解后加重，重者可有大量白色泡沫痰或泡沫血痰。处理方法为停止抽气，取半卧位吸氧，应用利尿剂等。

4. 其他　治疗原发疾病、外科手术、化学性胸膜固定术等。

三、肺栓塞

【概述】

肺栓塞（PE）是指体循环的各种栓子脱落阻塞肺动脉及其分支引起肺循环障碍的临床病理生理综合征。最常见的肺栓子为血栓，由血栓引起的肺栓塞也称肺血栓栓塞（PTE），其余为少见的新生物细胞、脂肪滴、气泡、静脉输入的药物颗粒，甚至导管头端引起的肺血管阻断。引起 PE 的血栓主要来源于深静脉血栓形成（DVT）。DVT 与 PTE 实质上为一种疾病过程在不同部位、不同阶段的表现，两者合称为静脉血栓栓塞症。以肺循环和呼吸功能障碍为其主要临床和病理生理特征。急性 PE 造成肺动脉较广泛阻塞时，可引起肺动脉高压，至一定程度导致右心失代偿、右心扩大，出现急性肺源性心脏病。肺动脉栓塞后，若其支配区的肺组织因血流受阻或中断而发生坏死，称为肺梗死。

【临床表现】

急性肺栓塞的临床症状及体征常为非特异性，且变化多，与其他心血管疾病难以区别，故误诊率高。主要临床类型有以下几种。

1. 猝死型　肺动脉主干突然阻塞致死。

2. 急性肺源性心脏病　见于堵塞两个肺叶以上肺血管，表现为突发呼吸困难、发绀、低血压、右心衰竭等。

3. 急性心源性休克　血栓堵塞约 50% 以上的肺血管，表现为突然的呼吸困难、发绀和休克。

4. 肺梗死　常为外周肺血管堵塞所致，表现为突发气短、呼吸困难、胸痛、咳嗽、咯血、胸膜摩擦音及胸腔积液。

5. 呼吸困难　不可解释的"呼吸困难"是临床最常见的类型，梗死面积相对较小。

总之，当患者突发原因不明的虚脱、面色苍白、出冷汗、呼吸困难、胸痛、咳嗽、咯血、突发和加重的充血性心力衰竭等，并有脑缺氧症状如恐惧、烦躁不安、倦怠、恶心、抽搐和昏迷，且呼吸频率超过 20 次 / 分、心率 >100 次 / 分以上、固定的肺动脉瓣听诊区第二心音亢进和分裂，或者有室上性心律失常、局部湿性啰音及哮鸣音时，均应高度怀疑肺栓塞的可能。

【辅助检查】

1. 常规检查　血浆 D- 二聚体对急性肺栓塞诊断敏感性达 92% ~ 100%，若 < 500g/L 时，可基本排除急性肺栓塞。

2. 肺动脉 CTA 检查　肺动脉 CTA 是目前诊断急性肺栓塞最准确的方法。

3. 其他检查　核素通气 / 灌注扫描、核磁共振成像、超声，以及静脉造影检查深静脉血栓等，均有助于急性肺栓塞的诊断。

【诊断要点】

1. 危险因素　高龄、慢性心肺疾病特别是心房颤动伴心力衰竭、血栓性静脉炎、静脉曲张、长期卧床、各种创伤、肿瘤、孕产妇、口服避孕药、肥胖、糖尿病、脱水、凝血与纤溶系统异常等。

2. 临床表现　突发性呼吸困难、胸痛、咯血、晕厥，可有呼吸急促、发绀及急性肺动脉高压、右心功能不全和左心搏量急剧下降体征。

【治疗要点】

1. 一般处理　①绝对卧床休息，通畅大便，避免排便用力。②严密监测生命体征、心电图、动脉血气。③使用鼻导管或面罩吸氧，严重低氧者给予机械通气。④胸痛剧烈者皮下注射吗啡 5 ~ 10mg（休克者禁用）。⑤合并休克者给予多巴胺、多巴酚丁胺等血管活性药物。⑥纠正心律失常。

2. 溶栓治疗　目的是溶解血栓，使栓塞区肺组织再灌注，减少肺动脉阻力，降低肺动脉高压，改善右心功能，以降低病死率和复发率。溶栓的时间窗为肺栓塞发生 14 日内。对于血流动力学稳定，无右心室运动障碍及循环血流障碍者，不主张溶栓。溶栓治疗最主要的并发症是颅内出血，发生率为 1% ~ 2%。

3. 抗凝治疗　所有急性肺栓塞患者均应予以抗凝治疗。

4. 其他治疗　外科手术和介入治疗。

四、急性呼吸窘迫综合征

【概述】

急性呼吸窘迫综合征（acute respiratory distress syndrome，ARDS）是指由心源性以外的各种肺内和肺外致病因素导致的急性弥漫性肺损伤和急性进行性缺氧性呼吸衰竭。主要病理改变是炎症导致的肺微血管通透性增高，肺泡腔渗出富含蛋白质的液体，进而导致肺水肿及透明膜形成，常伴肺泡出血。主要病理生理变化是肺容积减少、肺顺应性降低和严重通气/血流比例失调。临床表现为呼吸窘迫、顽固性低氧血症和呼吸衰竭，肺部影像学表现为双肺渗出性病变。ALI/ARDS 表示 ARDS 为一动态发病过程，急性肺损伤（acute lung injury，ALI）是早期和病情相对较轻的阶段，相当于轻症 ARDS，而 ARDS 代表后期病情较严重的阶段，55% 的 ALI 会在 3 天内进展为 ARDS。

【临床表现】

1. ARDS 大多数于原发病起病后 72 小时内发生，几乎不超过 7 天。

2. 除原发病的相应症状和体征外，最早出现的症状是呼吸增快，并呈进行性加重的呼吸困难（呼吸深快、费力）、胸廓紧束、发绀，常伴有烦躁、焦虑、出汗等，常规吸氧后症状难以纠正，亦不能用其他原发心肺疾病解释。

3. 肺部体征，早期体征可无异常，或仅在双肺闻及少量细湿啰音；急性期双肺可闻及湿啰音或呼吸音减低，可有管状呼吸音。

除有原发病的相关症状与体征外，尚具有以下临床表现：

（1）潜伏期　大多数患者均于原发病后 2 ~ 3 天内发生 ALI/ARDS，因此极易误认为原发病的病情加剧，常失去早期诊断的时机。

（2）症状

1）呼吸增快和窘迫　呼吸困难、呼吸频率增快是呼吸衰竭最早最客观的表现，在 ALI/ARDS 患者更为明显。一般为呼吸频率超过 28 次/分。由于女性、小儿和年老体弱者的呼吸次数和呼吸窘迫较轻，故呼吸频率超过 25 次/分，即应提高警惕。

2）咳嗽和咳痰　早期咳嗽不明显，可出现不同程度的咳嗽；亦可少量咯血，咳出血水样痰是 ARDS 的典型症状之一。

3）神经系统症状　烦躁、神志恍惚或淡漠。

4）其他　因 ARDS 早期已出现明显的肺水肿，容易伴发肺部感染，有些患者可出现寒战和发热，易误诊为原发疾病所致，应加以鉴别。

（3）体征

1）发绀　因严重缺氧且通过吸氧很难改善，故发绀为本病的重要特征之一。

2）肺部体征　肺部早期体征较少，中晚期可听到干性或湿性啰音，如出现呼吸困难，吸气时肋间及锁骨上窝下陷。

3）心率　常超过 100 次/分。

【辅助检查】

1. 胸部 X 线检查　早期无明显改变，呈轻度间质改变，表现为边缘模糊的肺纹理增多。病情进展后，可出现肺内实变，表现为双肺野密度增高，斑片状以至融合成大片状的磨玻璃或实变浸润影。其演变过程符合肺水肿的特点，快速多变；后期可出现肺间质纤维化。

2. 胸部 CT 检查　如胸片未发现异常时，胸部 CT 检查却常能发现斑片状的浸润阴影，CT 还能显示肺部气压伤或局部的感染。CT 还可发现 ARDS，尽管双肺广泛受累，但重力依赖区肺水肿和肺泡萎陷最显著，肺损伤分布呈不均一性的特点。

3. 动脉血气分析　PaO_2、PaO_2/FiO_2 变化是 ARDS 诊断的主要客观标准，目前仍缺少对 ARDS 早期诊断的有效而简便的诊断指标，顽固性低氧血症（$PaO_2 < 60mmHg$ 和 $PaO_2/FiO_2 < 300mmHg$）是临床常用的诊断依据。动态监测 PaO_2 呈进行性下降趋势时，应高度警惕。ARDS 早期为 PaO_2 下降、$PaCO_2$ 正常或下降、pH 升高或正常，表现为 I 型呼吸衰竭；晚期为 PaO_2 严重下降同时伴有 $PaCO_2$ 升高和 pH 下降，表现为 II 型呼吸衰竭和呼吸性酸中毒。

4. 肺活检和支气管肺泡灌洗　有助于诊断某些 ARDS 患者基础疾病，尤其是对非特异性急性肺损伤、真菌或支原体等肺部感染及肺血管炎等。

【诊断要点】

1. 诊断标准

（1）有易致 ARDS 的原发病或诱因　突发呼吸急促，呼吸频率 >20 次 / 分，呈进行性呼吸窘迫，氧疗难以纠正；无心功能不全证据，排除慢性肺病、左心功能异常。

（2）ARDS 的诊断标准　①有发病的高危因素。②急性起病。③氧合指数（PaO_2/FiO_2）≤ 200（任何 PEEP 水平）。④胸部 X 线显示双肺均有斑片状浸润阴影。⑤肺动脉楔压（PAWP）≤ 18mmHg，或临床上能排除心源性肺水肿。

同时符合以上 5 项条件者，可诊断为 ALI 或 ARDS。

2. 鉴别诊断　ARDS 的诊断必须排除大面积肺不张、心源性肺水肿、高原肺水肿弥漫性肺泡出血等，心源性肺水肿呼吸困难与体位有关，肺湿啰音多在肺底部，咳粉红色泡沫痰，强心、利尿剂等治疗效果较好。鉴别困难时，可通过测定 PAWP、超声心动图检测心室功能等作出判断并指导治疗。

3. 病情评估　根据 PaO_2/FiO_2 确立 ARDS 诊断，并将其按严重程度分为轻度、中度和重度 3 种。

轻度：$200mmHg < PaO_2/FiO_2 \leq 300mmHg$

中度：$100mmHg < PaO_2/FiO_2 \leq 200mmHg$

重度：$PaO_2/FiO_2 \leq 100mmHg$

【治疗要点】

1. 原发病的治疗　是治疗 ARDS 的首要原则和基础。感染是 ARDS 的首位高危因素，也是常见病因，且 ARDS 又易并发感染，所以抗感染治疗十分必要，治疗上应选用广谱抗生素。

2. 纠正缺氧　一般需高浓度给氧，最好使用可调节吸氧浓度的面罩或带储氧袋的非重吸式氧气面罩，使 $SaO_2 \geqslant 90\%$，PaO_2 达到 60mmHg 以上。但多数患者需使用机械通气。

3. 机械通气支持　机械通气是治疗 ALI/ARDS 的主要方法。应用呼吸末正压通气（PEEP）能改善 ARDS 的换气功能，使萎陷的小气道、肺泡扩张，促进肺间质和肺泡水肿的消退，提高肺顺应性，增加功能残气量，减少生理无效腔，增加肺泡通气量，改善通气 / 血流比例失调，降低肺内动静脉样分流，降低呼吸功和氧耗，从而提高动脉血氧分压。通过改善氧合加速修复过程，并避免高吸氧浓度进一步损伤肺组织，可延长患者的存活时间，为综合性治疗赢得时间。

4. 合理的补液　在保证血容量、血压稳定及器官灌注的前提下，限制性液体管理策略有助于改善 ALI/ARDS 患者的氧合和肺损伤。通常液体入量 < 2000mL/d，允许适度的体液负平衡（–1000mL ～ –500mL）。一般维持肺毛细血管楔压（PCWP）在 14 ～ 16cmH2O。必要时可给呋塞米 40 ～ 60mg/d。

5. 糖皮质激素　感染、创伤后的全身炎症反应是导致 ARDS 的原因。目前不提倡早期大剂量使用糖皮质激素，而是在 ARDS 纤维化期（起病后 5 ～ 10 日）或血液或肺泡灌洗液中嗜酸性粒细胞增高时使用。应注意足量和短程使用，如氢化可的松 300 ～ 400mg/d 或地塞米松 20 ～ 40mg/d，连用 2 ～ 3 日，若有效，继续使用数日即停。脓毒血症和严重感染者使用糖皮质激素 200 ～ 300mg/d。

6. 肺外器官功能和营养支持　给予鼻饲和静脉高营养，以维持足够的热量供应，并避免酸碱代谢和水、电解质紊乱。尽早予以肠内营养，以助肠道功能恢复和保持肠黏膜屏障，防止毒素及细菌移位引起 ALI/ARDS 的恶化。

【注意事项】

近来 ARDS 主要死因是继发的多器官功能衰竭，因此肺外器官功能支持在治疗中也不容忽视。

急性左心功能不全（见第七章第一节）

【复习题】

潮式呼吸常见于（　　）

A. 气管狭窄　　　　　　　B. 糖尿病酮症酸中毒　　　C. 支气管哮喘
D. 肺间质纤维化　　　　　E. 气胸

第五节　急性头痛

【概述】

急性头痛是指急性起病，局限于头颅上半部（额、顶、颞及枕部）的疼痛，是临床常见的急诊症状。头痛可以是单一的疾病，大多数是功能性的，也可以是某些严重器质性疾病的早期征兆或突出表现。

【临床表现】

头痛的病因不同，临床表现各有特点。

1. 起病方式　①急性起病伴发热常为感染性疾病所致，如急性脑膜炎等。②急剧的持续性头痛，伴不同程度的意识障碍而无发热者，常见于蛛网膜下腔出血、脑出血、脑外伤等。③长期反复发作的搏动性头痛，多为血管病性头痛或神经症。④长期间歇性发作的头痛多为偏头痛、丛集性头痛、高血压、癫痫等。⑤慢性进行性头痛伴颅内高压者应考虑颅内占位性病变。

2. 疼痛部位　①偏头痛多位于一侧。②颅内病变的头痛常为深部头痛，且较弥散。③颅内深部病变的头痛多向病灶同侧外部放射，多为脑脓肿、脑肿瘤、脑膜炎、脑炎等的症状。④浅在性头痛常见于眼源性、鼻源性与牙源性头痛，往往与病变部位一致或接近。⑤全身性或颅内感染性疾病的头痛多为全头痛，呈弥漫性。

3. 程度与性质　头痛的程度一般分为轻、中、重，但与病情的轻重无平行关系，三叉神经痛、偏头痛、脑膜刺激所致头痛最剧烈。①原发性三叉神经痛常呈面部的阵发性电击样短促的剧痛，沿三叉神经的分布区域放射。②脑肿瘤疼痛在一个相当长的时期内可能为轻度或中度。③眼源性、鼻源性以及牙源性头痛，一般为中度。④搏动性头痛可见于血管性头痛、高血压、急性发热性疾病、脑肿瘤、神经症性头痛等。⑤蛛网膜下腔出血所致的头痛为炸裂样痛。⑥偏头痛多为胀痛、跳痛和搏动性痛。⑦神经痛多呈发作性电击样、针刺样或烧灼样痛。⑧肌紧张性头痛多呈紧箍感、重压感或钳夹感。⑨精神性头痛则性质多变、部位不定。

4. 出现与持续时间　一些头痛发作有特定时间：①颅内占位病变常清晨头痛加剧。②鼻窦炎的头痛常发作于清晨和上午。③女性偏头痛常与月经有关。④丛集性头痛常在夜间发作。⑤眼源性头痛发作一般在长时间阅读后。⑥神经症性头痛以病程长、明显的波动性与易变性为特点。

5. 诱发和缓解因素　①摇头、俯身、咳嗽、打喷嚏可使颅内高压性头痛、血管性头痛、颅内感染性头痛及脑肿瘤性头痛加剧。②腰椎穿刺后的头痛一般在直立位加重，而丛集性头痛则在直立位减轻。③颈肌急性炎症所致的头痛常于颈部运动后加重，而与职业有关的颈肌过度紧张所致的头痛则于颈部活动后减轻。④偏头痛者服用麦角胺后头痛常迅速缓解。

6. 伴随症状 ①头痛伴剧烈呕吐者提示为颅内高压。②头痛在呕吐后减轻者可见于偏头痛。③头痛伴眩晕见于小脑肿瘤、椎基底动脉供血不足。④头痛伴发热见于感染性疾病。⑤慢性进行性头痛伴精神症状应注意颅内肿瘤。⑥慢性头痛突然加剧并有意识障碍提示可能发生脑疝。⑦头痛伴视力障碍可见于青光眼或脑瘤。⑧头痛伴脑膜刺激征提示脑膜炎或蛛网膜下腔出血。⑨头痛伴癫痫发作可见于脑血管畸形、脑内寄生虫或脑肿瘤。⑩头痛伴自主神经功能紊乱者考虑神经功能性头痛。

【辅助检查】

1. 实验室检查 ①常规行血、尿常规、肝肾功能、血电解质及其他必要的生化检查、免疫学检查、心功能检查。②腰穿、颅内压力监测及脑脊液常规、生化及细胞学、病理学检查。

2. 其他检查 ①脑电图检查对头痛型癫痫、脑炎及脑膜炎的诊断有一定的帮助。②头颅 CT 及 MRI 对颅内肿瘤、脑血管病、脑寄生虫病、脑脓肿等疾病可帮助明确病变部位和性质。③经颅多普勒对血管性头痛的诊断有一定的辅助作用。④必要时进行精神或心理检查。

【诊断要点】

1. 诊断依据

（1）病史　头痛的病因多种多样，诊断中必须详细询问病史，了解患者的精神、心理、睡眠、职业、服药史、中毒史及家族史等。

（2）体格检查　进行全面仔细的体格检查和必要的辅助检查。①生命体征检查。②心、肺、腹部脏器的常规检查。③重点检查头颅有无外伤、颅骨有无凹陷或隆起、鼻窦有无压痛、颞动脉有无怒张或压痛。④有无颈椎压痛、叩击痛、颈强直、颈背部肌肉痉挛等。⑤神经系统检查。该项检查对头痛的诊断有着至关重要的作用，除了常规检查外，应重点检查有无脑膜刺激征、视盘水肿、视网膜出血及提示神经系统或局灶性损害的定位体征。

（3）临床特点　同时要注意患者的年龄、头痛出现时间、持续时间、部位及性质、有无先兆、伴随症状及如何缓解等情况。

2. 鉴别诊断　见数字资源。

3. 病情评估　头痛的病情评估应根据发病的性质、病情的急缓、体格检查及实验室和器械检查的情况综合评定。

【治疗要点】

1. 治疗原则 急诊处理和治疗原发病。

（1）如为感冒所致，给予解热止痛剂，如非甾体抗炎药。

（2）颅内高压者给予脱水、利尿剂；低颅压者，静脉补充低渗液，并转上级医院专业科室治疗。

（3）高血压性头痛应积极进行降压治疗。

（4）感染性头痛针对病原进行积极的抗感染治疗，并转上级医院专业科室治疗。

（5）颅内肿瘤、脑脓肿、硬膜下血肿应转上级医院专业科室手术治疗。

（6）耳鼻喉科疾病所致头痛应转上级医院专业科室治疗。

（7）对焦虑烦躁者可酌情加用镇静剂，对抑郁表现者加用抗抑郁剂，必要时转上级医院专业科室治疗。

（8）血管扩张性头痛给予麦角胺；松弛收缩的肌肉给予按摩、热疗，痛点予普鲁卡因封闭等；表浅神经痛可采用封闭治疗。必要时转上级医院专业科室治疗。

2. 常见头痛的处理

（1）偏头痛 急诊治疗的目的是终止头痛发作、缓解伴随症状。药物治疗以镇痛剂和镇静剂为主。

1）发作时可选用以下药物 ①麦角胺类药物：麦角胺咖啡因 0.1～0.2g（1日总量≤0.6g），肌注麦角新碱 0.2～0.5mg。②曲普坦类药物：佐米曲坦 2.5mg，口服，2小时症状未解可再次口服 2.5mg，每日最大剂量不超过 10mg。③其他药物：如阿司匹林、普萘洛尔、抗癫痫药物及吲哚美辛等。

2）扩张颞动脉 采用 0.5% 利多卡因周围皮下封闭。

3）对病程长、发作频繁、药物治疗效果差者可行颞浅动脉结扎手术。

（2）丛集性头痛 发作时使用麦角胺咖啡因，或醋酸泼尼松 30mg 顿服，连续3日后改为 5～20mg，每日或隔日一次，3次后停药。

（3）颈性偏头痛 颈椎牵引，同时服用扩张血管药或活血化瘀中药，常服用尼莫地平每次 20mg，3次/日，盐酸氟桂利嗪每晚 5～10mg，卡马西平每次 0.1g，3次/日，醋酸泼尼松每次 20mg，1次/日，或封闭星状神经节，治疗并存的颈胸神经根炎。保守治疗无效而症状严重者，可考虑手术治疗。

（4）肌收缩性头痛 热敷、按摩、电兴奋疗法以及服用镇静剂，在肌肉压痛点用 2% 利多卡因 2～5mL 封闭。急性颈肌劳损引起者可用醋酸可的松 1mL 加 1% 利多卡因 1～2mL 封闭。因颈椎增生或损伤引起者应加颈椎牵引。

（5）神经炎头痛 除按神经炎原则治疗外，可在颅表神经部位如风池穴（枕大神经痛）、眶上切迹（眶上神经痛）等处用 2% 利多卡因 2～5mL 封闭，或用无水酒精 0.5mL 封闭；也可口服卡马西平（0.1g/ 次，3 次 / 日）或苯妥英钠（0.1g/ 次，3 次 / 日）治疗。对颈椎增生引起的枕大神经痛应加用颈椎牵引。

【急救流程】

头痛的急救流程见图 6-6。

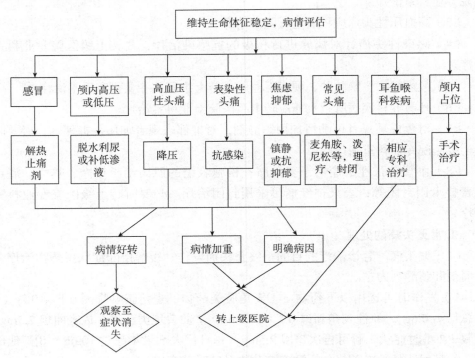

图6-6 头痛的急救流程图

【注意事项】

有妊娠、动脉硬化、心脑血管疾病者禁用麦角胺类药物。

附：临床常见引起急性头痛的疾病

颅内压增高

【概述】

颅内压增高是急诊常见临床综合征，也是颅脑损伤、脑肿瘤、脑出血、脑积水和颅内炎症等所共有的征象。由于颅腔内容物体积增加，导致颅内压持续在 200mmH$_2$O 以上，可导致脑疝危象，致使呼吸、循环衰竭而死亡。因此，及时诊断和正确处理颅内压增高十分重要。

【临床表现】

头痛、呕吐、视盘水肿是颅内压增高的三大主要表现，严重者可导致脑疝从而危及生命。初期颅内压增高所致头痛常位于占位病变的同侧，主要由病变邻近的疼痛敏感结构被牵连、移位或因感觉神经直接受压所致。后期头痛由于脑脊液循环通路受阻，引起颅内压升高，使远离病灶的疼痛敏感结构被牵拉、扭曲和移位所致，头痛呈持续性钝痛，晨起较重，咳嗽、打喷嚏或用力排便时加重。头痛的程度一般较偏头痛或颅内出血时轻，多不影响睡眠。随着占位病变的增大及颅内压增高，患者可出现呕吐及视盘水肿，最终因继发性视神经萎缩使视力减退或失明。良性颅内压增高多指存在头痛和视盘水肿等颅内压增高的表现，而无局灶性神经系统定位体征，颅内无占位性病变，预后较好。此类患者大多自诉全面性头痛，但无脑部结构的移位，头痛可能与脑水肿牵引脑膜与脑血管的神经末梢有关。

【辅助检查】

颅脑 CT、MRI 及脑血管造影检查　鉴于患者的自觉症状常比视盘水肿出现得早，因此尚需完善颅脑 CT、MRI 及脑血管造影等辅助检查，以尽早诊断和治疗。

【诊断要点】

1. 病史　通过全面详细地询问病史及神经系统查体，可对多数患者做出初步诊断。

2. 体格检查

（1）一般检查　注意生命体征变化。

（2）头颅检查　①头颅外形检查：有无小颅、巨颅、颅骨骨折及其他畸形。②眼部检查：瞳孔检查和眼底检查具有重要意义，如眼底检查可发现静脉充盈等早期视盘水肿改变。

（3）神经系统检查　注意意识状态、共济失调检查，以及肌力、肌张力和深浅反射、病理反射、脑膜刺激征检查等。

【治疗要点】

使患者安静休息，密切观察生命体征、瞳孔及神志变化，保持呼吸道及大便通畅，可应用颅内压监护装置。频繁呕吐者，应暂禁食禁水。避免和处理可使颅内压增高并诱发脑疝的相关因素。

1. 病因治疗　尽快明确颅内压增高的原因，针对病因进行治疗，如手术切除脑内肿瘤、清除颅内血肿、控制颅内感染等。

2. 药物治疗

（1）高渗性脱水剂　20% 甘露醇 250mL，快速静滴，每 4 ~ 6 小时可重复用药。心、肾功能障碍者慎用；甘油果糖 250mL，1 ~ 2 次 / 日，静滴。

（2）利尿性脱水剂　呋塞米 20 ~ 4mg，静注或肌注，2 ~ 4 次 / 日。

（3）肾上腺皮质激素　地塞米松 5 ~ 10mg 静注或肌注，2 ~ 3 次 / 日；泼尼松 5 ~ 10mg，口服，1 ~ 3 次 / 日。

3. 手术治疗　对内科治疗无效或出现颅内高压危象时，可应用外科手术，如脑室引流术、脑室 – 腹腔分流术及颞肌下去骨瓣减压术等。

4. 亚低温疗法　通过物理或药物的方法降温，以达到防止脑水肿及降低颅内压的目的。目前主张局部亚低温疗法。

5. 辅助过度换气　通过 CO_2 的排出，减少脑血流量，从而降低颅内压。但需警惕发生脑缺血。

6. 其他　限制液体入量及输液速度，纠正酸中毒等代谢紊乱情况。

高血压危象（见第七章第四节）

【复习题】

用以治疗血管扩张性头痛的药物是（　　）

A. 非甾体抗炎药　　　　　B. 利尿剂　　　　　C. 镇静剂
D. 麦角胺　　　　　　　　E. 抗抑郁剂

第六节　急性胸痛

【概述】

胸痛是急诊患者常见的主诉症状，是一些致命性疾病的主要临床表现，如急性冠脉综合征、主动脉夹层、肺栓塞、张力性气胸、心包炎致心脏压塞以及食管损伤等。

【临床表现】

1. 胸痛的部位　①心绞痛与急性心肌梗死：疼痛常位于胸骨后或心前区，疼痛常牵涉至左肩背、左臂内侧达无名指及小指。②食管、膈和纵隔肿瘤：疼痛位于胸骨后，常在进食或吞咽时加重。③自发性气胸、急性胸膜炎和肺梗死：胸痛多位于患侧的腋前线及腋中线附近。④肺尖部肺癌：以肩部、腋下痛为主，向上肢内侧放射。⑤胸壁皮肤炎症：局部可伴有红、肿、热、痛等改变。⑥带状疱疹：表现为成簇的水疱沿一侧肋间神经分布伴剧痛，疱疹不超过体表正中线。⑦非化脓性肋软骨炎：多侵犯第 1、2 肋软骨，局部隆起，但皮肤正常，有压痛。

2. 胸痛的性质　①心绞痛：呈压榨样痛，可伴有窒息感。②急性心肌梗死：

疼痛更为剧烈，并有恐惧、濒死感。③主动脉夹层动脉瘤：呈突发性胸背部撕裂样痛。④干性胸膜炎：呈尖锐刺痛或撕裂痛，呼吸时加重，屏气时消失。⑤肺梗死：为突然剧烈刺痛或绞痛，常伴有呼吸困难与发绀。⑥带状疱疹：呈阵发性的灼痛或刺痛。⑦肌痛：呈酸痛。⑧骨痛：呈刺痛。⑨食管炎：呈灼热感。⑩原发性肺癌、纵隔肿瘤：胸部闷痛。

3. 胸痛持续时间　①平滑肌痉挛或血管狭窄缺血：疼痛为阵发性，如心绞痛发作时间短暂，心肌梗死疼痛持续时间长且不易缓解。②炎症、肿瘤、栓塞或梗死：疼痛呈持续性。

4. 胸痛的诱因与缓解因素　①心绞痛：胸痛因劳累、体力活动或精神紧张等因素诱发，含服硝酸甘油可迅速缓解，但对心肌梗死的胸痛无效。②心脏神经症：在体力活动后胸痛反而减轻。③胸膜炎、自发性气胸：可因深呼吸与咳嗽而胸痛加剧。④胸壁疾病：常于局部压迫或因胸廓活动时胸痛加剧。⑤食管疾病：胸骨后疼痛常于吞咽食物时出现或加剧。⑥反流性食管炎：胸骨后烧灼痛，在服用抗酸剂后减轻或消失。

5. 伴随症状及体征　①伴咳嗽、咳痰：气管、支气管、肺或胸膜疾病。②伴咯血：肺结核、肺炎、肺脓肿、肺梗死或支气管肺癌。③伴呼吸困难：肺部较大面积病变如肺炎链球菌性肺炎、自发性气胸、渗出性胸膜炎，过度换气综合征或其他重症心、肺疾病。④伴吞咽困难：食管疾病。⑤伴面色苍白、大汗、血压下降或休克：急性心肌梗死、主动脉夹层动脉瘤破裂、主动脉窦瘤破裂或大块肺栓塞等严重病变。⑥伴上腔静脉阻塞综合征：纵隔疾病。

【辅助检查】

1. 12 导联心电图检查或监测　12 导联心电图检查如无异常表现，应在 1 ~ 2 小时后复查，或监测异常表现。

2. 胸部 X 线和 CT 检查　对肺栓塞、张力性气胸、主动脉夹层、心脏压塞等可迅速致命的疾病进行鉴别诊断。

【诊断要点】

1. 诊断依据

（1）病史及发病情况　询问有无心血管、呼吸系统疾病等病史，注意胸痛发作的诱因和缓解因素。

（2）临床表现　注意胸痛的性质、持续时间和伴随表现。

（3）体格检查

1）全身体检　注意生命体征的检查，呼吸、血压、氧饱和度监测，皮肤黏膜有无发绀，有无意识障碍。

2）胸部检查　重点是心肺检查。

2. 鉴别诊断 见数字资源。

3. 病情评估 急性胸痛应根据病情的危重程度分为危重症、急症或非急症，并确定胸痛的病因，以便着重考虑是否需要紧急处理。

【治疗要点】

1. 除有明确良性病因，胸痛患者都应尽快转上级医院。

2. 给予吸氧，并建立静脉通道。

3. 明显呼吸困难，有张力性气胸的症状和体征者，立即给予胸腔穿刺排气。

4. 怀疑为心脏原因所致，如生命体征平稳，可使用硝酸甘油来缓解疼痛，首次 0.5mg，舌下含服，3 ~ 5分钟可重复；如无凝血功能障碍，且无过敏史者，可口服阿司匹林 150 ~ 300mg，对阿司匹林过敏者可给予氯吡格雷。

【急救流程】

急性胸痛的急救流程见图 6-7。

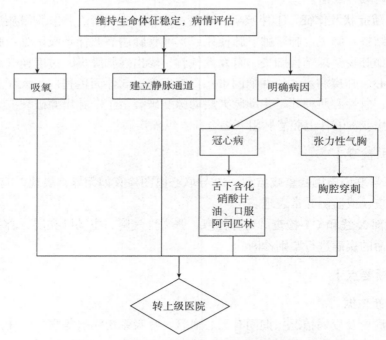

图6-7 急性胸痛的急救流程图

【注意事项】

急性胸痛接诊后关键是要快速识别存在生命危险的病例，给予及时正确地处理，首先立即行心电图及呼吸、血压、氧饱和度监测，给予吸氧，并建立静脉输液通道。

附：临床常见引起急性胸痛的疾病

一、急性冠脉综合征（见第七章第二节）

二、主动脉夹层

【概述】

主动脉夹层是血液进入主动脉中层形成夹层血肿，并沿着主动脉壁延展剥离的危重心血管急症。

【临床表现】

多见于中老年人，80%以上患者有高血压病史，出现突发撕裂样胸、背部剧烈疼痛。一般可表现为主动脉夹层累及分支动脉闭塞，导致脑、肢体、肾脏、腹腔脏器缺血症状：①累及主动脉瓣产生严重反流：出现急性心力衰竭、心脏压塞、低血压和晕厥。②累及冠状动脉：出现心绞痛或心肌梗死。③夹层血肿沿着无名动脉或颈总动脉向上扩展或累及肋间动脉及椎动脉：出现头昏、神志模糊、肢体麻木、偏瘫、截瘫及昏迷。④累及腹主动脉及其分支：出现剧烈腹痛、恶心、呕吐等类似急腹症的表现。⑤夹层血肿压迫食管：出现吞咽障碍，破入食管可引起大呕血。⑥血肿压迫肠系膜上动脉致小肠缺血性坏死：出现便血。⑦累及肾动脉：出现腰痛及血尿，可导致急性肾衰竭或肾性高血压。⑧血肿破入胸腔引起血胸：出现胸痛、呼吸困难或咯血，或伴有出血性休克。

约20%的患者有：①周围动脉搏动消失。②左侧喉返神经受压：出现声带麻痹。③压迫颈胸神经节：出现Horner综合征。④夹层血肿压迫上腔静脉出现上腔静脉综合征。⑤夹层穿透气管和食管：出现咯血和呕血。⑥压迫肺动脉：出现肺栓塞体征。⑦左侧胸腔积液。

【辅助检查】

1.实验室检查　血常规、心肌酶学、心梗五项、血生化、凝血酶系列等检测。

2.心电图检查　主动脉夹层与心肌梗死可通过心电图鉴别，但约20%的急性A型主动脉夹层的心电图可出现心肌缺血或心肌梗死的表现。

3.胸部影像学检查　60%的患者X线检查可发现纵隔或主动脉影增宽。CT检查可发现主动脉双管征。主动脉Doppler可定位内膜裂口，显示真假腔的状态及血流情况，并可显示并发主动脉瓣关闭不全、心包积液及主动脉弓分支动脉的阻塞。

【诊断要点】

1. 病史 80% 以上的患者有高血压病史，年轻时发病多见于遗传性疾病，如马方综合征、Ehlers-Danlos 综合征、Tuner 综合征。有创伤史的患者，如主动脉的钝性创伤、心导管检查、主动脉球囊反搏、主动脉钳夹阻断不恰当操作等均可引起主动脉夹层。部分患者有巨细胞动脉炎病史。

2. 体格检查

（1）全身体检 注意生命体征的检查，呼吸、血压、氧饱和度监测。

（2）胸部检查 重点为肺与心血管检查。

【治疗要点】

1. 急诊处理 对血流动力学稳定者，应控制疼痛和血压，常用吗啡止痛，将血压控制在 100 ~ 120/60 ~ 70mmHg。对呼吸、循环状态不稳者，应立即转上级医院行气管插管、机械通气，如果发生心脏压塞应行急诊开胸手术。

2. 内科治疗 发病 48 小时内多采用静脉给药：①硝普钠：静脉用起效快，降压效果好。②乌拉地尔：为外周和中枢双重作用的抗高血压药，起效较硝普钠慢，但降压效果好，无抑制心率的作用。③ β 受体阻滞剂：是急性期最常用的降压药物，可减弱左室收缩力、降低心率。④钙通道阻滞剂：地尔硫卓和维拉帕米，具有扩张血管和负性肌力作用。

3. 外科治疗 ①人工血管置换术。②介入治疗。

三、自发性食管破裂

【概述】

自发性食管破裂是发生在腹内压骤然升高时的疾病，70% ~ 80% 的患者是在恶心及剧烈呕吐之后，较多见于暴饮暴食后，其次为用力排便、剧烈咳嗽、分娩、癫痫发作及举重物等。某些食管病变，如食管炎、食管贲门失弛缓症、肿瘤等引起食管远端梗阻的病变时，用力吞咽使食管壁的压力突然增加，可导致食管破裂。食管破裂也发生在颅内疾病时或颅脑手术后。

【临床表现】

1. 早期症状 剧烈呕吐后突然出现胸背部、腹部撕裂样剧烈疼痛，可放射至左季肋部、胸背下部或左肩部；疼痛的部位与食管破口的位置有关，食管上段破裂感胸痛、中段破裂感腹痛、下段破裂感腹痛和背痛；吞咽或呼吸时疼痛加重。一般镇痛剂难以缓解。常伴呕血、呼吸急促、脉率增快、血压降低等，病情危重，进展快，因疼痛剧烈、失血等因素可导致休克。

2. 伴随症状 ①空气及内容物自食管破裂处外逸形成纵隔气肿、纵隔炎和纵隔脓肿。②气体经纵隔至面部、颈部和胸部形成皮下气肿。③纵隔胸膜破裂后，继发形成气胸、液气胸、胸腔积液或脓气胸。④严重者可发生脓毒症及脓毒性休克，甚至猝死。

3. 并发症 可发展为多器官功能障碍综合征，以至多脏器功能衰竭而死亡。

【辅助检查】

1. 实验室检查 血常规、心肌酶学、心梗五项、凝血酶系列检查，D-二聚体升高可作为排除指征。

2. 心电图检查 排除急性冠脉综合征。

3. 胸部 X 线或 CT 检查 90% 均有一侧或双侧液气胸或胸腔积液，如未能证实诊断，则可口服水性造影剂，可见造影剂经食管破口进入周围组织或胸膜腔内，肺 CT 血管造影对确定诊断有重要价值。

4. 胸腔穿刺 抽胸水化验淀粉酶增高，常呈酸性，抽取或引流物中含有食物残渣，口服亚甲蓝引流出蓝色胸液即可确诊。

【诊断要点】

1. 病史 注意询问有无暴饮暴食、用力排便、剧烈咳嗽、分娩、癫痫发作及举重物等，以及某些食管病变史。

2. 体格检查
（1）全身体检 注意生命体征、意识状态检查。
（2）胸部检查 重点是心肺检查。

3. 鉴别诊断 ①自发性气胸：常继发于肺部疾病，如肺气肿等；从高气压的环境突然进入低气压的环境，可导致气胸。最早出现的症状为胸痛，深呼吸时加剧，继而有胸闷或呼吸困难。胸部 X 线检查有特异性。②急性心肌梗死：常有高血压或冠心病、心绞痛病史，表现为胸骨后或心前区压榨样剧烈疼痛，向左肩臂部放射，可伴胸闷；心电图、心肌损伤标志物检测对诊断的特异性较高。③肺栓塞：可有手术、长期卧床、下肢静脉血栓或长期服避孕药史，出现胸痛、胸闷、咯血，甚至晕厥。

【治疗要点】

一旦确诊应立即转上级医院行手术治疗，治疗中需注意：①须用甲硝唑充分冲洗胸腔破口。②术后持续胃肠减压。③术后持续胸腔闭式引流。④强有效的抗生素治疗。⑤对症支持治疗。⑥支气管解痉、祛痰及保持呼吸道通畅。⑦防止呼吸性碱中毒、代谢性酸中毒及电解质紊乱。必须严密观察病情变化，尽早发现器官功能障碍，降低死亡率。

【复习题】

胸痛伴上腔静脉阻塞综合征常见于（　　）

A. 纵隔疾病　　　　B. 过度换气综合征　　　　C. 主动脉夹层动脉瘤破裂
D. 肺栓塞　　　　　E. 肺结核

第七节　急性腹痛

【概述】

急性腹痛多起病急，病情重，变化快。老年人常伴有心、肺等多种基础疾病，且对病理变化反应不敏感，常易被延误诊治。婴幼儿抵抗力低，病情进展快，且常因病史不清或发现不及时而延误就诊。此外，慢性消耗性疾病、急性失血患者，以及妊娠妇女也易突发急性腹痛。

【临床表现】

急性腹痛的原因较多，根据腹痛的常见病因及病变性质，将急性腹痛分为7类。

1. 炎症性腹痛

1）临床基本特征　发热、腹痛。

2）查体　腹部压痛或伴腹肌紧张、反跳痛。

2. 胃肠穿孔性腹痛

1）临床基本特征　突发性持续性腹痛。

2）查体　腹膜刺激征、肝浊音界消失、肠鸣音消失。

3. 梗阻性腹痛

1）临床基本特征　阵发性腹痛伴恶心、呕吐、腹胀，停止排气、排便。

2）查体　肠型及蠕动波。

4. 出血性腹痛

1）临床基本特点　腹痛，大便隐血或呕血、黑便、血便，可伴失血性休克的表现。

2）查体　腹部压痛或伴腹肌紧张、反跳痛。

5. 缺血性腹痛

1）临床基本特点　持续腹痛，可伴腹泻、血便。

2）查体　随缺血坏死而出现的腹膜刺激征。

6. 损伤性腹痛

1）临床基本特点　腹痛，有明确的外伤史。

2）查体　腹膜炎或内出血症候群。

7. 功能紊乱性或其他疾病所致腹痛

1）临床基本特点　腹痛无明确定位，精神因素常为诱因，或有全身性疾病史。

2）查体　体征轻，腹软，无固定压痛和反跳痛。

【辅助检查】

1. 实验室检查　血常规、尿常规、大便常规＋隐血＋虫卵、心肌酶、血尿淀粉酶、肝肾功能、凝血酶系列、血沉、肿瘤相关抗原、尿妊娠试验等。

2. 器械检查　腹部 B 超、腹部 X 线和 CT 等检查、消化道内镜检查、选择性肝动脉造影、腹腔穿刺检查等。

【诊断要点】

1. 诊断依据

（1）病史　询问有无消化性溃疡、慢性肝病、胆囊结石、泌尿系统结石、炎症性肠病、伤寒、肠道寄生虫、卵巢囊肿等病史，注意年龄、性别，中、老年人或有冠状动脉硬化、脑血管硬化、周围动脉闭塞疾病、主动脉瘤者易发生慢性肠系膜血管闭塞缺血；育龄期女性注意询问停经史。

（2）体格检查

1）全身体检　生命体征的检查，注意皮肤黏膜有无黄染、皮疹和皮下出血。

2）腹部检查　腹部检查是重点内容，以触诊为主。注意腹部外形，有无皮疹、皮下出血，有无胃肠型和蠕动波；有无压痛、反跳痛及肌紧张，是否触及包块，胆囊点、麦氏点、肾及输尿管压痛点是否有压痛；肝浊音界有无缩小或消失，有无移动性浊音，有无肝肾区叩击痛；肠鸣音是否正常。

3）心、肺检查　急性腹痛患者有时不应忽视急性心肌梗死、下叶肺炎、带状疱疹等病变的可能。

4）直肠检查　对诊断直肠与盆腔内炎性包块、血肿、脓肿、肿瘤、结肠套叠等有重要帮助。

5）妇科检查　感染累及的子宫、附件或宫颈处会有不同程度的触痛，个别子宫直肠凹内有炎性积液的体征；异位妊娠破裂时，在直肠子宫凹陷处诊断性穿刺，可抽出血性液体而确定诊断。

2. 鉴别诊断　根据病史、症状、体征、辅助检查可针对不同类型的腹痛进行鉴别。

3. 病情评估

（1）出现血压降低或休克、急性弥漫性腹膜炎，伴有脉率 >130 次 / 分，体温 ≥ 39℃或体温 ≤ 36℃，烦躁、冷汗等表现，白细胞计数 >20×10⁹/L 或降低，中性粒细胞增多等，提示严重感染。

（2）黄疸伴高热常提示胆道系统严重感染，易发生感染性休克。

（3）有呕吐、腹泻导致脱水，尿量 < 25mL/h，有明显水、电解质紊乱或酸碱平衡失调，血钠 < 130mmol/L，钾 < 3.5mmol/L，CO_2 结合力 < 18mmol/L 或 >32 mmol/L，碱剩余 >4mmol/L，血氧分压 < 60mmHg，氧合指数降低等，易发生 ARDS。

（4）近期腹部手术后出现的急性腹痛，多与手术有关，如出血、吻合口瘘、肠梗阻等，少数如产气性细菌感染、腹腔内暴发性感染、手术后急性胰腺炎或血管栓塞导致的器官梗死等，病情多较重。

【治疗要点】

1. 处理原则　首先要对患者全身及腹部情况进行评估、判断，以便对危重患者做紧急处理，尤其应考虑是否有急诊手术或剖腹探查的指征。如暂不需手术，应在观察过程中把握中转手术的指征。

2. 保守治疗

（1）禁食禁水，必要时胃肠减压。

（2）取半卧位，以缓解腹肌紧张，减轻疼痛，并有利于腹腔液体引流。

（3）营养支持治疗，纠正水、电解质及酸碱失衡。

（4）抗感染治疗，一般给予广谱抗生素，并予抗厌氧菌药物，如甲硝唑、奥硝唑。

（5）对症处理，高热者给予物理降温或解热镇痛剂；腹痛严重者给予解痉镇痛治疗；急性胰腺炎者应用抑制胰液分泌药物；肠梗阻者给予灌肠通便。

（6）危重患者给予重症监测，包括呼吸功能、血气、肝肾功能等。根据血流动力学监测随时调整用药等。留置尿管以监测出入量。对失血或有手术指征的患者应做输血准备。对不能经口进食的患者，给予胃肠道外营养。

3. 诊断明确的腹痛治疗

（1）凡诊断明确，非手术治疗不能遏制病情发展者均应急诊手术，如急性阑尾炎、化脓性梗阻性胆总管炎、化脓性或坏疽性胆囊炎、溃疡病急性穿孔伴有弥漫性腹膜炎、绞窄性肠梗阻、肝癌破裂出血等。

（2）暂时无需手术治疗者，除给予各种积极的治疗外，应根据病情变化随时调整治疗方案，以决定采取中转急诊手术、择期手术或不手术，此类疾病如单纯性急性胆囊炎、空腹情况下消化性溃疡急性穿孔而腹膜炎局限者、单纯性肠梗阻等。

4. 诊断不明确的腹痛治疗

（1）无腹膜炎者一般情况较好，严密观察生命体征，反复检查重要脏器功能情况和腹部体征变化。同时给予输液、抗感染治疗，必要时给予胃肠减压及相关辅助检查。诊断未明确前，慎用吗啡类止痛药，适当选用解痉药；不能排除肠坏死和肠穿孔时，禁用泻药和灌肠。积极纠正水、电解质紊乱。诊断不明应嘱随访，不可让病情较重患者离院，以免延误治疗，出现不良后果。

（2）诊断不明，腹痛不能缓解且持续加重者行剖腹探查手术的指征：

1）弥漫性腹膜炎而病因不明者。

2）腹膜刺激征无好转并恶化或加重者。

3）腹部症状和体征局限，经非手术治疗后范围不断扩大和加重者。

4）腹腔穿刺抽出不凝固血液，伴失血性休克或休克再度出现者。

5）疑有空腔脏器穿孔并无局限趋势，且有明显移动性浊音者。

6）腹膜刺激征不典型，但腹痛、腹胀逐渐加重，体温和白细胞计数上升，脉速、全身反应严重者。

7）疑有脏器绞窄者。

8）腹内病变不明确，伴有感染性休克，尤其逐渐加重者。

【急救流程】

急性腹痛的急救流程见图 6-8。

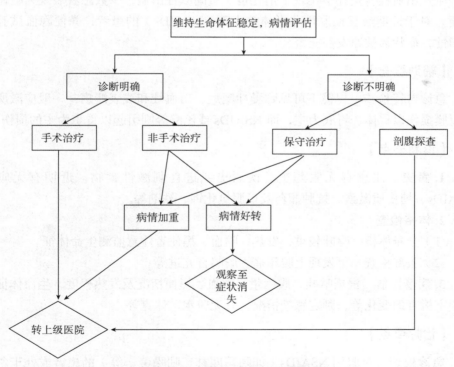

图6-8 急性腹痛的急救流程图

【注意事项】

注意治疗中的动态评价：非手术治疗过程中要严密观察病情变化：①当出

现新的症状、体征，或经其他检查有新证据时，应及时补充或修正原来的诊断。②治疗无效应及时调整方案，如从非手术治疗转为手术治疗等。③注意观察症状、体征及其他化验指标的变化规律，为判断疗效及探讨疗效机制提供依据。

附：临床常见引起急性腹痛的疾病

一、急性胃炎

【概述】

急性胃炎是由多种病因引起的急性胃黏膜炎症。

【临床表现】

急性胃炎多起病迅速，表现为饱胀、疼痛、恶心、呕吐、食欲减退等症状。急性胃肠炎患者还有腹部绞痛、水样便，严重者可伴有发热、脱水，甚至休克。急性糜烂出血性胃炎还会出现上消化道少量间歇性出血，少数患者表现为呕血和黑便。对于近期或长期服用非甾体抗炎药（NSAIDs）的患者，粪便隐血试验可呈阳性，症状易被原发病掩盖。

【辅助检查】

急诊胃镜检查　胃镜下可见弥漫性糜烂、出血灶和浅表溃疡，一般应激所致的胃膜损伤以胃体、胃底为主，而 NSAIDs 或乙醇等则引起以胃窦为主的损伤。

【诊断要点】

1. 病史　注意有无服药史、饮酒史或进食刺激性食物，近期有无应用 NSAIDs、糖皮质激素、抗肿瘤药及口服氯化钾、铁剂等。

2. 体格检查

（1）全身体检　呕吐较重，发热、呕血、黑便者注意监测生命体征。

（2）腹部检查　可发现上腹压痛、肠鸣音亢进等。

3. 病情评估　根据呕吐、腹泻量，呕血、黑便情况及发热程度，生命体征和实验室检查的变化等，判定感染情况，有无脱水、休克等。

【治疗要点】

急诊处理　对服用 NSAIDs（如阿司匹林、吲哚美辛等）的患者或处于急性应激状态的患者，除治疗原发病外，应用质子泵抑制剂、H2 受体拮抗剂抑酸，同时可给予米索前列醇或具有黏膜保护作用的硫糖铝作为预防出血的措施。对已发生上消化道出血者，按上消化道出血治疗原则处理，常规静脉应用质子泵抑制剂或 H2 受体拮抗剂，以促进病变愈合和止血。有明显发热、感染者尚需积极抗感染治疗。

【注意事项】

宜在出血后 24 ~ 48 小时内进行检查，因胃黏膜损伤修复快，错过时机可能无法确诊。

二、消化性溃疡急性穿孔

【概述】

消化性溃疡急性穿孔指胃和十二指肠溃疡活动期，溃疡穿透浆膜层进入游离腹腔，称为游离性穿孔，可形成急性弥漫性腹膜炎。后壁穿孔或穿孔较小者只引起局限性腹膜炎时，称为亚急性穿孔；溃疡穿透浆膜层与邻近器官组织粘连，称为穿透性溃疡，最常穿透的器官为胰腺；部分溃疡穿透空腔器官，如胆总管、结肠，则形成瘘管。穿孔部位多数位于幽门附近的胃和十二指肠前壁，为消化性溃疡最严重的并发症。

【临床表现】

急性穿孔的典型临床表现为突发上腹部剧烈疼痛，呈撕裂或刀割样，并迅速向全腹蔓延，常伴恶心、呕吐、发热，多烦躁不安，面色苍白，四肢湿冷，脉细速。仰卧位时不愿变换体位，腹式呼吸减弱或消失，板状腹，全腹压痛、反跳痛，右上腹压痛明显，叩诊可有移动性浊音，肝浊音界缩小或消失，肠鸣音减弱或消失。

【辅助检查】

1. 血常规　白细胞及中性粒细胞增高。

2. X 线检查　80% 的患者立位腹部 X 线检查发现膈下游离气体影，这是诊断穿孔的重要依据，但无膈下游离气体并不能排除穿孔的存在。

【诊断要点】

1. 病史　既往多有溃疡病史。穿孔前数日腹痛加重，或有情绪波动、过度疲劳等诱因。

2. 体格检查

（1）全身体检　注意生命体征的变化，及有无强迫仰卧位。

（2）腹部检查　注意呼吸运动方式、腹肌紧张度、压痛、反跳痛，肝浊音界有无变化，有无移动性浊音，肠鸣音有无改变。

3. 病情评估　根据急性上腹痛的程度，腹膜刺激征的程度和范围，移动性浊音的出现，肠鸣音减弱或消失的变化，以及有无上消化道出血等情况，评估病情的严重程度，以便立即采取急诊手术等治疗措施。

【治疗要点】

发生消化性溃疡急性穿孔均需转上级医院治疗。

1. 非手术治疗 适用于一般情况好，重要脏器无病变，溃疡病史短，症状和体征轻，空腹穿孔的年轻患者，可给予禁食水、胃肠减压、补液、抑酸及抗生素治疗，对幽门螺杆菌阳性患者，应选用抗幽门螺杆菌的抗生素治疗。经 6 ～ 8 小时治疗后病情加重者，立即给予手术治疗。

2. 手术治疗 包括单纯穿孔缝合术和彻底性手术两类。前者简便易行，手术时间短，风险较小。彻底性手术包括胃大部切除术、十二指肠溃疡穿孔行迷走神经切断加胃窦切除术，或缝合穿孔后行迷走神经切断加胃空肠吻合术，或高选择性迷走神经切断术等。

【注意事项】

部分患者胃肠漏出物沿结肠旁沟向右下腹流动，易误诊为阑尾炎。经非手术治疗痊愈的患者，需行胃镜检查排除胃癌。

三、急性梗阻性化脓性胆管炎

【概述】

急性梗阻性化脓性胆管炎也称急性重症胆管炎。胆管结石与胆道感染为主要病因，此外，肝内、外胆管的炎症性狭窄也是导致本病的常见因素。基本病理改变为胆道的梗阻和感染。

【临床表现】

起病急，右上腹痛，常伴寒战、发热和黄疸，可出现休克和意识障碍，病情进展快。体温达 39 ～ 40℃，呼吸和脉搏增快，有明显的腹膜刺激征，肝脏肿大且有触痛，胆囊肿大，墨菲征阳性。可在数小时内昏迷、死亡。

【辅助检查】

1. 实验室检查

（1）血常规 白细胞计数及中性粒细胞数升高，伴核左移，胞浆内出现中毒性颗粒。

（2）肝功能 血清胆红素、ALT、ALP、GGT 升高。

2. 腹部 B 超、CT 检查 B 超、CT 显示肝大、肝内胆管及胆总管扩张，胆管内结石、虫体及肿瘤的影像。

3. 内镜下逆行胰胆管造影（ERCP）及经皮肝胆管造影（PTC） 可准确地显示梗阻的部位及结石、虫体、肿块等。

【诊断要点】

1. 病史 注意既往有无胆管结石与胆道感染病史。

2. 体格检查

（1）全身体检　注意生命体征的变化，有无强迫仰卧位及有无皮肤黏膜黄疸。

（2）腹部检查　注意有无腹膜刺激征，肝脏、胆囊肿大及触痛的程度等。

3. 病情评估 本病病情变化较迅速，根据生命体征的变化，有无休克和意识障碍，肝肾功能及心功能等情况，评估病情的危重程度，以便立即采取急诊手术等治疗措施。

【治疗要点】

1. 一般治疗 补液以补充血容量，必要时给予血管活性药物，纠正代谢性酸中毒，给予肾上腺皮质激素及预防急性肾衰竭等并发症。给予广谱及抗厌氧菌抗生素治疗。其他治疗包括解痉、止痛、保肝、补充维生素。

2. 手术治疗 转上级医院行胆总管探查 T 形管引流。操作简单，可尽早解除梗阻，迅速减压，使胆汁引流通畅。

3. 中西医结合治疗 采用经内镜胆管引流（ERBD）及内服中药治疗。

【注意事项】

本病病情变化快，注意及时明确诊断，注意观察血压、意识状态、尿量等变化，及时预防和处理休克、急性肾衰竭等危重并发症。

四、急性阑尾炎（见第十章第一节）

五、急性胆囊炎（见第十章第二节）

六、急性胰腺炎（见第十章第三节）

七、急性肠梗阻（见第十章第四节）

八、异位妊娠（见第十三章第一节）

【复习题】

对急性胰腺炎的诊断意义较大的化验指标是（　　）

A. 血常规　　　　　　　B. 大便常规＋隐血　　　　C. 血生化

D. 血、尿淀粉酶　　　　E. 肾功能

第七章　心血管系统急症的处理

扫一扫看课件

第一节　急性左心功能不全

【概述】

　　急性左心功能不全（急性左心衰）是由于心脏解剖结构或功能突发异常，使心排血量急剧降低及肺静脉压突发增高，导致左心衰的症状和体征急性发作和（或）加重的一种综合征。临床主要表现为肺水肿或心源性休克，是最常见的心脏急症之一。

【临床表现】

　　根据肺水肿的发展过程及临床表现分为五期。

　　1. 发病早期　症状往往不典型，表现为呼吸短促，焦虑不安，面色苍白，皮肤湿冷，心率增快等。

　　2. 间质性肺水肿期　出现呼吸困难，呈端坐呼吸，皮肤苍白、发绀，偶见颈静脉充盈怒张，肺部听诊可闻及哮鸣音，部分在双肺底部伴少许湿啰音。

　　3. 肺泡内肺水肿期　呼吸极度困难，频繁咳嗽，典型者咳粉红色泡沫状痰，双肺满布湿啰音和哮鸣音，心率快，同时有舒张期奔马律、发绀等。

　　4. 休克期　严重患者可出现休克表现，极重者出现意识模糊等表现。

　　5. 临终期　出现严重的心律及呼吸紊乱，濒于死亡。

【辅助检查】

　　1.X 线胸片　早期可见上肺静脉充盈、肺门血管影模糊不清等，肺水肿时可见典型蝶形肺门影。

2.漂浮导管血流动力学监测　有利于诊断、鉴别诊断、指导治疗及监测治疗效果。

【诊断要点】

（一）诊断依据

根据典型症状和体征，一般不难做出急性左心功能不全诊断。

1.病史　有高血压、冠心病等病史。

2.临床表现　突发严重的呼吸困难，强迫坐位，面色苍白或发绀，大汗，部分患者可见咯粉红色泡沫痰。

3.体格检查

（1）肺部查体　听诊是双肺布满湿性啰音和哮鸣音。

（2）心脏查体　心尖部第1心音减弱，频率快，出现第3心音或奔马律等。

4.辅助检查　B型脑钠肽（BNP）升高，无肾脏衰竭情况下BNP水平与心衰程度呈正相关。

（二）鉴别诊断

急性呼吸困难应与支气管哮喘鉴别，与肺水肿并存的心源性休克应与其他原因所致休克鉴别。

（三）病情评估

急性心肌梗死时急性左心功能不全的严重程度按Killip分级法分为四级：

Ⅰ级：无明显心力衰竭的症状和体征。

Ⅱ级：有心力衰竭的症状和体征。表现为肺底部湿啰音（50%以下肺野），第3心音及上肺淤血。

Ⅲ级：严重心力衰竭的症状和体征。表现为肺部50%以上肺野湿啰音。

Ⅳ级：表现为心源性休克。

【治疗要点】

1.紧急处理

（1）急救准备　快速开通静脉通道，留置导尿管，有条件者予以心电监护及经皮血氧饱和度监测。

（2）体位　取坐位，双腿下垂，以减少静脉回流。

（3）吸氧　给予高流量吸氧，必要时予以面罩加压给氧，或正压呼吸。

（4）镇静　缓慢静脉注射吗啡3～10mg，必要时每隔15分钟重复给药一次，共 2 ～ 3 次。老年患者应减量或改为皮下、肌内注射。应用时严密观察疗效及呼吸抑制等不良反应。

（5）快速利尿　呋塞米 20 ～ 40mg 静脉给药，视尿量及肺部湿啰音等情况可 4 小时后重复 1 次。本药还有静脉扩张作用，有利于缓解肺淤血。

（6）洋地黄类药　西地兰 0.4 ～ 0.8mg 静脉注射，必要时 2 小时后可酌情使用 0.2 ～ 0.4mg。

（7）氨茶碱　可缓解支气管痉挛，并有一定的正性肌力作用和扩张外周血管作用。建议 0.25g 稀释后静脉推注，10 分钟推完，必要时可 4 ～ 6 小时重复用药。

（8）血管扩张剂　视情况可选择硝普钠、硝酸酯类、α - 受体拮抗剂，应用时需密切监测血压、小剂量缓慢给药。

2. 有条件时的急诊处理

（1）病因治疗　需根据条件及时针对诱因和基本病因治疗。

（2）机械辅助治疗　冠心病急性左心功能不全患者在病情允许的情况下及时转运至有条件的医院，予以主动脉内球囊反搏（IABP）治疗。极危重患者可采用左室辅助装置（LVAD）。

【急救流程】

急性左心衰的急救流程见图 7-1。

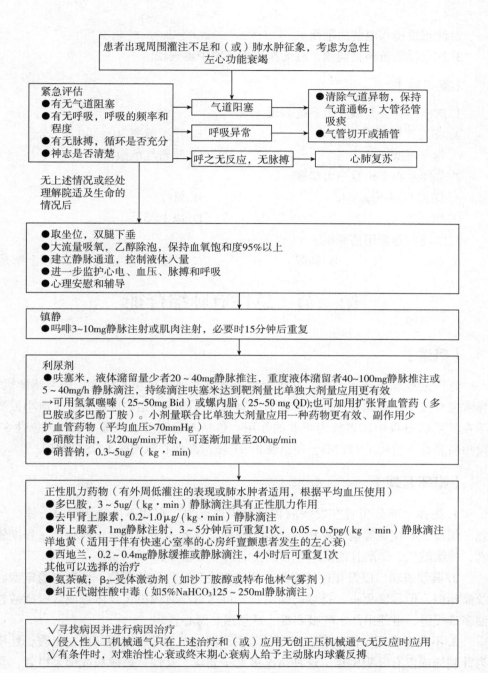

图7-1 急性左心衰的急救流程

【注意事项】

1. 使用吗啡应注意严密观察疗效及呼吸抑制不良反应。

2. 注意维持水电解质平衡。

3. 注意洋地黄药物监测，有无洋地黄药物中毒表现。

【复习题】

1. 急性左心衰典型呼吸系统表现（　　）

A. 突发严重呼吸困难　　　　　　　　　B. 呼吸频率 30 ~ 40 次 / 分

C. 端坐呼吸　　　　　　　　　　　　　D. 咳粉红色泡沫痰

2. 急性左心衰抢救三大步骤

A. 保持双腿下垂坐位　　　　　　　　　B. 氧疗

C. 用药　　　　　　　　　　　　　　　D. 以上都是

3. 急性左心衰用药原则

A. 强心　　　　　　B. 利尿　　　　　　C. 扩血管　　　　　　D. 以上都是

第二节　急性冠脉综合征

【概述】

急性冠脉综合征（ACS）是指冠状动脉粥样硬化斑块不稳定、破裂或糜烂，导致完全或不完全闭塞性血栓形成为主要病理基础的一组临床综合征，血小板激活在其发病过程中起着极为重要的作用。包括不稳定型心绞痛（UA）、急性 ST 段抬高型心肌梗死（STEMI）和急性非 ST 段抬高型心肌梗死（NSTEMI）。

【临床表现】

1. 先兆　部分患者在发病前数日可出现乏力、胸部不适，活动时心悸、气急、烦躁、心绞痛等前驱症状。原有心绞痛发作者表现为发作较前频繁、程度较剧、持续较久、硝酸甘油反应差、诱发因素不明显等。

2. 典型表现　以发作性疼痛为主要临床表现，疼痛的部位、性质与稳定型心绞痛相似，但程度更重、持续时间更长，可达数小时或更长，休息或含服硝酸甘油多难缓解，可伴出汗、呼吸困难、窒息感、恶心。

3. 不典型表现　部分患者疼痛位于左下颌、左颈部、左肩部或左上腹，性质为针刺样或仅有呼吸困难。这种情况多见于老年、女性、糖尿病或痴呆患者，常易被忽视和延误治疗。

4. 重症表现　表现为皮肤湿冷、面色苍白、烦躁不安等，听诊闻及肺部湿啰音、第三心音、心脏杂音、心音分裂、奔马律和心包摩擦音等。

5. 并发症

（1）心律失常　见于 75% ~ 95% 的急性心肌梗死（AMI）患者，多在起病

1 ~ 2 天发生，尤以 24h 内最多见。在各种心律失常中以室性心律失常最多见，特别是室性期前收缩。

（2）低血压、休克 多在起病后数小时至数天内发生，在 AMI 患者发生率约为 20%，因心肌广泛（40% 以上）坏死所致，主要是左心室心肌梗死，也见于右心室梗死。

（3）心力衰竭 多在 AMI 起病最初几天内发生，或在疼痛或休克好转时出现，主要是急性左心衰。

【辅助检查】

1. 心肌损伤标志物 AMI 时可出现心肌坏死标志物升高，增高水平与心肌梗死的范围和预后明显相关。特异性和敏感性高的指标有两项：①肌钙蛋白 I/T（cTnI/T）：起病 3 ~ 4h 后升高，cTnI7 ~ 10 天降至正常，cTnT10 ~ 14 天降至正常。②肌酸激酶同工酶 CK–MB：起病 4h 内增高，3 ~ 4 天恢复正常。

2. 心电图 心电图常有进行性的改变，对 ACS 的诊断、定位、定范围、估计病情变化和预后有帮助。

3. 超声心动图 有助于了解左心室功能、诊断室壁瘤和乳头肌功能失调等。AMI 及严重心肌缺血时可出现室壁节段性运动减退。

4. 其他影像学检查 MRI、放射性核素检查等。

【诊断要点】

（一）诊断标准

1. UA 的诊断要点 根据典型的缺血性胸痛的症状，结合心电图动态改变而无心肌坏死标志物升高，可诊断为 UA。

2. STEMI/NSTEMI 诊断要点 心肌坏死标志物 cTnI/T 或 CK–MB 超过正常值上限，且具有以下至少 1 项心肌缺血的证据可确诊。

（1）典型缺血性胸痛临床症状。

（2）心电图出现新的心肌缺血变化。

（3）心电图有病理性 Q 波。

（4）影像学检查见新的心肌活力丧失或局限性室壁运动异常。

（二）鉴别诊断

ACS 胸痛患者应与稳定型心绞痛、主动脉夹层、急性肺动脉栓塞、急腹症等鉴别。

【治疗要点】

（一）紧急处理

发生疑似 ACS 时应立即停止活动，尽早向有条件开展溶栓治疗和冠脉介入治疗的医院呼救。若无禁忌证者立即嚼服阿司匹林 300mg，继之以 100mg/d 长期服用，并尽快予氯吡格雷初始负荷剂量 300mg 口服，同时，如血压不低应立即舌下含服硝酸甘油，每 5min 重复 1 次，总剂量不超过 1.5mg。

（二）STEMI 的治疗

1. 一般治疗　立即予以吸氧，监测心电图、血压和血氧饱和度。若有严重低氧血症，予以面罩加压给氧或气管插管并机械通气。同时给予镇痛治疗。

2. 再灌注治疗　应在条件允许的情况下尽快转运至有条件的医院，尽早开通梗死相关动脉，可显著降低死亡率、减少并发症和改善预后。

（1）溶栓治疗　具有快速、简便、经济、易操作的特点。

（2）PCI　急性期 PCI 为首选方法。

3. 抗凝治疗　在溶栓治疗后可予普通肝素、低分子肝素抗凝，但需注意出血现象，严密监测 INR。

4. 抗心肌缺血和其他治疗

（1）硝酸酯类　可改善心肌缺血，但患者收缩压低于 90mmHg 或较基础血压降低超过 30%、严重心动过缓（心率小于 50 次 / 分）或心动过速（心率大于 100 次 / 分）、拟诊右心室梗死则禁用。

（2）β 受体阻滞剂　可缩小梗死面积、减少缺血心肌、再梗死及恶性心律失常，对降低死亡率有肯定疗效。无禁忌证者，应在发病后 24h 内常规使用。

（3）ACEI、ARB 治疗　血管紧张素转换酶抑制剂（ACEI）和血管紧张素受体拮抗剂（ARB）可减少心衰的发生，降低死亡率。无禁忌证者，所有患者均应尽早给予 ACEI 长期治疗。如果不能耐受 ACEI，可给予 ARB。

（4）钙拮抗剂（CCB）　可给予地尔硫卓类 CCB，不推荐使用短效二氢吡啶类 CCB。

（5）他汀类药物　除降脂作用外，还有抗炎、改善内皮功能、抑制血小板聚集、稳定斑块等作用。所有无禁忌证的患者入院后均应尽早应用，并将低密度胆固醇水平控制在 2.6mmol/L（100mg/dl）以下。

（6）治疗并发症

（三）NSTEMI/UA 的治疗

除不溶栓外，其他治疗同 STEMI。

【急救流程】

急性冠脉综合征的急救流程见图 7-2。

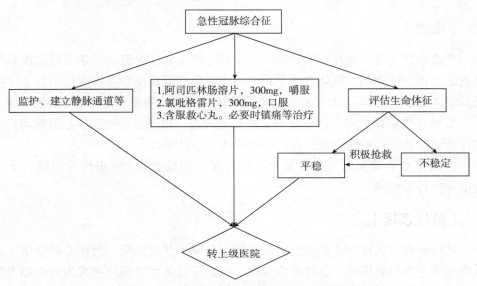

图7-2　急性冠脉综合征的急救流程图

【注意事项】

1. 注意非 ST 段抬高型心肌梗死不能行溶栓治疗。
2. 严密监测生命体征。
3. 使用吗啡治疗时，应严密观察有无呼吸抑制等。
4. 注意有无出血并发症。
5. 严密观察有无心肌梗死并发症。

【复习题】

1. 急性冠脉综合征包括（　　）
A. 不稳定型心绞痛　　　　　　B. 急性心肌梗死
C. 猝死　　　　　　　　　　　D. 以上均是
2. 急性冠脉综合征发作病理生理基础为（　　）
A. 血管狭窄　　　　　　　　　B. 动脉斑块破裂，血栓形成
C. 血管破裂　　　　　　　　　D. 血管痉挛

第三节 严重心律失常

【概述】

严重心律失常，指血流动力学不稳定的心律失常。血流动力学不稳定没有严格的定义但广泛使用，具体含义是指心律失常伴有低血压和组织灌注不足（重要脏器缺血缺氧），如不及时治疗很可能导致休克或心脏骤停。常见临床类型如下。

1. 快速性心律失常 阵发性室上性心动过速；快速心房扑动、心房颤动、房颤伴预激综合征；室性心动过速；心室扑动、心室颤动。

2. 缓慢性心律失常 严重窦性心动过缓、窦性静止/窦房传导阻滞；Ⅱ或Ⅲ度房室传导阻滞。

【临床表现】

晕厥前兆（头昏、头晕、乏力或虚脱、黑蒙）甚至晕厥、急性心肌缺血（心绞痛）或急性心肌梗死、急性心力衰竭、低血压或休克等都应被视为血流动力学不稳定的临床征象。常见表现如下。

1. 冠状动脉供血不足的表现，如胸闷、胸痛、心悸、气促、乏力等。

2. 脑动脉供血不足的表现，如头晕、黑蒙，甚至晕厥。

3. 肾动脉供血不足的表现，如少尿，甚至无尿。

4. 肠系膜动脉供血不足的表现，如腹胀、腹痛、便秘、腹泻，甚至便血，肠鸣音减少。

【辅助检查】

1. 房扑心电图特点 P波消失，代之以规律的锯齿状扑动波，心房率250～350/分，F波与QRS波群成某种固定比例，最常见2:1方式传导，心室率规则或不规则。

2. 房颤心电图特点 窦性P波消失，代之以大小形态及规律不一的f波，频率350～600/分，R-R间期绝对不规则，心室率极不规则，通常在100～160次/分。QRS波形态一般正常，伴有室内差异性传导或原有束支传导阻滞者，QRS波群可宽大畸形。

3. 阵发性室上性心动过速心电图特点 QRS波群形态正常，频率150～250次/分，P波与QRS波群保持恒定关系，但不易分辨。

4. 室性心动过速心电图特点 连续3次或3次以上室性早搏，QRS波形态畸形，时限大于0.12s，有继发性ST-T改变，T波常与QRS波群主波方向相反；一般情况下P波与QRS波群无关，形成房室分离，常见到心室夺获或室性融合波，是诊断室速最重要依据。

5.室扑心电图特点 QRS-T 波群消失，代之以相对规律均匀的正弦波，频率 150 ～ 300/ 分。

6.室颤心电图特点 QRS-T 波群消失，完全无规律的波浪曲线。

7.Ⅲ度房室传导阻滞心电图特点 完全房室分离，P 波与 QRS 波群相互无关系，心房率比心室率快。

【诊断要点】

（一）诊断标准

心电图检查可明确诊断。

（二）鉴别诊断

1.脑血管意外 一般见于中老年人，多有脑血管病的多重高危因素，在安静状态下发病，可出现头晕、局灶性神经功能障碍、意识障碍、肢体活动障碍、颅内高压等表现，查头颅 CT、头颅 MR、脑血管造影可诊断。

2.严重低血糖 可出现心悸、出汗、头晕、黑蒙、乏力，供糖后症状可迅速消失，测得血糖小于 2.8mmol/L。

3.主动脉夹层 可表现为胸闷、胸痛，胸痛程度较剧烈，可伴背胀、腹痛，一般起病即达疼痛高峰，持续无缓解，多有血压高，心动过速，CTA/MRA 可助鉴别。

4.急性肺动脉栓塞 以中老年人多见，多有长期卧床病史，有胸闷、胸痛、呼吸困难，可有咯血，必要时可行 CTPA、血气分析等检查鉴别。有低密度的梗死灶。

（三）病情评估

1. 有无基础心脏病及心血管事件危险因素。
2. 心律失常的诱因。
3. 心律失常的类型、血流动力学是否稳定。
4. 有无严重症状，这些症状是否由心律失常所致。

【治疗要点】

（一）治疗原则

立即终止心律失常，稳定血流动力学；治疗基础疾病和诱发因素，预防复发；改善长期预后，预防心脏性猝死。

1. 房颤 / 房扑处理策略 控制室率、转复 / 维持窦律、抗凝。

（1）心室率的控制 控制快速心室率是所有房颤的最初治疗目标，也是永久性房颤的目标之一。维持适当心室率有两个目的，一是改善症状，二是预防心室功能障碍，包括心动过速性心肌病。药理学方面，一般是先静脉给药以迅速控制快速心室率，后口服维持；联合用药一般是地高辛联合 β－ 受体阻滞剂；注意避免心动过缓。

心室率控制的目标：安静状态时心率 60 ~ 80 次 / 分；中等量活动时心率 90 ~ 115 次 / 分。动态心电图监测至少 18h，平均心室率 <100 次 / 分。

急诊状态下控制房颤心室率的药物，有四类作为一线推荐。一类是钙拮抗剂，代表药物是维拉帕米；一类是 β 受体阻滞剂，代表药物是艾司洛尔、美托洛尔；一类是洋地黄制剂，代表药物是地高辛；一类是Ⅲ类抗心律失常药物，代表药物是胺碘酮。其中地高辛和胺碘酮是合并心衰情况下的首选药物。

（2）转复 / 维持窦律 转复窦律的益处，包括改善症状，改善静息时的心排量，改善运动耐量，可避免长期抗凝，心理上也得益。存在的挑战有：如何转复、转复后窦律的维持、转复过程中可能出现新的心律失常危险、血栓栓塞的危险等。

当房颤成为急性心力衰竭、肺水肿、低血压、心绞痛恶化乃至发生心肌梗死的主要因素，并经即刻药物治疗无效时，以及房颤伴预激，快速心率或血流动力学不稳定时需立即进行电转律；血流动力学稳定的房颤发作可不急行电复律。药物转律一般适于持续性房颤患者，可择期转复窦律的房颤，宜先充分控制心室率，抗凝、防止血栓栓塞。

房颤转复有效的药物主要是胺碘酮、普罗帕酮。

2. 阵发性室上性心动过速治疗要点

（1）心脏正常、血流动力学稳定的阵发性室上性心动过速 首先可以刺激迷走神经，如果无效，可以采用药物治疗的方法。可选择维拉帕米、地尔硫卓、腺苷、普罗帕酮等。

（2）伴明显低血压和严重心功能不全的阵发性室上性心动过速 原则上首选直流电复律或者食道心房调搏。药物选择，可以选去乙酰毛花苷，首剂 0.4mg，缓慢静脉注射，如果正在服用洋地黄则剂量减半。无效者 1 ~ 2 小时后重复一次，24 小时总量不超过 1.2mg。预激综合征伴房颤的患者，禁用去乙酰毛花苷。

（3）伴高血压、心绞痛、交感神经张力亢进的阵发性室上心动过速 首选 β－ 受体阻滞剂，代表药物是美托洛尔和艾司洛尔。

3. 室性心动过速治疗

（1）无器质性心脏病患者非持续性室速且无症状者，无需治疗。持续性室速发作治疗首选胺碘酮。

（2）如用药物无效或患者出现低血压、休克、心绞痛、充血性心力衰竭、脑供血不足时，可同步直流电复律，但洋地黄中毒引起的室性心动过速，不宜用电复律。

4. 室颤治疗 一旦发生立即非同步直流电除颤；同时予胸外心脏按压及人工

呼吸，保持呼吸道通畅，迅速建立静脉通路等。

5. 窦性心动过缓治疗

（1）阿托品：0.5 ~ 1mg 静脉推注。注意：对伴有青光眼患者禁用，前列腺肥大患者、妊娠及哺乳妇女慎用。

（2）异丙肾上腺素：0.5 ~ 5μg/min 静脉泵（滴）入。注意：伴有心绞痛、心肌梗死、甲状腺功能亢进、嗜铬细胞瘤患者禁用。

（3）安置临时（或永久）心脏起搏器。

6. Ⅲ度房室传导阻滞治疗

（1）异丙肾上腺素：0.5 ~ 5μg/min 静脉泵（或滴）入。注意：伴有心绞痛、心肌梗死、甲状腺功能亢进、嗜铬细胞瘤患者禁用。

（2）安置临时（或永久）心脏起搏器。

【急救流程】

严重心律失常的急救流程见图 7-3。

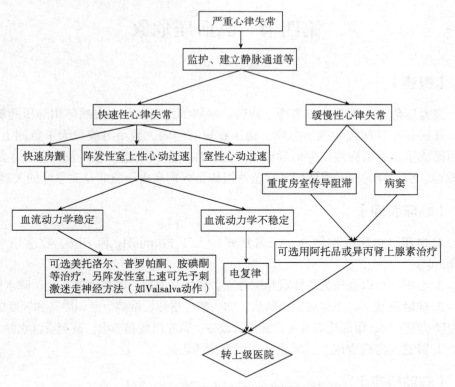

图 7-3　严重心律失常的急救流程图

【注意事项】

1.预激综合征伴有房颤的患者，禁用去乙酰毛花苷。

2.洋地黄中毒引起的室性心动过速，不宜用电复律。

3.阿托品禁用于伴有青光眼的患者，慎用于前列腺肥大患者、妊娠及哺乳妇女。

4.异丙肾上腺素伴有心绞痛、心肌梗死、甲状腺功能亢进、嗜铬细胞瘤的患者禁用。

5.去乙酰毛花苷使用时应注意恶心、呕吐、黄视、绿视等洋地黄中毒表现，与 β 受体阻滞剂联合使用，注意心动过缓等。

【复习题】

1.发生室颤时应该（　　）

A.注射利多卡因　　　　　　　　　B.立即电除颤

C.立即电复律　　　　　　　　　　D.注射胺碘酮

2.胺碘酮最严重的不良反应是（　　）

A.转氨酶升高　　　　　　　　　　B.胃肠道反应

C.甲亢　　　　　　　　　　　　　D.肺纤维化

第四节　高血压危象

【概述】

高血压危象是因紧张、寒冷、疲劳、嗜铬细胞瘤发作、突然停用降压药等诱因，使机体小动脉发生强烈痉挛，血压在短时间内（数小时或数天）急剧上升，从而影响重要脏器血液供应而导致的危急重症。包括高血压急症及亚急症，是否伴随心、脑、肾、视网膜等靶器官急性损伤是区别高血压急症及亚急症的关键。

【临床表现】

1.血压　　血压突然增高，通常舒张压大于 120mmHg 和（或）收缩压大于180mmHg。

2.心脏　　可以表现为急性冠脉综合征、急性高血压心脏损害或心衰、肺水肿。

3.神经系统　　可发生高血压脑病，即头痛、嗜睡、抽搐、意识障碍和轻度的中枢神经功能障碍，眼底检查常见动脉血管改变、眼底出血和渗出，甚至视盘水肿。

4.肾脏　　出现少尿、氮质血症、尿毒症等表现。

【辅助检查】

1.血常规　　可判断有无贫血。

2.尿常规　　肾脏损害者可有蛋白尿和血尿。

3.生化检查　　肾脏损害者可见血肌酐、尿素氮升高。要注意有无血糖升高、有无电解质紊乱等。

4. 胸片　有呼吸困难者，注意有无心脏扩大、肺淤血征象；有胸痛者，注意主动脉形态。

5. 头颅 CT、MRI　有严重头痛、意识障碍者应行头颅 CT、MR 检查。

【诊断要点】

（一）诊断标准

1. 有高血压病史。
2. 有一定的诱因。
3. 血压在短时间内显著升高，舒张压大于 120mmHg（或）收缩压大于 180mmHg。
4. 眼底检查见视网膜出血、渗出及视盘水肿。
5. 伴或不伴心、脑、肾等靶器官损害。

（二）鉴别诊断

应注意与慢性肾炎、肾动脉狭窄、嗜铬细胞瘤、皮质醇增多症等鉴别。

（三）病情评估

首先要区别高血压急诊症和亚急症，其次要注重其较基础血压升高的幅度和速度。

【治疗要点】

（一）治疗原则

应尽快准确评估病情。若是高血压亚急症则密切监测，调整口服降压药、逐渐控制血压。若为高血压急症，则需快速、平稳降压，选用静脉降压药，减轻靶器官损害，同时积极寻找病因。以下主要针对高血压急症的治疗。

（二）降压目标

1. 在 60min 内血压控制目标为平均动脉压降幅不超过治疗前水平的 25%。应降至安全水平。一般控制在近期血压升高值的 2/3 左右。
2. 在达到前述目标后，应放慢降压速度，在后续的 2～6h 内逐渐将血压降至约 160/100mmHg，并根据患者的具体病情适当调整。
3. 若上述血压水平可耐受且病情稳定，在其后的 24～48h 将血压逐步降至正常水平。

（三）常用降压药

应根据不同类型、不同临床情况选择疗效最佳、不良反应最小的降压药单独或联合使用。

1. 急性肺水肿 硝普钠或者硝酸甘油是最佳的选择，必要时静脉注射袢利尿剂。

2. 急性心肌缺血 硝酸甘油或地尔硫卓静脉注射，视情况加用口服 β 阻滞剂和 ACEI 类药物。目标是疼痛消失、舒张压小于 100mmHg。

3. 高血压脑病 选用拉贝洛尔、尼卡地平。

4. 主动脉夹层 拉贝洛尔或者联合使用硝普钠和艾司洛尔。

5. 子痫 首选拉贝洛尔或者尼卡地平。

【急救流程】

高血压危象的急救流程见图 7-4。

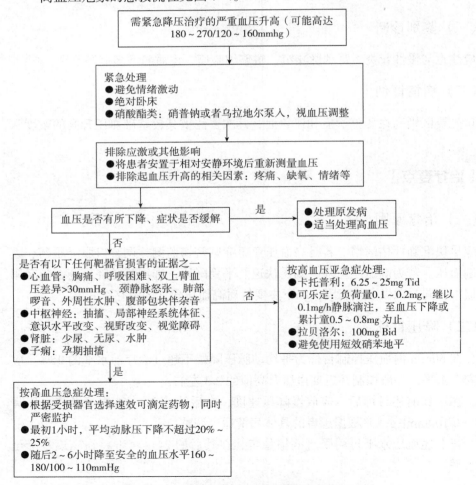

图7-4 高血压危象的急救流程图

【注意事项】

限制活动，密切监测血压情况。

【复习题】

1. 高血压急症首选药物是（　　）

A. 硝普钠　　　　　　　　　　　B. 硝酸甘油

C. 硝苯地平　　　　　　　　　　D. 卡托普利

2. 高血压危象患者血压呈现（　　）

A. 血压高低不稳定　　　　　　　B 收缩压持续升高

C. 舒张压持续升高，脉压小　　　D. 收缩压，舒张压均持续升高

E. 以上均是

3. 高血压危象积极处理的关键（　　）

A. 绝对卧床休息　　　　　　　　B. 降低颅内压

C. 制止抽搐　　　　　　　　　　D. 迅速降低血压治疗

E. 给予氧气吸入

第八章　呼吸系统急症的处理

扫一扫看课件

第一节　重症肺炎

【概述】

重症肺炎目前没有公认的诊断标准，如果肺炎患者需要通气支持、循环支持和加强监护与治疗，可认为是重症肺炎。

【临床表现】

1. 常见症状　发热、咳嗽、咳痰，或原有呼吸道症状加重，并出现脓性痰或血痰，伴或不伴胸痛。病变范围大者可有呼吸困难、呼吸窘迫。

2. 体征　可有呼吸频率增快，鼻翼扇动，发绀；肺实变时有典型的体征，如叩诊浊音、语颤增强和支气管呼吸音等，也可闻及湿性啰音；并发胸腔积液者，患侧胸部叩诊浊音，语颤减弱，呼吸音减弱。

【辅助检查】

1. 血、尿、粪常规

（1）血常规　重点关注白细胞及其分类、红细胞、血红蛋白、红细胞压积及血小板。意义：①了解感染严重程度。②指导液体复苏。其中血小板进行性下降多提示预后不良。

（2）尿常规　重点关注尿 pH、尿比重、白细胞、红细胞、亚硝酸盐和酮体。意义：①除外有无泌尿系感染。②了解酸碱度及尿液浓缩情况以辅助液体治疗。

（3）粪常规　重点关注粪潜血试验。意义：警惕并发消化道出血和胃肠功能衰竭等情况。

2. 生化检查　包括乳酸、肝肾功能、血糖、电解质、白蛋白等检查。其中乳酸 ≥ 4mmol/L 多提示预后不良。

3. 动脉血气分析　重症肺炎患者应第一时间检查并连续多次监测，同时记录标本采集时的吸氧浓度、通气状态。重点关注 pH、PaO_2、$PaCO_2$、BE、HCO_3^-。意义：①维持机体酸碱平衡。②改善缺氧，纠正 CO_2 潴留。③协助机械通气患者呼吸机参数调整。

4. 凝血功能　重症感染可引起弥散性血管内凝血（DIC）的发生，故凝血四项及 D- 二聚体等检查应作为重症肺炎的常规检测。

5. C- 反应蛋白（CRP）　反映机体的急性炎症状态，敏感性高，但对感染及非感染性疾病的鉴别缺乏特异性。

6. PCT　为细菌感染早期的诊断指标，并与感染的严重程度及预后密切相关。

7. 病原学诊断　包括痰涂片及培养、血培养、胸腔积液培养、肺泡灌洗、非典型病原体筛查、呼吸道病毒筛查及肺炎链球菌尿抗原等。

8. 影像学检查　肺炎患者应于入院时常规进行正侧位 X 片检查，对于体位受限及不方便移动的患者可行床旁胸片检查。如条件许可应行胸部 CT 进一步了解肺部情况。对于复查时机，目前国内外并无权威的统一推荐，但对于重症患者，尤其初始治疗无反应甚至加重时，需注意复查影像学并与之前结果进行比较。

【诊断要点】

1. 诊断标准　肺炎的严重性取决于三个主要因素：肺部局部炎症程度，肺部炎症的播散和全身炎症反应程度。目前重症肺炎没有普遍认同的诊断标准。但许多国家制定重症肺炎诊断标准，均注重肺部病变的范围、器官灌注和氧合状态。

若社区获得性肺炎（CAP）符合下列 1 项主要标准或 ≥ 3 项次要标准者可诊断为重症肺炎，需密切观察，积极救治，有条件时收住 ICU 治疗。主要标准：①需要气管插管行机械通气治疗。②脓毒症休克经积极液体复苏后仍需要血管活性药物治疗。次要标准：①呼吸频率 ≥ 30 次 / 分。② $PaO_2/FiO_2 \leq 250mmHg$（1mmHg=0.133kPa）。③多肺叶浸润；④意识障碍和（或）定向障碍。⑤血尿素氮 ≥ 20mg/dl（7.14mmol/L）。⑥收缩压 < 90mmHg，需要积极的液体复苏。

2. 鉴别诊断　①肺结核。②肺癌。③肺血栓栓塞症。④非感染性肺部浸润：需排除非感染性肺部疾病，如间质性肺炎、肺水肿、肺不张和肺血管炎等。

3. 病情评估　目前，用于评估肺炎病情严重程度的评分标准有很多，最常使用的是 CURB-65 评分系统，见表 8-1。

表 8-1　CURB-65 评分

评分系统	预测指标和计算方法	风险分层
CURB-65	共 5 项指标，满足 1 项得 1 分	评估死亡风险
	①意识障碍	0 ~ 1 分　低危
	② BUN>7mmol/L	2 分　中危
	③呼吸频率 ≥ 30 次 / 分	3 ~ 5 分　高危
	④收缩压 < 90mmHg 或舒张压 ≤ 60mmHg	
	⑤年龄 ≥ 65 岁	

【治疗要点】

1. 抗感染治疗　重症肺炎首先应选择广谱的强力抗菌药物，并应足量、联合用药。

2. 糖皮质激素　糖皮质激素能降低合并感染性休克 CAP 患者的病死率。

3. 丙种球蛋白　对病毒感染及免疫缺陷患者有一定疗效。

4. 非药物治疗　监护、氧疗、辅助呼吸、体位引流。

【急救流程】

重症肺炎的急救流程见图 8-1。

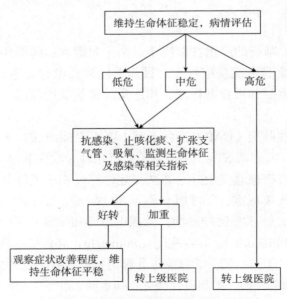

图 8-1　重症肺炎的急救流程图

【注意事项】

选用抗生素需明确患者近期饮酒史、既往病史，避免出现双硫仑样反应或原发病加重，如头孢类、硝基咪唑类抗生素容易引起双硫仑样反应，喹诺酮类可能引起重症肌无力病情加重、QT 间期延长、诱发癫痫等。

【复习题】

1. 单选题

（1）肺炎胸痛放射到上腹部是病变常累及（　　）

A. 患侧肺下叶　　　　　　B. 脏层胸膜　　　　　C. 膈胸膜

D. 纵隔胸膜　　　　　　　E. 肋胸膜

（2）下列哪种细菌性肺炎不出现空洞表现（　　）

A. 肺炎链球菌　　　　　　B. 肺炎克雷伯杆菌　　　C. 大肠杆菌

D. 军团菌　　　　　　　　E. 金黄色葡萄球菌

2. 判断题

（1）乳酸越高，提示肺部感染越严重，死亡率越高（　　）

（2）肺炎患者入院后立即抗感染，再留取病原学标本（　　）

第二节　重症哮喘

【概述】

哮喘是由多种炎症细胞以及相关细胞组分参与的慢性气道炎症性疾病。其临床表现为反复发作的喘息、气急、胸闷或咳嗽等症状，常在夜间及凌晨发作或加重，多数患者可自行缓解或经治疗后缓解，同时伴有可变的气流受限和气道高反应性，随着病程的延长可导致一系列气道结构的改变，即气道重塑。

重症哮喘是指在过去 1 年中 ≥ 50% 时间需要给予大剂量吸入糖皮质激素（ICS）联合长效 β2 受体激动剂（LABA）和（或）白三烯受体拮抗剂（LTRA）/缓释茶碱，或全身激素治疗，才能维持哮喘控制，或即使在上述治疗下仍不能控制的哮喘。与轻度哮喘不同，重症哮喘在目前的标准治疗模式下症状控制不佳。

【临床表现】

1. 重度表现　休息时感气短、端坐呼吸，只能发单字表达，常有焦虑和烦躁，大汗淋漓，呼吸频率 >30 次/分，伴有三凹征，闻及响亮、弥漫的哮鸣音，心率增快，常大于 120 次/分，奇脉，使用支气管舒张剂后呼吸峰值流速（PEF）占预计值 < 60% 或绝对值 < 100L/min，或作用时间 < 2 小时，PaO_2 < 60mmHg，

$PaCO_2 > 45mmHg$，$SaO_2 \leqslant 90\%$，pH 值可降低。

2. 危重表现 患者不能讲话，嗜睡或意识模糊，胸腹矛盾运动，哮鸣音减弱甚至消失，脉率变慢或不规则，严重低氧血症和高碳酸血症，pH 值降低。

【辅助检查】

1. 肺功能测定

（1）肺通气功能测定 确诊哮喘和评估哮喘控制程度的重要依据之一，有条件的单位可进行通气功能检查。

（2）PEF 及变异率 利用简易峰流速仪测定 PEF 日内变异率，有助于不典型哮喘患者的确诊和病情评估。

（3）支气管激发试验 可判断是否存在气道高反应性，对于不典型哮喘患者，可转有条件单位进行支气管激发试验，以帮助确诊哮喘。

（4）支气管舒张试验 可判断气流受限的可逆性，有助于哮喘确诊。

2. 过敏原皮试 通过变应原皮试可证实哮喘患者的变态反应状态，以帮助了解导致个体哮喘发生和加重的危险因素，也可帮助筛选适合特异性免疫治疗方法的患者。

【诊断要点】

1. 诊断标准 2010 年中华医学会呼吸病学分会哮喘学组制订了重症哮喘的诊断标准，满足以下 3 条标准，可诊断为重症哮喘：①按照我国哮喘防治指南中哮喘的诊断标准，确诊为哮喘。②排除患者治疗依从性不良，诱发加重或使哮喘变得难以控制的因素。③按照我国哮喘防治指南，采用第 4 级治疗方案，即使用 2 种以上控制性药物规范治疗，同时管理超过 6 个月，仍不能达到理想控制目标。

2. 鉴别诊断 支气管哮喘应注意与左心功能不全、慢性阻塞性肺疾病、上气道阻塞性病变等常见疾病相鉴别。此外，还应与支气管扩张、变应性肉芽肿性血管炎（CSS）、变应性支气管肺曲霉病（ABPA）等疾病相鉴别。

3. 病情评估 对重症哮喘的评估，至少包括 3 个方面内容：①明确哮喘诊断，即确定所谓的"难治性"哮喘确实是哮喘。②评估混杂因素和合并症。③初步评估哮喘表型，指导选择合适的治疗策略。

（1）明确哮喘诊断 某些疾病常表现出类似哮喘样的症状，如细支气管炎、异物吸入、过度通气综合征、肿瘤所致的中心气道阻塞/压迫、支气管病变/异物（如支气管结核、淀粉样变、类癌、气管狭窄）、慢性阻塞性肺疾病、支气管扩张症、复发性多软骨炎、过敏性肺炎等。因此对于考虑重症哮喘的患者，首先应该对患者的病史进行仔细评估以除外其他疾病，包括进一步行肺功能检查、胸部高分辨率 CT、气管镜等。

（2）评估哮喘难以控制的原因　治疗不充分、治疗依从性差、吸入技术掌握不佳以及存在未去除的诱发哮喘加重的危险因素等，是哮喘难以控制的常见原因。

（3）初步评估哮喘表型　哮喘（特别是重症哮喘）是一种异质性疾病，并非具有相同的临床病程和治疗反应。识别特定表型的特征将有助于哮喘的预后评估，且可能有助于个体化治疗方案的选择。

【治疗要点】

1. 教育和管理　依从性差、吸入药物使用不正确是哮喘难以控制的重要因素，教育的目的是提高患者依从性，使患者遵照哮喘行动计划规范用药，掌握正确的吸药技术，并自我监测病情。

2. 去除诱发因素和治疗合并症　过敏原持续暴露、社会心理因素及合并症的存在是哮喘难以控制的重要因素。治疗重症哮喘，首先要识别诱发因素，并避免接触各种过敏原及各种触发因素。对于存在心理因素、严重鼻窦炎、胃食管反流、阻塞性睡眠呼吸暂停低通气综合征等合并症者，应给予积极有效的治疗。

3. 药物治疗　可用于重症哮喘治疗的药物包括 ICS、口服激素、LABA、LTRA、缓释茶碱和 LAMA 等。重症哮喘常常需要同时用大剂量 ICS 和口服激素，如每日二丙酸倍氯米松 >1000ug（CFC）或 >400ug（HFA）、布地奈德 >800ug 或氟替卡松 >500ug。对于大剂量 ICS 维持治疗再联合其他控制药物仍未控制者，或反复急性加重需要口服激素的患者，建议加用口服激素作为维持用药，推荐初始剂量：泼尼松（龙）片每日 30 ～ 40mg，当哮喘症状控制并维持一段时间后，逐渐减少口服激素剂量，并确定最低维持剂量（一般 ≤ 10mg/d），长期口服治疗。LABA、LTRA、茶碱以及 LAMA 都需要与 ICS 联合使用。

【急救流程】

重症哮喘的急救流程见图 8-2。

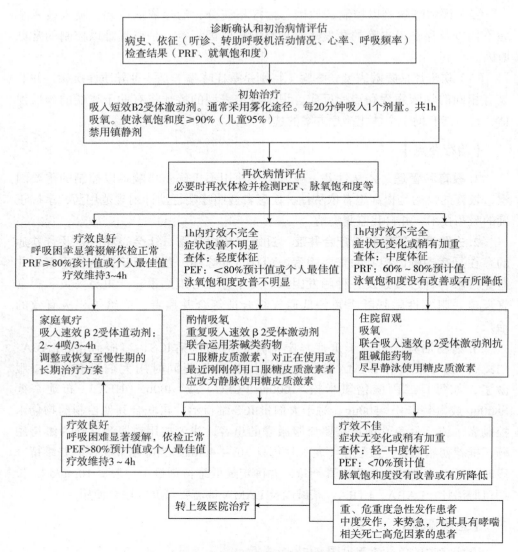

图8-2 重症哮喘的急救流程图

【注意事项】

1. 哮喘长期治疗的目标是达到并维持症状控制；维持正常的活动水平，包括运动；尽可能维持肺功能接近正常；防止哮喘急性发作；防止哮喘药物治疗的不良反应；避免哮喘死亡。

2. 重症哮喘的治疗仍然以最佳剂量的口服激素及大剂量ICS为主联合LABA、LTRA 缓释茶碱等药物进行控制。

3. 哮喘大发作时，病因未明禁用吗啡及镇静剂。

4. 中度发作，来势急，尤其具有哮喘相关死亡高危因素者；初次病情评估时病情属重度和危重度急性发作者，均须经急救处理，待病情稍稳定即可进行转院。转院途中应保证氧供，建立静脉通道，做好气管插管等急救准备。

【复习题】

一、单项选择题

1. 以下哪项不属于哮喘的常见临床表现（　　）

A. 喘息　　　　　　　　　B. 气急　　　　　　　　C. 胸闷

D. 胸痛　　　　　　　　　E. 咳嗽

2. 重症哮喘是指在过去 1 年中（　　）时间需要给予大剂量 ICS 联合 LABA 和（或）LTRA/ 缓释茶碱，才能维持或仍不能控制。

A. ≥ 40%　　　　　　　　B. ≥ 50%　　　　　　　C. ≥ 60%

D. ≥ 70%　　　　　　　　E. ≥ 80%

3. 以下哪项可判断气流受限的可逆性（　　）

A. 肺通气功能测定　　　　B.PEF 及变异率　　　　C. 支气管激发试验

D. 残气容积　　　　　　　E. 支气管舒张试验

4. 以下哪项可判断是否存在气道高反应性（　　）

A. 肺通气功能测定　　　　B. PEF 及变异率　　　　C. 支气管激发试验

D. 残气容积　　　　　　　E. 支气管舒张试验

5. 以下药物中，不属于治疗重度支气管哮喘的是（　　）

A. 茶碱类　　　　　　　　B. β_2 受体激动剂　　　C. 抗胆碱能类

D. 糖皮质激素　　　　　　E. 抗过敏类

6. 诊断支气管哮喘的主要依据（　　）

A. 血嗜酸性粒细胞增高

B. 有阻塞性通气功能障碍

C. 反复发作的呼吸困难伴有哮鸣音

D. 血清特异性 IgE 升高

E. 胸片提示过度充气征

7. 以下不属于重症哮喘临床表现的是（　　）

A. 呼吸困难，胸腹矛盾运动，三凹征

B. 呼吸困难，端坐呼吸，大汗淋漓

C. 呼吸频率 >30 次 / 分

D. 心率增快 >110 次 / 分，常有交替脉

E. 心率增快 >120 次 / 分，常有奇脉

8. 具有抗炎、抗过敏和拟肾上腺素类药物的双重作用（　　）

A. 糖皮质激素　　　　　　B. 异丙肾上腺素　　　　C. 氨茶碱

D. 色甘酸钠　　　　　　　E. 沙丁胺醇

9. 心源性哮喘与支气管哮喘的不同点在于（　　）

A. 慢性、阵发性、季节性发作史　　　　B. 呼气性呼吸困难

C. 肺部听诊哮鸣音　　　　　　　　　　D. 心脏无特殊体征

E. 咳粉红色泡沫痰

10. 对于支气管哮喘有诊断意义的检查是（　　）

A. 肺功能呈阻塞性通气功能障碍

B. 支气管舒张试验阳性

C. 弥散功能减低

D. 痰中找到嗜酸性粒细胞

E. 血 IgE 及嗜酸细胞阳离子蛋白增加

二、判断题

1. 哮喘大发作时，病因未明可用吗啡及镇静剂（　　）

2. 重症哮喘的治疗仍然依靠最佳剂量的口服激素以及大剂量 ICS 联合 LABA、LTRA 缓释茶碱等控制药物（　　）

3. 抗感染药物治疗可根治哮喘（　　）

4. 关于哮喘的治疗包括教育和管理，去除诱发因素和治疗合并症，药物治疗等（　　）

5. 重症哮喘是指在过去 2 年中 ≥ 50% 时间需要给予大剂量 ICS 联合 LABA 和（或）LTRA/ 缓释茶碱，才能维持或仍不能控制（　　）

第三节　慢性阻塞性肺疾病急性加重期

【概述】

慢性阻塞性肺疾病简称慢阻肺（COPD），是一种常见的、可以预防和治疗的疾病，其特征是持续存在的呼吸系统症状和气流受限。本病病因与慢性支气管炎相似，是多种环境因素与机体自身因素长期相互作用的结果，如吸烟、职业粉尘和化学物质、空气污染及感染因素等。慢阻肺根据临床表现分为稳定期和急性加重期，急性加重期是指咳嗽、咳痰、呼吸困难比平时加重，或痰量增多，或咳黄痰。

【临床表现】

1. 症状　起病缓慢，病程较长，早期可以没有自觉症状。

（1）慢性咳嗽　随病程发展可终身不愈。常晨间咳嗽明显，夜间有阵咳或排痰。

（2）咳痰　一般为白色黏痰，急性加重期痰量增多，可有脓性痰。

（3）气短或呼吸困难　活动后易出现，逐渐加重，是慢阻肺的标志性症状。

（4）喘息和胸闷　重度患者及急性加重期患者容易出现。

（5）其他　晚期患者体重下降，食欲减退，精神抑郁。

2.体征　桶状胸（胸廓前后径增大，肋间隙增宽，剑突下胸骨下角增宽），呼吸浅快，严重者有缩唇呼吸，双肺叩诊过清音，双肺呼吸音减弱，呼气期延长，部分患者可闻及干湿性啰音。

【辅助检查】

1.肺功能检查　对诊断慢阻肺有重要意义，是判断持续气流受限的主要客观指标。吸入支气管扩张剂后，1秒用力呼气量/用力肺活量（FEV1/FVC）＜70%可确定为持续气流受限。

2.胸部X线检查　对诊断慢阻肺特异性不高，主要表现为肺纹理增粗、紊乱，以及肺气肿征象（肺野透亮度增高，膈肌低平）。

3.胸部CT　可见小叶中心型或全小叶型肺气肿以及肺大疱表现。

4.血气分析　严重者可有低氧血症、高碳酸血症、酸碱平衡失调等。

5.其他　外周血白细胞计数增高，痰培养可能查出病原菌。

【诊断要点】

1.诊断标准

（1）有吸烟、职业粉尘等高危因素。

（2）慢性咳嗽、咳痰、进行性气短及呼吸困难等典型症状。

（3）肺功能检查吸入扩张剂后，FEV1/FVC＜70%。

（4）排除其他已知病因引起的气流受限疾病。

2.鉴别诊断　与哮喘、支气管扩张、肺结核、肺癌、特发性肺纤维化、冠心病、高血压心脏病、心脏瓣膜疾病等鉴别。

3.病情评估　慢性阻塞性肺疾病急性加重期根据临床征象分为3级：

Ⅰ级：无呼吸衰竭，呼吸频率20～30次/分，无呼吸肌群辅助呼吸，无意识改变，低氧血症通过鼻导管吸氧或面罩28%～35%浓度吸氧而改善，无高碳酸血症。

Ⅱ级：有呼吸衰竭，呼吸频率>30次/分，有呼吸肌群辅助呼吸，无意识改变，低氧血症通过鼻导管吸氧或面罩28%～35%浓度吸氧而改善，有高碳酸血症，$PaCO_2$增加到50～60mmHg。

Ⅲ级：有呼吸衰竭，呼吸频率>30次/分，有呼吸肌群辅助呼吸，有意识改变，低氧血症不能通过鼻导管吸氧或文丘里面罩>40%浓度吸氧而改善，有高碳酸血症，$PaCO_2$>60mmHg，或存在酸中毒（pH ≤ 7.25）。

【治疗要点】

1.支气管扩张剂　β_2受体激动剂（沙丁胺醇、沙美特罗）、抗胆碱药（异丙托溴铵、噻托溴铵）、茶碱类药物。

2. 低流量吸氧　通过鼻导管吸氧或文丘里面罩 28% ~ 35% 浓度吸氧，避免高流量吸氧引起二氧化碳潴留。

3. 抗生素　依据患者选择适当抗生素。

4. 糖皮质激素　泼尼松龙 30 ~ 40mg/d，也可静脉给予甲泼尼龙 40 ~ 80mg/d，连续 5 ~ 7 天。

5. 其他治疗　止咳、化痰及营养支持治疗。

6. 转院治疗　如不缓解或重度患者，立即转往上级医院。

【急救流程】

慢性阻塞性肺疾病急性加重期的急救流程见图 8-3。

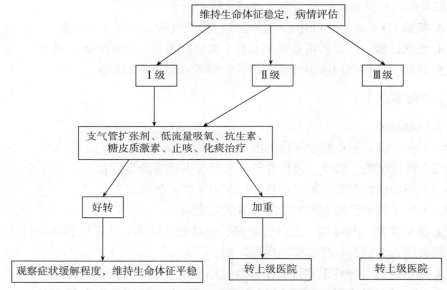

图8-3　慢性阻塞性肺疾病急性加重期的急救流程图

【注意事项】

镇静剂应慎用，避免引起呼吸抑制导致病情加重，选用抗生素需明确患者近期饮酒史，避免发生双硫仑样反应。

【复习题】

一、单选题

1. 以下哪项不属于 COPD 的临床症状（　　）

A. 慢性咳嗽　　　　　B. 咳痰　　　　　　C. 呼吸顺畅　　　　　D. 喘息

2. 以下哪项不属于 COPD 的病史特征（　　）

A. 无家族史 B. 吸烟史

C. 环境有害物质接触史 D. 慢性肺源性心脏病史

3. 以下哪项不属于 COPD 的胸部 X 线检查显示（　　）

A. 肺大小正常 B. 肺容积增大

C. 胸腔前后径增长 D. 肋骨走向变平

二、判断题

1. COPD 的预防主要措施是戒烟（　　）

2. 肺气肿的基本类型为全小叶型肺气肿（　　）

第四节 支气管扩张伴咯血

【概述】

支气管扩张症是各种原因引起的支气管树的病理性、永久性扩张，导致反复发生化脓性感染的气道慢性炎症，临床表现为持续或反复性咳嗽、咳痰，有时伴有咯血，可导致呼吸功能障碍及慢性肺源性心脏病。支气管扩张症可分为先天性与继发性两种。支气管先天发育不全，较少见。继发性支气管扩张，其具体机制包括：①气道防御功能低下。②感染和气道炎症恶性循环导致支气管扩张。

【临床表现】

1. 症状 反复咳嗽、咳脓痰、咯血是支气管扩张症的典型表现。其中咳嗽是支气管扩张症最常见的症状（>90%），且多伴有咳痰（75% ~ 100%），痰液可为黏液性、黏液脓性或脓性。收集痰液并与玻璃瓶中静置后可出现分层现象，即上层为泡沫，下悬脓性成分，中层为混浊黏液，最下层为坏死沉淀组织。半数患者可出现不同程度的咯血，多与感染相关。咯血可从痰中带血至大量咯血，咯血量与病情严重程度、病变范围并不完全一致。

2. 体征 听诊闻及固定性湿性啰音是支气管扩张症的特征性表现，有些病例可见杵状指（趾）。部分患者可出现发绀。晚期合并肺心病患者可出现右心衰竭的体征。

【辅助检查】

主要包括影像学检查、实验室检查、肺功能检查等。

1. 胸部高分辨率 CT 扫描 可确诊支气管扩张症。支气管扩张症的高分辨率CT 主要表现为支气管内径与其伴行动脉直径比例的变化，正常值为 0.62±0.13。此外还可见到支气管呈柱状及囊状改变，气道壁增厚（支气管内径＜80%外径）、黏液阻塞、树枝发芽征及马赛克征。根据 CT 所见支气管扩张症可分为 4 型，即柱状型、囊状型、静脉曲张型及混合型。

2. 微生物学检查 支气管扩张症患者均应行下呼吸道微生物学检查，明确病原学，对抗菌药物的选择具有重要的指导意义。

3. 支气管镜检查 支气管扩张症患者不需要常规行支气管镜检查。以单叶病变为主的儿童支气管扩张症及成人病变局限者可行支气管镜检查，除外异物堵塞；多次痰培养阴性或治疗反应不佳者，可经支气管镜保护性毛刷或支气管肺泡灌洗获取下呼吸道分泌物。

4. 肺功能检查 对所有患者均建议行肺通气功能检查，至少每年复查1次。

【诊断要点】

1. 诊断 根据反复咳脓痰、咯血病史和既往有诱发支气管扩张的呼吸道感染病史，高分辨CT显示支气管扩张的异常影像学改变，即可明确诊断为支气管扩张。诊断支气管扩张后还需进一步仔细询问既往病史、评估上呼吸道症状、根据病情完善相关检查以明确病因诊断。

2. 鉴别诊断 需鉴别的疾病主要有COPD、肺结核、慢性肺脓肿、支气管肺癌等。

【治疗要点】

支气管扩张症患者生活质量明显下降，其治疗目的包括：确定并治疗潜存病因以阻止疾病进展，维持或改善肺功能，减少急性加重，减少日间症状和急性加重次数，改善患者的生活质量。

1. 物理治疗 物理治疗可促进呼吸道分泌物排出，提高通气的有效性，维持或改善运动耐力，缓解气短、胸痛症状。常用的排痰技术有：①体位引流。②震动拍击。③主动呼吸训练。④辅助排痰技术。

患者可根据自身情况选择单独或联合应用上述排痰技术，每日1~2次，每次持续时间不应超过20~30分钟，急性加重期可酌情调整持续时间和频度。

2. 控制感染 支气管扩张症患者出现急性加重合并症状恶化，即咳嗽、痰量增加或性质改变、脓痰增加和（或）喘息、气急、咯血、发热等全身症状时，应考虑应用抗菌药物治疗。仅有黏液脓性或脓性痰液或仅痰培养阳性不是应用抗菌药物的指征。

急性加重期开始抗菌药物治疗前应送痰培养，在等待培养结果时即应开始经验性抗菌药物治疗。急性加重期抗菌药物治疗的最佳疗程尚不确定，建议所有急性加重患者治疗疗程均应为14天左右。

3. 咯血的治疗

（1）大咯血的紧急处理 大咯血是支气管扩张症致命的并发症，一次咯血量超过100mL或24h咯血量超过600mL为大咯血，严重时可导致窒息。预防咯血窒息应视为大咯血治疗的首要措施，大咯血时首先应保证气道通畅，改善氧合状态，稳定血流动力学状态。

（2）药物治疗　①垂体后叶素。②促凝血药。③其他药物：如普鲁卡因、酚妥拉明。

（3）介入治疗或外科手术治疗　支气管动脉栓塞术和（或）手术是大咯血的一线治疗方法。

4. 手术　反复大咯血用上述方法无效、对侧肺无活动性病变且肺功能储备尚佳又无禁忌证者，可在明确出血部位的情况下考虑肺切除术。适合肺段切除的人数极少，绝大部分要行肺叶切除。

【**急救流程**】

支气管扩张伴咯血的急救流程见图 8-4。

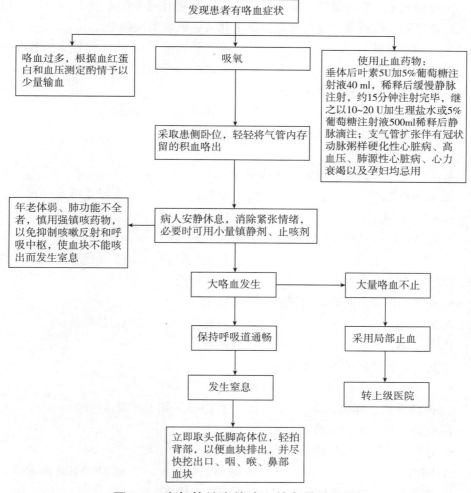

图8-4　支气管扩张伴咯血的急救流程图

【注意事项】

大咯血时尽量避免使用强镇咳药物，以免抑制咳嗽反射和呼吸中枢，使血块不能咳出而发生窒息。

【复习题】

一、单选题

1. 支气管扩张的典型临床表现为（　　）

A. 慢性咳嗽、痰中带血，伴胸痛、杵状指，病变部位可有湿啰音

B. 慢性咳嗽、痰中带血，伴胸痛、杵状指，病变部位可有湿啰音

C. 慢性咳嗽、咳大量脓血痰，反复高热，病变部位可有湿啰音

D. 慢性咳嗽、咳大量脓痰，或反复咯血，病变部位湿啰音

E. 慢性咳嗽，常伴低热、盗汗、咯血，上肺可有湿啰音

2. 支气管 – 肺感染和支气管阻塞是主要发病因素的疾病是（　　）

A. 支气管扩张症　　　　　　B. 支气管肺癌　　　　C. 慢性支气管炎

D. 支气管哮喘　　　　　　　E. 阻塞性肺气肿

3. 支气管扩张患者的典型痰液为（　　）

A. 大量白色泡沫状痰　　　　B. 大量脓性痰，有分层

C. 大量粉红色泡沫痰　　　　D. 大量乳状痰

E. 大量白色黏液样痰

4. 干性支气管扩张症的主要症状是（　　）

A. 反复咳嗽　　　　　　　　B. 大量脓痰　　　　　C. 反复咯血

D. 营养不良　　　　　　　　E. 肌肉酸痛

5. 较常出现杵状指（趾）的呼吸系统疾病是（　　）

A. 慢性支气管炎　　　　　　B. 急性支气管炎　　　C. 支气管哮喘

D. 支气管扩张症　　　　　　E. 支原体肺炎

6. 支气管扩张合并咯血时哪种药物需慎用（　　）

A. 止血药　　　　　　　　　B. 镇静药　　　　　　C. 祛痰药

D. 抗生素　　　　　　　　　E. 强镇咳药

7. 支气管扩张症的治疗主要是（　　）

A. 手术　　　　　　　　　　B. 锻炼

C. 控制感染、体位引流　　　D. 治疗鼻窦炎和上呼吸道感染

E. 预防应用气管炎菌苗

8. 对支气管扩张最有确诊价值的检查是（　　）

A. 胸透　　　　　　　　　　B. 胸部正侧位片　　　C. 肺动脉造影术

D. 支气管造影术　　　　　　E. 胸部 CT 检查

9. 哪种胸部 X 线检查改变符合支气管扩张症（　　）

A. 大片状阴影呈肺叶或肺段分布　B. 大片状阴影内有空洞或液平

C. 有空洞形成，其壁较厚，内壁凹凸不平

D. 两肺纹理增粗呈卷发样或蜂窝样改变

E. 有空洞形成，同侧或对侧有小片状阴影

10. 支气管扩张患者大咯血首选止血药物是（　　）

A. 垂体后叶素　　　　　　B. 普鲁卡因　　　　C. 止血敏

D. 云南白药　　　　　　　E. 安络血

二、判断题

支气管扩张咯血时，若患者咳嗽明显，可以使用强镇咳药物治疗（　　）

第五节　急性呼吸衰竭

【概述】

呼吸衰竭是指各种原因引起的肺通气和（或）换气功能严重障碍，静息状态下亦不能维持足够的气体交换，导致低氧血症伴（或不伴）高碳酸血症，进而引起一系列病理生理改变和相应临床表现的综合征。其临床表现缺乏特异性，明确诊断有赖于动脉血气分析，在海平面、静息状态、呼吸空气条件下，动脉血氧分压（PaO_2）< 60mmHg，伴或不伴二氧化碳分压（$PaCO_2$）>50mmHg，可诊断为呼吸衰竭。

【临床表现】

1. 呼吸困难　是呼吸衰竭最早出现的症状。较早可表现为呼吸频率加快，病情加重可出现呼吸困难，辅助呼吸肌机活动加强，可出现三凹征。中枢性因素导致的呼吸衰竭，表现为呼吸节律改变，如潮式呼吸、比奥呼吸等。

2. 发绀　是缺氧的典型表现，当动脉血氧饱和度低于90%时可在口唇、指等处出现发绀，发绀程度与还原型血红蛋白含量相关，还受皮肤色素和心功能影响。

3. 精神神经症状　急性缺氧可出现精神错乱、躁狂、昏迷、抽搐等症状。如合并二氧化碳潴留，可出现嗜睡、淡漠、扑翼样震颤，甚至呼吸骤停。

4. 循环系统表现　多数患者有心动过速，严重低氧血症、酸中毒可导致心肌损害，亦可引起周围循环衰竭，血压下降、心律失常、心搏停止等。

5. 消化和泌尿系统表现　严重呼吸衰竭对肝肾功能都有影响，可出现转氨酶与血尿素氮升高等。因胃肠道黏膜屏障功能受损，导致胃肠道黏膜充血水肿，糜烂出血或发生应激性溃疡，引起上消化道出血。

【辅助检查】

1. 动脉血气分析　对于判断呼吸衰竭及酸碱失衡的严重程度及指导治疗均具有重要意义。

2. 肺功能检查　呼吸肌功能测试可以提示呼吸肌无力的原因和严重程度。

3. 胸部影像学检查　包括胸部 X 线片、胸部 CT 和放射性核素扫描 / 灌注扫描、肺血管造影剂超声检查等。

4. 纤维支气管镜检查　对于确诊气道疾病和获取病理学证据具有重要意义。

【诊断要点】

1. 诊断标准

（1）有心、肺、胸廓、神经肌肉基础疾病病史。

（2）有呼吸困难表现，可伴发绀、精神神经系统症状等。

（3）标准情况下动脉血气分析，氧分压（PaO_2）< 60mmHg，伴或不伴二氧化碳分压（$PaCO_2$）>50mmHg。

2. 鉴别诊断　可引起呼吸困难的非呼吸衰竭的疾病。

【治疗要点】

1. 保持呼吸道通畅。

2. 氧疗。

3. 增加通气量，改善 CO_2 潴留，必要时给予机械通气治疗。

4. 病因治疗。

5. 一般支持疗法。

6. 其他重要脏器功能的监测与支持。

【急救流程】

急性呼吸衰竭的急救流程见图 8-5。

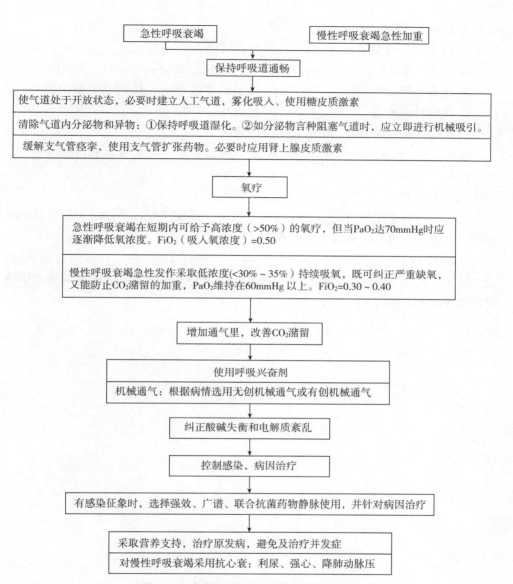

图8-5　急性呼吸衰竭的急救流程图

【注意事项】

1. 呼吸性酸中毒治疗慎用补充碳酸氢钠溶液。

2. 积极寻找原发病并尽快解决原发病问题。

【复习题】

一、单选题

1. Ⅱ型呼吸衰竭根据以下何种分类（　　）

A. 病理生理　　　　　　B. 病因　　　　　　C. 起病缓急

D. 按血气分析结果　　　E. 是否代偿

2. 动脉血气分析：pH=7.46，$PaCO_2$=32mmHg，BE=-3mmol/L，提示（　　）

A. 正常范围　　　　　　B. 呼吸碱中毒　　　C. 呼吸性酸中毒

D. 代谢性碱中毒　　　　E. 代谢性酸中毒

3. Ⅱ型呼吸衰竭患者，最适宜的氧流量为（　　）

A. 1 ～ 2L/min　　　　　B. 4 ～ 5L/min　　　C. 5 ～ 6L/min

D. 6 ～ 7L/min　　　　　E. >8L/min

二、判断题

1. 慢性呼吸衰竭急性加重会伴有明显咳嗽、咳痰症状，治疗时为了减轻咳嗽症状，推荐使用可待因等强效镇咳药物（　　）

2. 患者 59 岁，女，肺心病，呼吸衰竭，心率 154 次 / 分，有多发房性早搏，血气分析，PaO_2 55mmHg，$PaCO_2$ 75mmHg，pH7.2，最紧急纠正心律失常的措施是使用 5% 碳酸氢钠（　　）

第九章　神经系统急症的处理

扫一扫 看课件

急性脑血管疾病包括急性缺血性脑血管病和急性出血性脑血管病，前者包括短暂性脑缺血发作、脑梗死，后者包括脑出血、蛛网膜下腔出血。

第一节　急性缺血性脑血管疾病

急性缺血性脑血管疾病

【概述】

急性缺血性脑血管疾病包括短暂性脑缺血发作、脑梗死。脑梗死是指脑血管由于各种原因引起相应血管的闭塞，并由此产生血管供应区脑功能损害和神经症状的一群临床综合征。脑梗死根据病因不同可分为：①脑血栓形成：由于动脉粥样硬化、动脉炎等所引起的动脉管腔狭窄，进而出现血管闭塞所致的神经功能缺失。②脑栓塞：由循环系统内部如心脏、动脉粥样硬化斑块脱落及空气、脂肪、羊水等而致脑供应血管的阻塞。③腔隙性脑梗死：大脑半球或脑干深部的小穿动脉，在长期高血压基础上，血管壁发生病变，最终管腔闭塞，导致腔隙性脑梗死。

【临床表现】

1.起病　本病往往急性起病，渐进加重，或骤然起病，病情发展迅速，甚至昏迷。

2.诱因　发病多为 40 岁以上中老年人，发病前多有酗酒、恼怒、劳累、受凉等诱因。

3. 症状 可见偏身麻木或瘫痪，偏身感觉异常，偏盲，构音障碍，吞咽困难、眩晕、呕吐等。当发生基底动脉血栓或大面积脑梗死时，可出现意识障碍，甚至危及生命。

4. 分期 急性期是指发病 2 周以内，神昏者可延长至发病 4 周。恢复期是指发病 2 周至 6 个月。后遗症期至发病 6 个月以后者。

5. 分类 可分为大脑前动脉闭塞、大脑中动脉闭塞、颈内动脉闭塞、大脑后动脉闭塞、基底动脉闭塞、大面积脑梗死引起的急性缺血性脑血管病。

【辅助检查】

1. 头颅 CT 可发现低密度改变，有助于鉴别是出血性还是缺血性脑血管疾病，但在发病 24 小时之内 CT 梗死病灶异常改变不明显。

2. 头颅 MRI 敏感性较高，尤其是弥散 MRI 技术使临床在超早期发现脑内缺血损害，6 小时内弥散 MRI 阳性率达 100%，并且能区分新旧病灶。

3. 其他检查 周围淋巴细胞急性期可有轻度升高。血清总胆固醇、甘油三酯等半数以上患者可有不同程度异常。部分患者伴有血糖升高。

【诊断要点】

1. 诊断标准

（1）急性起病。

（2）局灶神经功能缺损（一侧面部或肢体无力或麻木，言语障碍等），少数为全面神经功能缺损。

（3）症状或体征持续时间不限（当影像学显示有缺血性病灶时），或持续 24 小时以上（当缺乏影像学责任病灶时）。

（4）排除非血管性病因。

（5）头颅 CT 或 MRI 排除脑出血。

2. 鉴别诊断 急性缺血性脑血管疾病应与急性出血性脑血管疾病、癫痫、颅内占位性病变、低血糖昏迷、肝性昏迷等相鉴别。

3. 病情评估

（1）急性期 迅速判断缺血的时间、部位、面积大小，并结合患者的意识状态、生命体征，迅速评价患者的病情及预后，及时做出相应的处理，如发病在 6 小时内符合溶栓的患者可以予溶栓治疗；脑干梗死患者密切监测呼吸、心率；脑梗死患者入院后均应进行血压监测。

（2）恢复期 治疗时间在 2 周到半年。无意识障碍及明显的并发症，神经功能缺损症状部分恢复。

（3）后遗症期 符合恢复期标准后，持续时间在半年以上，无复发及并发症出现。

【治疗要点】

1. 紧急处理

（1）体位　头位适当抬高，保持气道通畅，昏迷患者应将头歪向一侧，以利于口腔分泌物及呕吐物流出，并可防止舌根后坠阻塞呼吸道。

（2）吸氧　有意识障碍、血氧饱和度下降或有缺氧现象（$PaO_2 < 60mmHg$ 或 $PaCO_2 > 50mmHg$）的患者应给予吸氧，氧饱和度应保持 >95%。

（3）鼻饲　昏迷或有吞咽困难者在发病第 2 ~ 3 天即应鼻饲。

（4）血糖控制　发病 24 小时内，原则上不用糖水静滴，凡用含糖液体补液时，应注意加用胰岛素中和。血糖控制在 < 7.8mmol/L。

（5）血压控制　多数患者不用任何特殊的药物治疗，在发病后数天内血压也会自然下降。一般主张收缩压 >200mmHg，舒张压 >110mmHg 时，应予降压治疗，但降压速度应慢。常用药物为贝那普利、卡托普利等，应避免使用速效药和钙离子拮抗剂。血压过低者应升压治疗，以保持脑灌注压。

（6）颅内压增高的处理　大脑中动脉主干、颈内动脉梗死者由于大面积脑水肿而产生急性颅内压增高，并以发病后 2 ~ 5 天为最明显。常用的脱水制剂有 20% 甘露醇、甘油果糖、20% 人血白蛋白等。

2. 有条件时的急诊处理

（1）溶栓治疗　适用于发病后 6 小时内，有明显神经功能缺失，无明显意识障碍的患者。具有下列标准者可以考虑溶栓治疗：①起病时间在 6 小时内。②头颅 CT，未见脑出血和明确脑梗死病灶者。③年龄在 18 岁以上，75 岁以下者。④近 3 个月来未做过大手术者，无消化道及其他出血性疾病史。⑤血压在 180/110mmHg 以下，血糖正常。⑥血小板计数 100×10^9/L 以上。⑦无明显肝、肾功能损害。⑧患者本人及（或）家属理解与合作。常用的制剂为组织型纤维蛋白溶酶原激活剂（tPA）、尿激酶。

（2）抗血小板聚集药物　常用药物为阿司匹林和氯吡格雷。未行溶栓的急性脑梗死患者应在 24 小时内尽早服用，2 周后按 2 级预防方案选择抗栓治疗药物和剂量。

（3）抗凝治疗　常用的抗凝制剂有肝素、低分子肝素和华法林。凡具下列条件者可选择肝素治疗：①深静脉血栓形成、肺动脉栓塞。②高凝综合征患者。③伴动脉狭窄的脑梗死患者。④频发或连续发作的 TIA。华法林适用于瓣膜性心脏病、心房颤动患者发生的脑梗死患者。溶栓治疗后 24 小时内不宜应用抗凝治疗

（4）扩容　适用于低血容量、分水岭性脑梗死患者。

（5）神经保护剂　至今尚无肯定的神经保护制剂应用于临床。目前被认为有神经保护作用的药物有胞磷胆碱、吡拉西坦和依达拉奉等。

（6）外科治疗　大脑中动脉或颈动脉完全梗死者，可做外科手术治疗。大骨瓣减压为常用手术方法，但死亡率仍很高。

（7）介入治疗　介入性治疗包括颅内血管经皮腔内血管成形术及血管内支架植入术。

3. 中医药治疗　可根据中经络与中脏腑不同证型进行辨证施治；亦可采用针刺治疗以醒脑开窍。中成药可给予醒脑静注射液 10 ~ 20mL/ 次，1 次 / 日，稀释后静脉滴注。

【急救流程】

急性缺血性脑血管病的急救流程见图 9-1。

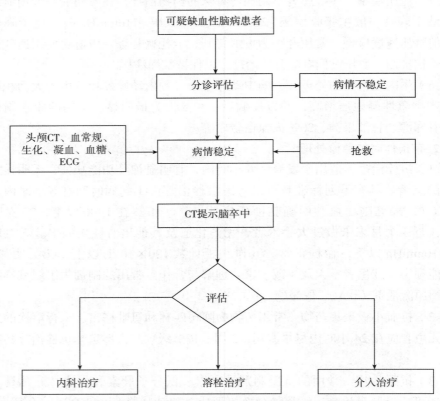

图9-1　急性缺血性脑血管病的急救流程图

【注意事项】

1. 如属大面积缺血性脑卒中，患者应入重症监护病房，实施心、肺、脑全面监护。如无条件，建议及时转至上级医院。

2. 保持呼吸道通畅，并给予氧气吸入；适当使用抗生素，预防呼吸道和泌尿道的感染。做好皮肤护理，预防褥疮的发生。

3. 加强肢体功能锻炼，首先要促使患者消除依赖心理，建立乐观主义情绪，激励患者坚持锻炼，达到生活自理。

【复习题】

急性脑血管疾病区别急性缺血性脑血管病与脑出血的首要检查手段（　　）

A. 超声波检查　　　　　B. 头颅 CT　　　　　C. 头颅 MRI

D. 脑脊液检查　　　　　E. 脑电图

第二节　急性出血性脑血管疾病

一、脑出血

【概述】

脑出血是指非外伤性原发于脑实质内动脉或静脉及毛细血管破裂而造成的出血，亦称自发性脑出血，占全部急性脑血管疾病中的 20% ~ 30%。急性期病死率为 30% ~ 40%，在急性脑血管病中死亡率居首位。高血压是脑出血最常见的病因，其他病因包括先天性的动静脉畸形、动脉瘤、海绵状血管瘤、静脉血管瘤、静脉窦血栓、血液系统疾病、脑淀粉样血管病、凝血功能障碍、梗死后出血、毒品及滥用药物等。

【临床表现】

急性起病，出现不同程度的神经功能缺损症状，数小时内达到高峰。头痛、呕吐、肢体活动障碍是最常见的临床症状。不同的血肿部位和出血量可产生不同局灶症状与体征。

1. 基底节出血　最为常见。少量出血：出血量 <30mL，且靠外侧，见头痛、呕吐、对侧轻偏瘫，无意识障碍或轻度意识障碍。大量出血：出血量 >30m，出现典型的"三偏"综合征，双眼向病灶侧凝视，血液可穿破脑组织进入侧脑室，位于优势半球可出现失语，而位于非优势半球可出现失用和失认、结构性失用和视野缺损。

2. 脑叶出血　又称皮质下出血，常见出血部位有额叶、顶叶、颞叶、枕叶。脑叶出血的神经功能缺损因出血部位不同而表现。

3. 桥脑出血　是脑干出血最高发的部位，多因基底动脉旁中央支破裂引起。出血量 >5mL 可见昏迷、四肢瘫痪、瞳孔缩小、高热，甚至于数小时内死亡。出血量小可表现为共济失调性偏瘫或交叉性瘫。

4. 小脑出血　多发生于一侧半球，见眩晕、呕吐、共济失调，若压迫脑干可引起昏迷甚至死亡。

5. 脑室出血 原发性脑室出血可见头痛、呕吐、迅速昏迷，双侧瞳孔缩小，双侧病理征阳性，出现去大脑强直。

【辅助检查】

1. 头颅 CT 是诊断脑出血首选方法，可清楚显示出血部位、出血量大小、血肿形态、是否破入脑室以及血肿周围有无低密度水肿带和占位效应等。病灶多呈圆形或卵圆形均匀高密度区，边界清楚。脑室大量积血时多呈高密度铸型，脑室扩大。

2. 头颅 MRI 和 MRA 对发现结构异常，明确脑出血病因很有帮助。MRI对检出脑干和小脑的出血灶和监测脑出血的演进过程优于 CT，对急性脑出血诊断不及 CT。

【诊断要点】

1. 诊断标准 中老年人、有高血压者，因活动中、情绪激动或天气改变等原因迅速发病，出现局灶性神经功能缺失症状以及头痛、呕吐及意识障碍者，首先考虑脑出血的可能，立即行颅脑 CT 检查可明确诊断。

2. 鉴别诊断 脑出血可以与脑梗死、蛛网膜下腔出血以及引起昏迷的一些疾病如糖尿病高渗性昏迷、CO 中毒昏迷、低血糖昏迷、肝性昏迷相鉴别。

3. 病情评估

（1）急性期 迅速判断出血的部位、出血量以及患者的意识状态、生命体征，迅速评估患者的病情及预后，及时做出相应的处理。同时待病情稳定后可行脑血管造影、血液方面等相关检查明确出血的原因。

（2）恢复期 治疗时间在 4 周到半年，无意识障碍及危及生命的并发症，脑出血液化吸收，神经功能缺损症状得到部分或全部恢复。

（3）后遗症期 符合恢复期标准后，持续时间在半年以上，无复发及并发症出现。

【治疗要点】

1. 紧急治疗

（1）降低颅内压 降低颅内压在脑出血急性期控制脑水肿的治疗中至关重要。常用药物有 20% 甘露醇、甘油果糖或呋塞米，酌情选用 10% 人血白蛋白。在应用过程中注意监测患者的血钾及心、肾功能。

（2）调整血压 血压一般会随着颅内高压的下降而下降，因此降压治疗应以降低颅内压为基础。当收缩压 >200mmHg 或平均动脉压 >150mmHg 时，要给予持续静脉降压药物持续降压，降压目标为 160/90mmHg 或平均动脉压 110mmHg。降压应进行监测，不宜过快，以免引起脑低灌注。脑出血恢复期应积极控制高血压，使血压维持在正常范围内。

（3）亚低温治疗　在脑出血6小时内进行局部亚低温治疗，使颅温保持在32～36℃，治疗持续48～72小时以上。亚低温治疗对减轻脑水肿，减少自由基产生，促进神经功能恢复具有一定作用。

（4）预防消化道出血　病情越危重，消化道出血的发生率越高。常用处理包括：①胃内灌洗：去甲肾上腺素1～2mg加入冰生理盐水50～100mL中口服或鼻饲，效果不佳可采用凝血酶1000～2000U入冰生理盐水50～100mL中口服或鼻饲。②抑酸止血：使用H_2受体阻滞剂或质子泵抑制剂。③胃镜下止血。

（5）抗感染　肺部感染和尿路感染最常见，应注意排痰，定期尿路冲洗，合理选用抗生素。

2. 外科手术治疗　严重脑出血内科治疗效果欠佳，采用外科手术治疗有可能挽救生命。

（1）手术方式　开颅血肿清除术、锥孔颅内血肿清除术、立体定向血肿引流术、脑室引流术等。

（2）适应证　一般认为手术宜在早期（发病后6～24小时内）进行，大脑半球出血量>30mL，小脑出血量>10mL，年龄＜70岁，格拉斯哥昏迷评分量表（GCS）评分大于7分。

（3）禁忌证　症状较轻、病情稳定者，出血量小或GCS评分小于4分者；重度意识障碍并很快出现脑干症状者；脑干出血；病前有心、肺、肾等严重系统疾病者；年龄超过70岁；发病血压未控制者。

3. 中医药治疗　口服安宫牛黄丸、至宝丹、苏合香丸或静滴醒脑静注射液、生脉注射液、参附注射液等，或者采用针刺以醒脑开窍。

【急救流程】

脑出血的急救流程见图9-2。

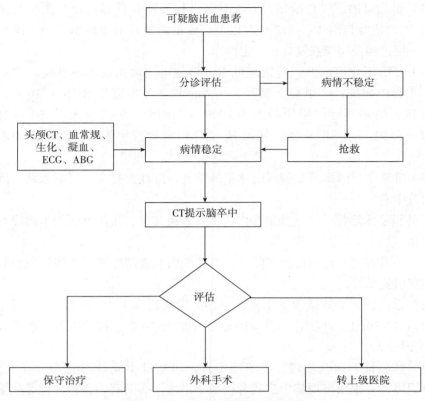

图 9-2 脑出血的急救流程图

【注意事项】

1. 如有条件，患者转入重症监护病房，重点观察意识、瞳孔、呼吸、脉搏、血压、体温等，如无条件及时送至上级医院。

2. 保持呼吸道通畅，并给予氧气吸入。对偏瘫、昏迷者，应定时翻身、变换体位，以防发生褥疮。

二、蛛网膜下腔出血

【概述】

蛛网膜下腔出血是由多种原因引起的颅内血管破裂，流入蛛网膜下腔导致的急性出血性脑血管疾病。临床上分为自发性和外伤性蛛网膜下腔出血，自发性根据不同病因分为原发性和继发性两种类型。先天性颅内动脉瘤是原发性蛛网膜下腔出血最常见的病因，其他病因包括动静脉血管畸形、脑动脉粥样硬化、脑底异常血管网、动脉炎、血液系统疾病等。继发性蛛网膜下腔出血是指脑实质内出血、脑室出血、硬膜外或硬膜下血管破裂等，导致血液穿破脑组织流入脑室和蛛网膜下腔者。

【临床表现】

1. 症状 临床症状与患者发病年龄、破裂血管的部位、大小及发病次数相关。轻者可无明显体征，重者发病后即出现意识障碍并在短期内死亡。近一半患者在发病前出现先兆征象，常见全头痛、局限性头痛、嗜睡、眼球运动障碍等症状。本病常在情绪激动、劳累等情况下发病，头痛症状剧烈，多伴有恶心、喷射状呕吐，烦躁、谵妄、幻觉或意识障碍，部分患者可有短暂或持久的局灶性神经功能缺损，如偏瘫、失语、偏盲等。临床中老年人发病应警惕，因老年人反应迟钝、疼痛阈高，发病后可无头痛，或临床症状不典型，或精神症状明显。

2. 体征 最具价值的体征是脑膜刺激征，即颈强直、Kernig 征和 Brudzinski 征阳性，发病数小时后可见脑膜刺激征阳性，持续 3 ~ 4 周。

3. 并发症 常见并发症包括再出血、脑血管痉挛（CVS）、急性非交通性脑积水和正常颅压脑积水。

（1）再出血 是危险的并发症，病死率约 1/2，以发病后 2 周内发生率最高。在治疗过程中如再次出现剧烈头痛、恶心呕吐、意识障碍加重等应考虑再出血。

（2）CVS 是死亡和致残的重要原因，多在病后 3 ~ 5 天开始发生，高峰期为 5 ~ 14 天。若病情稳定后再出现神经系统缺损体征和意识障碍，头颅 CT 检查无再出血表现，则需考虑继发性缺血性脑梗死。

（3）脑积水 急性非交通性脑积水：主要表现为剧烈的头痛、呕吐、意识障碍、脑膜刺激征等，严重者可造成颅内高压，甚至发生脑疝而危及生命，头颅 CT 检查可协助诊断。正常颅压脑积水：出现于蛛网膜下腔出血晚期，主要表现为精神障碍、步态异常等。

（4）其他 偶见低钠血症。癫痫可于发病后的几周或数月后发生。

【辅助检查】

1. 头颅 CT 是确诊蛛网膜下腔出血的首选检查，有利于早期做出诊断，并可判断或提示出血部位、出血量及血液分布情况。

2. 腰穿 如果头颅 CT 检查结果为阴性，而临床高度怀疑蛛网膜下腔出血，需立即治疗，在病情允许时强烈建议行腰穿脑脊液常规检查。腰穿检查存在诱发脑疝形成的风险，故昏迷和伴有视盘水肿患者应慎重。

3. 脑血管造影（DSA） 是临床明确有无动脉瘤的首选检查，为蛛网膜下腔出血病因诊断提供可靠证据，对确定治疗方案和判断预后具有重要的价值。

4. CT 血管成像（CTA） CTA 检查比 DSA 更为快捷、创伤较小，但 CTA 对小于 5mm 的动脉瘤的检查明显差于 DSA，因此 CTA 目前主要用于有动脉瘤家族史、动脉瘤患者的随访及不能行 DSA 检查时的替代方法。

【诊断要点】

1. 诊断标准　患者突然发生持续性剧烈的头疼伴有呕吐，有脑膜刺激征，头部 CT 检查提示在鞍上池、外侧裂池、桥小脑角池、环池和蛛网膜下腔高密度征象即可确诊。老年患者发病症状常不典型，若怀疑蛛网膜下腔出血应尽早做头颅 CT 检查以明确诊断。

2. 鉴别诊断　可与颅内感染、偏头痛、高血压脑病、癫痫性头痛、颅内肿瘤、脑出血、继发性脑梗死相鉴别。

3. 病情评估　按照颅内压的改变可分为四期。

（1）代偿期　颅腔有 8% 左右的代谢空间，病变本身及其病理变化若未超过这一限度，则临床中不一定会出现 ICP 增高的症状和体征。若出血量大，所占的体积迅速超过代偿容积，则此期较短。

（2）早期　随着病情进展，超过颅腔的代谢容积，且 ICP 仍低于平均体动脉压的 1/3。脑灌注上可保持在正常的 2/3 左右。临床出现 ICP 增高的症状和体征，如头痛、恶心、呕吐、视盘水肿等。

（3）高峰期　如果病变已发展到严重阶段，ICP 为平均体动脉压的 1/2，脑灌注压相当于平均体动脉压的 1/2。临床患者出现剧烈头痛、反复呕吐、视盘高度水肿或出血，并逐渐出现意识障碍，甚至出现瞳孔散大或强迫头位等脑疝前驱症状，若不及时救治，往往危及生命。

（4）晚期　病情进入衰竭期，ICP 增高相当于平均体动脉压水平，脑灌注明显降低。患者处于深昏迷状态，各种反射均可消失，血压下降，心率加快，呼吸不规则，双侧瞳孔散大，临床处于脑死亡状态，预后不良。

【治疗要点】

1. 一般治疗　①绝对卧床休息 4～6 周。②监测生命体征、临床症状的变化。③防止情绪激动，头痛剧烈可用止痛药物。④避免大便秘结和尿潴留，便秘可用开塞露、石蜡油等药物协助排便。

2. 降低颅内压　常用药物有 20% 甘露醇、甘油果糖或呋塞米，酌情选用 10% 人血白蛋白；发生脑疝时可行颞下减压术和脑室引流；若脑内血肿体积较大时，应尽早手术清除血肿。

3. 预防再出血　运用抗纤药物治疗：6-氨基乙酸（EACA）、氨甲苯酸（PAMA）、止血环酸等。抗纤溶治疗可以降低再出血的发生率，但同时也增加 CVS 和脑梗死的发生率，建议与钙离子通道阻滞剂同时使用，同时需警惕引起血栓相关疾病的风险，如静脉血栓、脑梗死、心肌梗死等。

4. 预防脑血管痉挛　常用钙通道阻滞剂，如尼莫地平 60mg，每 4 小时 1 次，口服或 24～48mg/d 静脉滴注。

5. 血管内介入治疗　对病变血管的处理可采用血管介入治疗。介入治疗无需开颅和全身麻醉，创伤小，能明显减少复发率。术前须控制血压，使用尼莫地平预防血管痉挛，行 DSA 检查确定动脉瘤部位及大小形态，手术常采用瘤颈夹闭术和动脉瘤切除术。对原发血管进行手术治疗是防治本病再发的根本手段。

6. 中医药治疗　口服安宫牛黄丸、至宝丹、苏合香丸或静滴醒脑静注射液、生脉注射液、参附注射液等，或者采用针刺以醒脑开窍。

【急救流程】

蛛网膜下腔出血的急救流程见图 9-3。

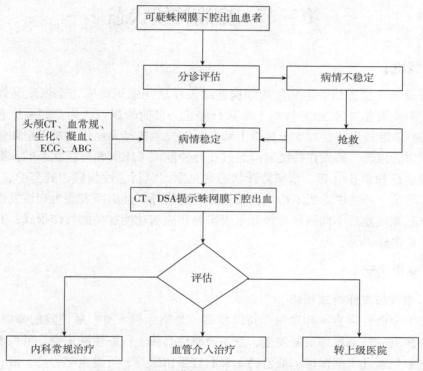

图9-3　蛛网膜下腔出血的急救流程图

【注意事项】

1. 确定诊断者应入重症监护病房，实施心、肺、脑全面监护，如无条件及时转至上级医院。

2. 绝对卧床 4 ~ 6 周，保持大便通畅，避免用力排便、咳嗽、情绪激动等引起颅内压增高的因素。

3. 保持呼吸道通畅，给予氧气吸入。

4. 偏瘫、昏迷者，应定时翻身、变换体位，以防发生褥疮。

【复习题】

1. 脑出血急性期的处理中哪项是错误的（　　）

A. 预防消化道出血　　　　　　B. 控制血压　　　　　C. 降低颅内压

D. 适当使用止血药　　　　　　E. 亚低温治疗

2. 对蛛网膜下腔出血病，防止再出血的根本方法是（　　）

A. 卧床休息 4～6 周　　　　　B. 保持血压　　　　　C. 防止便秘

D. 对先天性动脉瘤和脑血管瘤畸形行手术治疗　　　　E. 运用抗纤药物治疗

第三节　癫痫持续状态

【概述】

癫痫持续状态传统定义是指癫痫连续发作之间意识尚未完全恢复又频繁再发，或癫痫发作持续 30 分钟以上未自行停止。目前的观点认为，如果患者出现全面强直阵挛性发作持续 5 分钟以上即有可能发生神经元损伤，对于全面强直阵挛性发作的患者，若发作持续时间超过 5 分钟就该考虑癫痫持续状态的诊断，并用抗癫痫药物紧急处理。癫痫持续状态常见原因包括急性脑病、脑卒中、脑炎、外伤、肿瘤、药物中毒或不恰当应用抗癫痫药物等。其临床表现为痫性发作，由于放电起源或累及不同脑区神经元可表现与相应脑功能有关的发作形式，其临床表现丰富多样。

【临床表现】

1. 全面性发作持续状态

（1）全面性强直 – 阵挛发作持续状态　是临床最常见、最危险的癫痫状态，表现为强直 – 阵挛发作反复发生，意识障碍伴高热、代谢性酸中毒、低血糖、休克、电解质紊乱（低血钾、低血钙）和肌红蛋白尿等，可发生脑、心、肝、肺等多脏器功能衰竭，自主神经和生命体征改变。

（2）强直性发作持续状态　多见于 Lennox–Gastaut 综合征患儿，表现为不同程度的意识障碍，EEG 出现持续性较慢的棘 – 慢或尖 – 慢波放电。

（3）阵挛性发作持续状态　阵挛性发作持续状态的时间较长时，可出现意识模糊甚至昏迷。

（4）肌阵挛发作持续状态　特发性肌阵挛发作患者很少出现癫痫持续状态，严重器质性脑病晚期，如亚急性硬化性全脑炎、家族性进行性肌阵挛癫痫等较常见。特发性患者 EEG 显示和肌阵挛紧密联系的多棘波，预后较好；继发性的 EEG 通常显示非节律性反复的棘波，预后较差。

（5）失神发作持续状态　主要表现为意识水平降低，甚至只表现为反应性下降、学习成绩下降；EEG 可见持续性棘 - 慢波放电，频率较慢（<3Hz），多由治疗不当或停药诱发。

2. 部分性发作持续状态

（1）单纯部分性发作持续状态　临床表现以反复的局部颜面或躯体持续抽搐为特征，或持续的躯体局部感觉异常为特点，发作时意识清楚，EEG 上有相应脑区局限性放电。

（2）边缘叶性癫痫持续状态　常表现为意识障碍和精神症状，又称精神运动性癫痫状态，常见于颞叶癫痫，须注意与其他原因导致的精神异常鉴别。

（3）偏侧抽搐状态伴偏侧轻瘫　多发生于幼儿，表现为一侧抽搐，伴发作后一过性或永久性同侧肢体瘫痪。

【辅助检查】

1. 脑电图检查（EEG）　是诊断癫痫最重要的辅助检查方法，EEG 对发作性症状的诊断有很大价值，癫痫脑电图的典型表现为棘波、尖波、棘 - 慢波或尖 - 慢复合波。不同类型的癫痫，脑电图上的表现也不同，可辅助进行癫痫发作类型的确定。

2. 影像学检查　包括 CT 和 MRI，可确定脑结构异常或病变，对癫痫及癫痫综合征的诊断和分类颇有帮助，有时可做出病因诊断，如颅内肿瘤、灰质异位等。

3. 血液生化检查　昏迷时间较长而有抽搐的患者需做血糖、脑脊液检查，以与糖尿病或脑部炎症等疾病引起者相鉴别。

【诊断要点】

1. 诊断标准

（1）详细全面的病史　完整的病史对癫痫的诊断、分型和鉴别诊断都具有非常重要的意义。病史主要包括起病年龄、发作的详细过程、病情发展过程、发作诱因、是否有先兆、发作频率和治疗经过；既往史应包括母亲妊娠是否异常及妊娠用药史，围生期是否有异常，是否曾患重要疾病，如颅脑外伤、脑炎、脑膜炎、心脏疾病或肝肾疾病；家族史是否有癫痫发作或与之相关的疾病（如偏头痛）。

（2）结合临床表现、体格检查、脑电图检查进行诊断　临床表现主要包括全面性发作持续状态、部分性发作持续状态。体格检查是临床诊断必需的相关检查。脑电图检查是诊断癫痫最重要的辅助检查方法。如失神发作的脑电图典型表现为 3Hz 的棘 - 慢波；局灶性痫样放电多提示部分性发作；广泛性痫样放电则多为全身性发作。近年来广泛应用的 24 小时长程脑电监测和视频脑电图（Video-EEG）使发现痫样放电的可能性大为提高。

2. 鉴别诊断

（1）晕厥 为脑血流灌注短暂地全面下降，缺血缺氧所致意识瞬时丧失和跌倒。多有明显的诱因，如久站、剧痛、见血、情绪激动和严寒等，胸腔内压力急剧增高，如咳嗽、哭泣、大笑用力、憋气排便和排尿也可诱发。

（2）假性癫痫发作 又称癔症样发作，是一种非癫痫性的发作性疾病，是由心理障碍而非脑电紊乱引起的脑部功能异常，可有运动、感觉和意识模糊等类似癫痫发作的症状，临床难以区分。发作时脑电图上无相应的痫性放电和抗癫痫治疗无效是鉴别的关键。

（3）发作性睡病 可引起意识丧失和猝倒，易误诊为癫痫。根据突然发作的不可抑制的睡眠、睡眠瘫痪、入睡前幻觉及猝倒症四联征可鉴别。

（4）低血糖症 血糖水平低于 2mmol/L 时可产生局部癫痫样抽动或四肢强直发作，伴意识丧失，常见于胰岛 B 细胞瘤或长期服降糖药的 2 型糖尿病患者，病史有助于诊断。

【治疗要点】

1. 紧急处理

（1）对症处理 癫痫持续状态早期，血压可有代偿性升高，一般不需要治疗。长时间癫痫持续状态，低血压则较为常见，可予升压药物维持血压稳定，重症患者可根据需要增加中心动脉压、有创动脉压等监测。在血糖正常的情况下，不提倡进行补糖治疗，防止加重神经元损伤。对高度怀疑由低血糖引起的癫痫持续状态，可予静脉注射 50% 葡萄糖注射液终止癫痫发作。

（2）稳定生命体征 保持呼吸道通畅，吸氧，必要时做气管插管或切开，尽可能对患者进行心电、血压、呼吸、脑电的监测，定时进行血气分析、生化全项检查；查找诱发癫痫状态的原因并治疗；有牙关紧闭者应放置牙套。建立静脉通道，静脉注射生理盐水维持，值得注意的是葡萄糖溶液能使某些抗癫痫药沉淀，尤其是苯妥英钠。

（3）积极防治并发症 如出现脑水肿可用 20% 甘露醇 125～250mL 快速静滴；预防性使用抗生素，以控制感染；高热可给予物理降温，纠正代谢紊乱，如低血糖、低血钠、低血钾高渗状态及肝性脑病等，纠正酸中毒，并给予营养支持治疗。

2. 控制发作

（1）地西泮 为首选药物，具有起效迅速，作用时间短的优势。成年患者先用地西泮 10～20mg 静脉注射，每分钟不超过 2～5g，如复发可 15 分钟后重复给药，总量不超过 30mg，或将 100～200mg 地西泮溶于 5% 葡萄糖氯化钠注射液中，于 12 小时内缓慢静脉滴注。儿童首次静脉剂量为 0.3～0.5mg/kg，一般不超过 10mg。地西泮偶可产生呼吸抑制，气道分泌物增加，需立即停用，必要时加用呼吸兴奋剂。

（2）苯妥英钠　较地西泮起效慢，作用时间持久。一般用地西泮 10 ～ 20mg 静脉注射取得疗效后，再用苯妥英钠（成人 15 ～ 18mg/kg，儿童 18mg/kg）溶于生理盐水 500mL 中缓慢静脉滴注，速度不超过 50mg/min。如用药过程中出现低血压或心律不齐，则应减慢静滴速度或停药。

（3）10% 水合氯醛　成人 20 ～ 30mL（儿童 0.5mL/kg）加等量植物油保留灌肠，8 ～ 12 小时 1 次。适用于肝功能不全或不宜使用苯巴比妥类药物者。

经上述处理，发作控制后，可给予苯巴比妥钠 0.1 ～ 0.2g 肌肉注射，每 8 ～ 12 小时 1 次维持控制。同时鼻饲或口服卡马西平或苯妥英钠等抗癫痫药，待口服药物达到稳态血浓度后（2 ～ 3 天）逐渐停用苯巴比妥。

3. 中医药干预　针刺以豁痰开窍、平肝息风。中医药辨证治疗：发时治其标，以清肝泻火，豁痰息风，开窍定痫；平时补虚治其本。

【急救流程】

癫痫持续状态的急救流程见图 9-4。

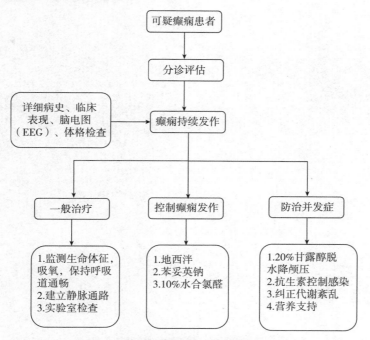

图9-4　癫痫持续状态的急救流程图

【注意事项】

预防已知的各种引起癫痫的因素，如强调妊娠保健，使胎儿发育正常，胎儿顺利分娩，避免颅脑损伤及颅内感染。

　　对于严重或频繁的新生儿抽搐和高热惊厥，应及时控制。

　　应正确对待患者，不歧视，鼓励患者消除对疾病的恐惧心理和精神负担，保持心情愉悦，劳欲有度。

【复习题】

下列哪项不是控制癫痫发作的药物（　　）

A. 地西泮　　　　　　　　B. 苯妥英钠　　　　　C.10% 水合氯醛

D. 甘露醇　　　　　　　　E. 卡马西平

第十章　消化系统急症的处理

扫一扫 看课件

第一节　急性阑尾炎

【概述】

急性阑尾炎是一种常见的外科急腹症。发病率为 4% ~ 6%，80% 以上患者 5 ~ 35 岁，如能早期诊断，及时治疗，患者恢复较快，反之可引起严重的并发症，甚至可造成死亡。急性阑尾炎发病的主要原因是阑尾腔梗阻和细菌侵入阑尾壁。根据病理变化过程，急性阑尾炎可分为单纯性、化脓性、坏疽性、阑尾周围脓肿四型。

【临床表现】

1. 症状

（1）腹痛　70% ~ 80% 的患者早期有全腹、上腹或脐周疼痛，数小时至十余小时后，腹痛转移并固定于右下腹，这种转移性腹痛对诊断有重要意义。少数患者开始即为右下腹痛。疼痛为持续性钝痛，逐渐加重，亦可间有绞痛，活动或咳嗽时可使疼痛加重。

（2）胃肠道反应　恶心、呕吐最为常见，早期的呕吐多为反射性，晚期的呕吐则与腹膜炎有关。

（3）全身反应　部分患者自觉全身疲乏，四肢无力，或头痛、头晕。病程中自觉发烧，体温多在 37.5 ~ 38℃ 之间，化脓性和穿孔性阑尾炎时，体温较高，可达 39℃ 左右，极少数患者出现寒战高热，体温可升到 40℃ 以上。

2. 体征

（1）右下腹压痛　这是急性阑尾炎最常见的重要体征。发病早期腹痛尚未转移至右下腹时，即可出现右下腹固定压痛点。压痛点常位于麦氏点，即脐至右侧髂前上棘连线的中外 1/3 交界处。疼痛程度与阑尾炎症程度有关。

（2）腹膜刺激征　包括腹肌紧张、反跳痛、压痛，是壁层腹膜受炎症刺激的防卫性反应。腹膜刺激征出现提示阑尾炎症加重，出现化脓、坏疽或穿孔等病理改变。但在老人、小儿、肥胖、孕妇等患者腹膜刺激征可不明显。

（3）腹部包块　化脓性阑尾炎合并阑尾周围组织及肠管的炎症时，大网膜、小肠及其系膜与阑尾炎可相互粘连形成团块；阑尾穿孔所形成的局限性脓肿，均可在右下腹触到包块。

【辅助检查】

1. 血常规　白细胞总数和中性粒细胞有不同程度的升高，总数大多在 $10 \sim 20 \times 10^9$/L 之间，中性粒细胞比率为 80%～85%。

2. 尿常规　多数患者正常，但当发炎的阑尾直接刺激到输尿管和膀胱时，尿中可出现少量红细胞和白细胞。

3. X 线检查　合并弥漫性腹膜炎时，为排除溃疡穿孔、急性绞窄性肠梗阻，立位腹部平片检查是必要的。

4. 腹部 B 超检查　疑似阑尾炎患者，常规行阑尾 B 超检查；病程较长者应行右下腹 B 超检查，了解是否有炎性包块及脓肿存在。

【诊断要点】

1. 诊断标准　根据典型转移性右下腹痛的症状、右下腹固定压痛点和不同程度的腹膜刺激征，结合化验和影像结果即可做出诊断。

2. 鉴别诊断　急性阑尾炎的鉴别诊断见表 10-1。

表 10-1　急性阑尾炎的鉴别诊断

病名	与阑尾炎相似点	鉴别点
胃、十二指肠溃疡穿孔	疼痛与阑尾炎相似，当内容物积聚右髂窝时，有右下腹固定性疼痛	多突然发病，过去有溃疡病史，多在上腹部疼痛，压痛及肌紧张明显，常伴有休克。X 线检查见膈下有游离气体
右输尿管结石	常有右下腹疼痛和压痛，并伴有恶心、呕吐	疼痛为绞痛性，向腹股沟、会阴及大腿根部放射，尿内查到红细胞。X 线摄片可见到结石阴影
急性输卵管炎	右下腹可有疼痛和压痛	无转移性右下腹痛，无消化道症状，于输卵管区有明显压痛。妇科检查输卵管处触痛，子宫颈口有脓性分泌物
子宫外孕破裂	有右下腹痛及肌紧张	有早孕史，无转移性右下腹痛，有内出血征象，阴道后穹隆穿刺可抽出血液

续表

病名	与阑尾炎相似点	鉴别点
卵巢囊肿蒂扭转	可有右下腹痛及压痛	突然发生的阵发性腹痛，无转移性痛，右下腹可触及肿块
急性肠系膜淋巴结炎	体温升高，右下腹可有疼痛，白细胞计数增高	儿童多见，常有呼吸道症状，无转移性右下腹痛，右下腹压痛范围广泛，有时可触及肿大而压痛的淋巴结

【治疗要点】

一、手术治疗

1. 手术指征　①坏疽性阑尾炎伴阑尾穿孔。②小儿由于病史询问不清，易被误诊，且由于解剖生理因素，阑尾易发生穿孔，穿孔后炎症易扩散，故应早期手术治疗。③老年患者多有动脉硬化，阑尾易坏疽。④妊娠期化脓性阑尾炎。⑤有反复多次的阑尾炎发作史者。⑥拟诊阑尾炎，但又不能完全排除其他急需手术的腹部疾病时。

2. 手术方法　一般采用阑尾切除术，阑尾切除术是最常见的外科急诊手术，脓液多时应同时引流腹腔。

二、非手术治疗

1. 以下情况可考虑保守治疗　单纯性阑尾炎、化脓性阑尾炎早期、因其他情况不能耐受手术的患者。

2. 基础治疗　体位一般平卧即可，对并发腹膜炎者，应采取半卧位。饮食方面，疼痛较轻者可进流质饮食，较重者或有明显腹膜炎征象时应禁食。进行积极补液治疗，维持水、电解质平衡，酌情使用解痉镇痛剂如双氯芬酸钠、654-2。

3. 抗生素治疗　抗菌治疗选用广谱抗生素和抗厌氧菌的药物。

在采用非手术治疗过程中，要严密观察病情，有下列情况时，可改用手术治疗：①腹痛加剧，范围扩大，反复呕吐不止时。②腹肌紧张增强、脉搏加快、体温上升。③白细胞较前增多。④有连续多次腹泻、粪便内含有大量黏液，表示有盆腔脓肿形成。

【注意事项】

急性阑尾炎表现不典型时，容易与其他腹部疾患相混淆，因此容易漏诊，应提高警惕，必要时做腹部 CT 检查或请专科会诊。

【复习题】

急性阑尾炎最典型的临床表现（　　）

A. 发热 　　　　　　B. 恶心 　　　　　　C. 呕吐
D. 腹痛 　　　　　　E. 转移性右下腹痛

第二节　急性胰腺炎

【概述】急性胰腺炎（acute pancreatitis，AP）是多种病因导致胰酶激活，胰腺组织自身消化所致的胰腺局部炎症反应（水肿、出血及坏死），病情较重者可发生全身炎症反应综合征，并可伴有多脏器功能障碍。

胰腺炎可以按照病因、病理、病程和疾病严重程度等多种方法进行分类。按照病因可分为胆源性胰腺炎、酒精性胰腺炎和高脂血症性胰腺炎等。胆源性胰腺炎仍是我国急性胰腺炎的主要病因。高脂血症性胰腺炎的发病率呈上升态势。当甘油三酯 ≥ 11.30mmoL/L，临床极易发生急性胰腺炎，而当甘油三酯 < 5.65mmoL/L 时，发生急性胰腺炎的危险性减少。按病理分类可分为水肿性胰腺炎和坏死性胰腺炎。按照病程和严重程度可分为轻症急性胰腺炎、中重症急性胰腺炎和重症急性胰腺炎。

【临床表现】

由于病变程度不同，患者的临床表现有很大差异。

1. 腹痛　是本病的主要症状，常于饱餐和饮酒后突然发作，腹痛剧烈，多位于左上腹，向左肩及左腰背部放射。胆源性胰腺炎腹痛可始发于右上腹，并逐渐向左侧转移。病变累及全胰腺时，疼痛范围较宽并呈束带状向腰背部放射。

2. 腹胀、恶心、呕吐　腹胀是腹腔神经丛受刺激产生肠麻痹的结果，可与腹痛同时存在，早期为反射性，继发感染后则由炎症刺激导致。腹腔积液可加重腹胀。恶心呕吐在早期即可出现，呕吐物为胃、十二指肠内容物，可为咖啡色。呕吐后腹痛不缓解。

3. 体征　重症患者可出现腹膜刺激征，如明显压痛，伴有肌紧张和反跳痛，范围广甚至到全腹。移动性浊音多为阳性，肠鸣音减弱或消失。胰液外溢经腹膜后途径渗入皮下溶解脂肪造成出血，在腰肋部和腹部皮肤形成大片青紫色瘀斑，称为 Grey-Turner 征，若出现在脐周，可称为 Cullen（卡伦）征。

4. 并发症　局部并发症包括急性液体积聚、急性坏死物积聚、胰腺假性囊肿、包裹性坏死和胰腺脓肿，其他局部并发症还包括胸腔积液、胃流出道梗阻、消化道瘘、腹腔出血、假性囊肿出血、脾静脉或门静脉血栓形成、坏死性结肠炎等。局部并发症并非判断 AP 严重程度的依据。

全身并发症主要包括器官功能衰竭、全身感染、腹腔内高压或腹腔间隔室综合征、胰性脑病。急性胰腺炎严重程度主要取决于器官功能衰竭的出现及持续时间（是否超过 48 小时），出现两个以上器官功能衰竭称为多器官功能衰竭。呼吸衰竭主要包括急性呼吸窘迫综合征，循环衰竭主要包括心动过速、低血压或休克，肾功能衰竭主要包括少尿、无尿和血清肌酐升高。重症急性胰腺炎患者若合并脓毒症则病死率升高，为 50% ~ 80%。

【辅助检查】

1. 实验室检查　血清、尿淀粉酶测定是最常用的诊断方法。血清淀粉酶在发病数小时开始升高，24 小时达高峰，4 ~ 5 天逐渐降至正常；尿淀粉酶在 24 小时开始升高，48 小时到高峰，下降缓慢，1 ~ 2 周恢复正常。

2. 影像检查　腹部 B 超是重要的影像学诊断方法，可发现胰腺肿大和胰周液体积聚，还可检查胆道有无结石，胆管有无扩张。增强 CT 扫描能够区别水肿性和出血坏死性病灶，对胰腺脓肿和囊肿有较好的诊断价值。

【诊断要点】

临床上符合以下 3 项特征中的 2 项，即可诊断急性胰腺炎：①与急性胰腺炎相符合的腹痛。②血清淀粉酶和（或）脂肪酶活性至少高于正常上限值 3 倍。③腹部影像学检查符合急性胰腺炎影像学改变。

【治疗要点】

1. 针对病因的治疗　胆源性胰腺炎如有胆道结石梗阻者需要及时解除梗阻，治疗方式包括经内镜或手术治疗。有胆囊结石的轻症急性胰腺炎患者，应在病情控制后尽早行胆囊切除术；而坏死性胰腺炎患者可在后期行坏死组织清除术时一并处理或病情控制后择期处理。

高脂血症性急性胰腺炎要短时间降低甘油三酯水平至 5.65mmol/L 以下。这类患者要限用脂肪乳剂，治疗上可以采用小剂量低分子肝素和胰岛素，或血脂吸附和血浆置换快速降脂。

2. 对症治疗　主要目的是纠正水电解质紊乱，支持治疗，防止局部及全身并发症。常规措施包括禁食、胃肠减压，药物治疗包括解痉、镇痛、蛋白酶抑制剂和胰酶抑制剂治疗、液体复苏、预防性使用抗生素、营养支持、器官支持、中药治疗等。

（1）禁食、胃肠减压　持续胃肠减压可防止呕吐、减轻腹胀、增加回心血量，减少胰酶和胰液分泌。

（2）补液、防治休克　静脉补液，补充电解质，纠正酸中毒，预防和治疗低血压，维持循环稳定，改善微循环。重症患者应进入重症监护病房治疗。

（3）镇痛解痉　诊断明确的情况下，可以给予止痛药和解痉药，如山莨菪碱。禁用吗啡止痛。

（4）抗生素应用　急性胰腺炎患者不推荐静脉使用抗生素以预防感染。针对部分易感人群（如胆道梗阻、高龄、免疫低下等）可能发生的肠源性细菌易位，可选择喹诺酮类、头孢菌素、碳青霉烯类及甲硝唑等预防感染。

（5）营养支持　肠功能恢复前，可酌情选用肠外营养；一旦肠功能恢复，要尽早进行肠内营养，采用鼻腔肠管或鼻胃管输注法。注意营养制剂的配方、温度、浓度和输注速度，并依据耐受情况进行调整。

（6）中药治疗　可使用清胰汤：金银花、连翘、黄连、黄芩、厚朴、木香、红花、枳壳、生大黄（后下）。酌情每天 3～6 次。

【注意事项】

腹痛病因未明确时慎用镇痛药，以免掩盖病情。急性胰腺炎诊断明确后，镇痛禁用吗啡，以免引起 Oddi 括约肌痉挛。

【复习题】

一、选择题

急性胰腺炎诊断标准不包括（　）

A. 与急性胰腺炎相符合的腹痛

B. 血清淀粉酶和（或）脂肪酶活性至少高于正常上限值 3 倍

C. 腹部影像学检查符合急性胰腺炎影像学改变

D. Grey–Turner 征

二、判断题

急性胰腺炎诊断明确后，镇痛首选吗啡（　）

第三节　急性胆囊炎

【概述】

急性胆囊炎是指胆囊发生的急性化学性或细菌性炎症。在所有腹痛患者中，急性胆囊炎患者占 3%～10%，其中 90%～95% 由胆囊结石引起，又称结石性胆囊炎。急性结石性胆囊炎最常见的病因是胆囊管梗阻和细菌感染。另有 5%～10% 的急性胆囊炎未合并胆囊结石，成为非结石性胆囊炎。急性无结石性胆囊炎是一种特殊类型的急性胆囊炎，通常起病严重，预后比结石性胆囊炎差，总病死率为 15%。急性无结石性胆囊炎的危险因素主要有大手术、严重创伤、烧伤、肠外营养、肿瘤、感染以及糖尿病等。

【临床表现】

1. 症状

（1）腹痛　常因饮食不当、饱食或脂餐、过劳或受寒、某些精神因素所引起，多在夜间突然发作，上腹或右上腹剧烈绞痛，阵发性加重，可放射至右肩背部或右肩胛骨下角区。常伴有恶心呕吐，患者坐卧不安、大汗淋漓，随着病情的发展，腹痛可呈持续或阵发性加剧，范围扩大，甚至呼吸、咳嗽，转动体位亦可使腹痛加重，说明炎症已波及胆管周围和腹膜。绞痛时可诱发心绞痛，心电图也有相应改变，即所谓"胆心综合征"。

（2）消化道症状　常有恶心、呕吐、腹胀和食欲下降等，呕吐物多为胃内容物或胆汁。

（3）黄疸　约 1/3 患者因胆囊周围肝组织及胆管炎、水肿或梗阻，可出现不同程度的黄疸。

（4）全身表现　早期可无发热，随之可有不同程度的发热，多在 38 ~ 39℃ 之间，当有化脓性胆囊炎或并发胆管炎时，可出现寒战高热。严重者可出现中毒性休克。

2. 体征　急性胆囊炎者（结石和非结石），因其炎症波及胆囊周围和腹膜，表现局部腹膜刺激征，腹式呼吸减弱受限，右上腹或剑突下压痛、腹肌紧张，或有反跳痛，以胆囊区较明显，有时 1/3 ~ 1/2 的患者可扪及肿大而有压痛的胆囊，墨菲（murphy）氏征阳性，即在右肋缘下胆囊区触诊时，嘱患者深呼吸，至胆囊被触及时，患者感到疼痛而停止呼吸。有反复发作史者可触摸不到胆囊，但常有肝大，偶有脾大。如发生胆囊穿孔，可有弥漫性腹膜炎的体征。1/3 患者出现轻度黄疸。

【辅助检查】

实验室检查　约 85% 的患者有白细胞增高，50% 的患者有胆红素升高，30% 的患者有淀粉酶升高。

B 超检查能测胆囊的大小及其收缩功能，可判断胆管扩张及其梗阻部位。B 超显示的胆囊增大、囊壁增厚甚至双边征以及胆囊内结石光团是诊断胆道结石的主要标志，胆囊结石的准确率为 92% ~ 98%，对胆总管结石者为 64%，对肝内胆管结石则为 64% ~ 68%，无结石者准确率达 98% ~ 100%。

【诊断要点】

1. 诊断标准　急性胆囊炎的诊断标准见表 10-2。

表 10-2　急性胆囊炎诊断标准

诊断依据	诊断标准
症状和体征	右上腹疼痛（可向右肩背部放射），murphy 征阳性、右上腹包块 / 压痛 / 肌紧张 / 反跳痛
全身反应	发热，C- 反应蛋白升高（≥ 30mg/L），白细胞升高
影像学检查	超声、CT、MRI 检查发现胆囊增大，胆囊壁增厚，胆囊颈部结石嵌顿、胆囊周围积液等表现

注：确诊急性胆囊炎，症状和体征、全身反应中至少各有 1 项为阳性，加上影像学阳性

2. 鉴别诊断　需与消化道溃疡穿孔、急性胰腺炎、高位阑尾炎、肝脓肿、结肠肝曲癌或憩室穿孔、右侧肺炎、胸膜炎和肝炎等相鉴别。

【治疗要点】

急性发作期宜先非手术治疗，待症状控制后，进一步检查，明确诊断，酌情选用合理治疗方法，如病情严重、非手术治疗无效，应及时手术治疗。

1. 非手术疗法　非手术疗法主要适用于：①初次发作的青年患者。②经非手术治疗症状迅速缓解者。③临床症状不典型者。④发病已逾 3 天，无紧急手术指征，且在非手术治疗下症状有消退者。非手术疗法主要包括禁食、输液、纠正水电解质和酸碱平衡紊乱、解痉止痛、全身支持疗法。非手术疗法既可作为治疗，也可以作为术前准备。大多数患者经非手术治疗病情能够控制。

2. 抗菌治疗　对所有急性胆囊炎，尤其是重度患者应进行胆汁和血液培养。在我国引起胆道系统感染的致病菌中，革兰阴性细菌约占 2/3，前 3 位依次为大肠埃希菌、铜绿假单胞菌、肺炎克雷伯菌。革兰阳性细菌前 3 位依次为粪肠球菌、屎肠球菌、表皮葡萄球菌。14.0% ~ 75.5% 的患者合并厌氧菌感染，以脆弱拟杆菌为主。

轻度急性胆囊炎常为单一的肠道病原菌感染。如果患者腹痛程度较轻，实验室和影像学检查提示炎症反应不严重，可以口服抗菌药物治疗，甚至无需抗菌药物治疗。如需抗菌药物治疗，应使用单一抗菌药物，首选第一代或二代头孢菌素或氟喹诺酮类药物。中度急性胆囊炎，应静脉用药。经验性用药首选含 β 内酰胺酶抑制剂的复合制剂、第二代头孢菌素或者氧头孢烯类药物。重度急性胆囊炎常为多重耐药菌感染，应静脉用药，首选含 β 内酰胺酶抑制剂的复合制剂、第三代、四代头孢菌素。急性胆囊炎抗菌治疗 3 ~ 5 天后，如果急性感染症状、体征消失，体温和白细胞计数正常，可以考虑停药。

3. 中医疗法　中医多采用疏肝理气、利胆止痛法，或清热利湿、通里攻下法，常用胆道排石汤：主药为金钱草 30g，广木香 9g，枳壳 9g，黄芩 9g，大黄 6g。高热、黄疸、中毒症状重者，加茵陈、柴胡、金银花、栀子、地丁等；胸闷、腹痛、腹胀严重者加芍药、川楝、元胡、厚朴等；纳差者选用陈皮、砂仁、鸡内金、焦山楂、神曲、炒麦芽等；如恶心呕吐加生姜、半夏、竹茹；腹痛剧烈加芒硝等。一般每日 1 剂，分两次服。

4. 手术疗法　任何抗菌治疗都不能替代解除胆囊管梗阻的治疗措施。胆囊切除是针对急性胆囊炎的有效治疗手段，应遵循个体化原则，正确把握手术指征与手术时机，选择正确的手术方法。首先结合影像学检查，若一般情况稳定，应尽早行胆囊切除术。首选早期（发病 72 小时内）行胆囊切除术。如果患者局部炎症反应严重（发病 >72 小时，胆囊壁厚度 >8mm，白细胞 >18×10⁹/L），因手术难度较大无法行早期胆囊切除术，在抗菌药物、对症支持等保守治疗无效时，应行经皮经肝胆囊穿刺术或行胆囊造瘘术，待患者一般情况好转后行二期手术切除胆囊。结石性胆囊炎的治疗原则是尽早行胆囊引流治疗。

【急救流程】

急性胆囊炎的急救流程见图 10-1。

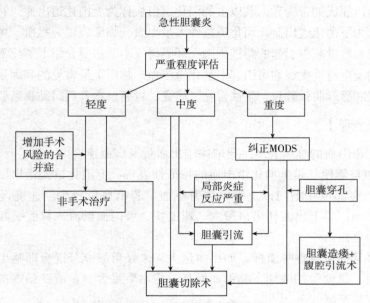

图10-1　急性胆囊炎的急救流程图

【注意事项】

胆绞痛者宜同时应用哌替啶和阿托品，两药合用效果好，由于吗啡能引起 Oddi 括约肌痉挛，故属禁忌。

【复习题】

1. 非手术疗法不适用于以下何种情况（　　）

A. 初次发作的青年患者

B. 经非手术治疗症状迅速缓解者

C. 临床症状不典型者

D. 发病已逾 3 天，无紧急手术指征，且在非手术治疗下症状有消退者

E. 反复发作合并胆结石的患者

2. 急性胆囊炎最典型的体征是（　　）

A. 转移性右下腹痛　　　　　　B. Cullen 征　　　　　　C. murphy 征

D. Grey–Turner 征　　　　　　E. Ewart 征

第四节　急性消化道出血

【概述】

消化道以屈氏韧带为界，其以上的消化道出血称为上消化道出血，其以下的消化道出血称为下消化道出血。消化道急性大量出血，临床表现为呕血、黑便、血便等，并伴有血容量减少引起的急性周围循环障碍。本节主要介绍上消化道出血。上消化道疾病及全身性疾病均可引起上消化道出血。临床上最常见的病因是消化性溃疡、食管胃底静脉曲张破裂、急性胃黏膜病变、胃癌、食管贲门黏膜撕裂综合征。

【临床表现】

上消化道出血的临床表现主要取决于出血量及出血速度。

1.呕血与黑便　是上消化道出血的特征性表现。上消化道大量出血之后，均有黑便。出血部位在幽门以上者常伴有呕血。若出血量较少、速度慢亦可无呕血。反之，幽门以下出血如出血量大、速度快，可因血反流入胃腔引起恶心、呕吐而表现为呕血。

呕血多呈棕褐色咖啡渣样，如出血量大，未经胃酸充分混合即呕出，则为鲜红或有血块。黑便呈柏油样，黏稠而发亮，当出血量大，血液在肠内推进快，大便可呈暗红甚至鲜红色。

2.失血性周围循环衰竭　急性大量失血由于循环血容量迅速减少而导致周围循环衰竭。一般表现为头昏、心慌、乏力，突然起立发生晕厥、肢体冷感、心率加快、血压偏低等。严重者呈休克状态。

3.贫血　急性大量出血后均有失血性贫血，但在出血的早期，血红蛋白浓度、红细胞计数与血细胞比容可无明显变化。在出血后，组织液渗入血管内，使血液稀释，一般须经 3 ~ 4 小时以上才出现贫血。

4.发热　上消化道大量出血后，多数患者在 24 小时内出现低热，持续 3 ~ 5 天后降至正常。

5.氮质血症　在上消化道大量出血后，由于大量血液蛋白质的消化产物在肠道被吸收，血中尿素氮浓度可暂时增高，称为肠源性氮质血症。一般于 1 次出血后数小时血尿素氮开始上升，24 ~ 48 小时可达高峰，大多不超出 14.3mmol/L，3 ~ 4 日后降至正常。

【诊断要点】

根据呕血、黑便和失血性周围循环衰竭的临床表现，呕吐物或黑便隐血试验呈强阳性，血红蛋白浓度、红细胞计数及血细胞比容下降的实验室证据，可作出上消化道出血的诊断。

【治疗要点】

1. 一般急救措施　患者应卧位休息，保持呼吸道通畅，避免呕血时血液吸入引起窒息，必要时吸氧。活动性出血期间禁食。严密监测患者生命体征，观察呕血与黑便情况，定期复查血红蛋白浓度、红细胞计数、血细胞比容与血尿素氮。

2. 积极补充血容量　改善急性失血性周围循环衰竭的关键是输血。紧急输血指征有：①改变体位出现晕厥、血压下降和心率加快。②失血性休克。③血红蛋白低于 70g/L 或血细胞比容低于 25%。

3. 止血措施

（1）食管、胃底静脉曲张破裂大出血

1）药物止血　①血管升压素：通过对内脏血管的收缩作用，减少门脉血流量，降低门脉压。血管升压素的推荐疗法是 0.2U/min 静脉持续滴注，视治疗反应，可逐渐增加剂量至 0.4U/min。②生长抑素类：可明显减少门脉及其侧支循环血流量，止血效果较好，因不伴全身血流动力学改变，故短期使用几乎没有严重不良反应。该类药物已成为近年治疗食管胃底静脉曲张出血的最常用药物。14 肽天然生长抑素，用法为首剂 250μg 静脉缓注，继以 250μg/h 持续静脉滴注。本品半衰期极短，应注意滴注过程中不能中断，若中断超过 5 分钟，应重新注射首剂。奥曲肽是 8 肽的生长抑素类似物，该药半衰期较长，常用量为首剂 100μg 静脉缓注，继以 25 ~ 50μg/h 持续静脉滴注。

2）气囊压迫止血　经鼻腔或口插入三腔二囊管，注气入胃囊（囊内压为 50 ~ 70mmHg），向外加压牵引，用以压迫胃底。若未能止血，再注气入食管囊（囊内压为 35 ~ 45mmHg），压迫食管曲张静脉。用气囊压迫过久会导致黏膜糜烂，故持续压迫时间最长不应超过 24 小时，放气解除压迫一段时间后，必要时可重复充盈气囊恢复牵引。气囊压迫止血效果较好，但缺点是患者痛苦大、并发症多，停用后早期再出血率高。

3）内镜治疗　内镜直视下注射硬化剂或组织黏合剂至曲张的静脉，或套扎曲张静脉，不但能达到止血目的，而且可有效防止早期再出血。

（2）非曲张静脉上消化道大出血　除食管胃底静脉曲张破裂出血之外的其他病因引起的上消化道大出血，以消化性溃疡所致出血最为常见。止血措施主要如下。

1）抑制胃酸分泌的药物　血小板聚集及血浆凝血功能所诱导的止血作用需在 pH>6.0 时才能有效发挥，而且新形成的凝血块在 pH < 5.0 的胃液中会迅速被消化。因此，抑制胃酸分泌，提高胃内 pH 值具有止血作用。对消化性溃疡和急性胃黏膜损害所引起的出血，常规静脉给予 H_2 受体拮抗剂或质子泵抑制剂治疗。

2）内镜治疗　约 80% 的消化性溃疡出血不经特殊处理可自行止血，其余部分患者则会持续出血或再出血。内镜如见有活动性出血或暴露血管的溃疡，应进行内镜止血。

【急救流程】

急性消化道出血的急救流程见图 10-2。

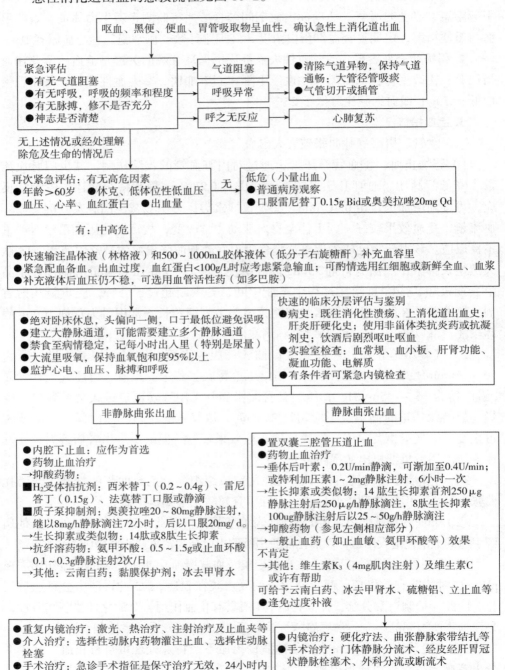

图10-2　急性消化道出血的急救流程图

【复习题】

1. 下列哪种消化性溃疡最易发生出血（　　）

A. 十二指肠球部溃疡　　　　B. 十二指肠球后溃疡 C. 胃小弯溃疡

D. 幽门管溃疡　　　　　　　E. 复合性溃疡

2. 消化性溃疡并发上消化道大出血的特点，不正确的是（　　）

A. 常有呕血　　　　　　　　B. 定有黑便　　　　　C. 呕血常为咖啡色

D. 出血后疼痛减轻　　　　　E. 出血后可有发热及氮质血症

3. 成人每日消化道出血大于多少毫升，粪便隐血试验出现阳性（　　）

A. 5 ~ 10　　　　　　　　　B. 20 ~ 30　　　　　C. 50 ~ 70

D. 80 ~ 100　　　　　　　　E. 100 ~ 150

4. 诊断上消化道出血病因的首选检查方法是（　　）

A. 胃镜检查　　　　　　　　B. CT　　　　　　　　C. B 超

D. 消化道钡餐　　　　　　　E. 血常规

第五节　急性肝衰竭

【概述】

急性肝衰竭是多种因素引起的急性严重肝脏损害，导致其合成、解毒、排泄和生物转化等功能发生严重障碍或失代偿，通常在发病两周以内出现以凝血机制障碍和黄疸、肝性脑病、腹水等为主要表现的一组临床证候群。在我国引起肝衰竭的主要病因是肝炎病毒（主要是乙型肝炎病毒），其次是药物及肝毒性物质（如乙醇、化学制剂等）。病理学可表现为肝细胞呈一次性坏死，可呈大块或亚大块坏死，或桥接坏死，伴存活肝细胞严重变性，肝窦网状支架塌陷或部分塌陷。

【临床表现】

根据临床表现的严重程度，急性肝衰竭的临床表现可分为早期、中期和晚期。

1. 早期

（1）有极度乏力，并有明显厌食、呕吐和腹胀等严重消化道症状。

（2）黄疸进行性加深（血清 TBil ≥ 171μmol/L 或每日上升 ≥ 17.1μmol/L）。

（3）有出血倾向，30% < PTA ≤ 40%（或 1.5 < INR ≤ 1.9）。

（4）未出现肝性脑病或其他并发症。

2. 中期　在肝衰竭早期表现的基础上，病情进一步发展，出现以下两条之一者。

（1）除Ⅱ度以下肝性脑病和（或）明显腹水、感染。

（2）出血倾向明显（出血点或瘀斑），20%<PTA ≤ 30%（或 1.9<INR ≤ 2.6）。

3.晚期　在肝衰竭中期表现的基础上，病情进一步加重，有严重出血倾向（注射部位瘀斑等），PTA ≤ 20%（或 INR ≥ 2.6），并出现以下四条之一者。

（1）肝肾综合征。

（2）上消化道大出血。

（3）严重感染。

（4）Ⅱ度以上肝性脑病。

考虑到一旦发生肝衰竭治疗极其困难，病死率高，故对于出现以下肝衰竭前期临床特征的患者，须引起高度的重视，进行积极处理。

（1）极度乏力，并有明显厌食、呕吐和腹胀等严重消化道症状。

（2）黄疸升高（TBil ≥ 51μmol/L，但 ≤ 171μmol/L），且每日上升 ≥ 17.1μmol/L。

（3）有出血倾向，40%<PTA ≤ 50%（或 1.5 ≤ INR ≤ 1.6）。

4.临床治愈标准

（1）乏力、纳差、腹胀、尿少、出血倾向和肝性脑病等临床症状消失。

（2）黄疸消退，肝脏恢复正常大小。

（3）肝功能指标基本恢复正常。

（4）PTA（INR）恢复正常。

【诊断要点】

急性肝衰竭的诊断标准是指急性起病，两周内出现Ⅱ度及以上肝性脑病并有以下表现者：①极度乏力，有明显厌食、腹胀、恶心、呕吐等严重消化道症状。②短期内黄疸进行性加深。③出血倾向明显，血浆凝血酶原活动度（PTA）≤ 40%（或 INR ≥ 1.5），且排除其他原因。④肝脏进行性缩小。

【治疗要点】

1.一般支持治疗

（1）卧床休息，减少体力消耗，减轻肝脏负担。

（2）加强病情监测处理；建议完善 PTA/INR、血氨及血液生化的监测，动脉血乳酸、内毒素、嗜肝病毒标志物、铜蓝蛋白、自身免疫性肝病相关抗体检测，以及腹部 B 超（肝胆脾胰、腹水）、胸部 X 线检查、心电图等相关检查。

（3）推荐肠道内营养，包括高碳水化合物、低脂、适量蛋白饮食，提供每公斤体重 35 ~ 40kcal 总热量，肝性脑病患者需限制经肠道蛋白摄入，进食不足者，每日静脉补给足够的热量、液体和维生素。

（4）积极纠正低蛋白血症，补充白蛋白或新鲜血浆，并酌情补充凝血因子。

（5）进行血气监测，注意纠正水、电解质及酸碱平衡紊乱，特别要注意纠正低钠、低氯、低镁、低钾血症。

（6）注意消毒隔离，加强口腔护理及肠道管理，预防医院感染发生。

2.病因治疗 肝衰竭病因对指导治疗及判断预后具有重要价值，包含发病原因及诱因两类。对其尚不明确者应积极寻找病因以期达到正确处理的目的。

（1）病毒性肝炎 对病毒性肝炎肝衰竭的病因学治疗，目前主要针对 HBV 感染所致的患者。对 HBV DNA 阳性的肝衰竭患者，不论其检测出的 HBV DNA 滴度高低，建议立即使用核苷（酸）类药物抗病毒治疗，拉米夫定、恩替卡韦、替比夫定、阿德福韦酯等均可有效降低 HBV DNA 水平，降低肝衰竭患者的病死率。

（2）药物性肝损伤所致急性肝衰竭 应停用所有可疑的药物，追溯过去 6 个月服用的处方药、中草药、非处方药、膳食补充剂的详细信息（包括服用、数量和最后一次服用的时间）。尽可能确定非处方药的成分。已有研究证明，N-乙酰半胱氨酸对药物性肝损伤尤其是对乙酰氨基酚所致急性肝衰竭有益。确诊或疑似毒蕈中毒的急性肝衰竭患者，可考虑应用青霉素 G 和水飞蓟素。妊娠急性脂肪肝/HELLP 综合征所导致的肝衰竭建议立即终止妊娠，如果终止妊娠后病情仍继续进展，须考虑人工肝和肝移植治疗。

（3）自身免疫性肝炎所致急性肝衰竭 非病毒感染性肝衰竭，如自身免疫性肝炎是激素应用的适应证，可考虑使用泼尼松，40 ~ 60mg/d。

（4）防治并发症 肝衰竭时还容易出现脑水肿、肝性脑病、细菌或真菌感染、低钠血症、顽固性腹水、肝肾综合征、消化道出血、肝肺综合征。

脑水肿有颅内压增高者，可交替给予甘露醇和呋塞米进行脱水降颅压治疗。肝性脑病可在去除诱因的基础上，限制蛋白饮食，应用乳果糖减少肠源性毒素吸收，酌情选用精氨酸、门冬氨酸鸟氨酸等降氨药，必要时进行气管插管。细菌或真菌感染、肝肾综合征、消化道出血、肝肺综合征可参考相关章节的治疗措施。

3.人工肝支持治疗 人工肝支持系统是治疗肝衰竭有效的方法之一，其治疗机制是基于肝细胞的强大再生能力，通过一个体外的机械、理化和生物装置，清除各种有害物质，补充必需物质，改善内环境，暂时替代衰竭肝脏的部分功能，为肝细胞再生及肝功能恢复创造条件。

【复习题】

在我国引起肝衰竭的主要病因是（ ）

A.肝炎病毒   B.药物   C.酒精

D.高脂饮食   E.遗传病

第十一章　内分泌与代谢急症的处理

扫一扫看课件

第一节　糖尿病酮症酸中毒

【概述】

糖尿病酮症酸中毒（diabetic ketoacidosis，DKA）是体内胰岛素缺乏，升血糖激素增多等多种原因共同作用，导致糖和脂肪代谢紊乱，以高血糖、高酮血症和代谢性酸中毒为主要改变的临床综合征，是糖尿病的急性并发症，也是内科常见危象之一，严重者可致昏迷及死亡。

DKA 多发生于胰岛素依赖型糖尿病（1 型糖尿病），在糖尿病诊断后任何时期均可发生，部分患者首发表现即可能为 DKA。患 2 型糖尿病的部分患者发生DKA 的诱因不明，常见的诱因有感染、胰岛素治疗中断或不适当减量、饮食不当、创伤、手术、妊娠和分娩。

【临床表现】

1. 早期　原有糖尿病症状加重，如口渴、多饮、多尿加重，伴疲倦乏力、头晕头痛、恶心、呕吐、食欲不振，呼吸深长，呈 Kussmaul 呼吸，呼出的气体有烂苹果味（酮味）。

2. 后期　因严重失水，常伴中重度脱水，表现为口唇干裂、皮肤干燥、眼球下陷、脉细数、四肢厥冷、短期内体重下降，严重时血压下降。

3. 晚期　可有不同程度意识障碍、昏迷。

4. 少见症状　部分患者腹痛可为突出症状（呈弥漫性腹痛），部分患者疼痛程度非常剧烈，可伴腹肌紧张，偶有反跳痛，极易被误诊为急腹症，应予注意。

5. 感染　伴严重感染时可表现为感染性休克，如仅注意抢救感染性休克，而忽略糖尿病的诊断，无胰岛素治疗，此恶性循环将进一步加速酸中毒的进程，可有不同程度的意识障碍，使患者丧失抢救机会。

【辅助检查】

1. 血糖　一般在 13.9 ～ 33.3mmol/L，通常 >16.7mmol/L，若超过 33.3mmol/L，应考虑同时伴有高渗性高血糖状态或有肾功能障碍。

2. 尿常规　尿糖、尿酮体阳性。

3. 血气分析　酸中毒时可见血 pH 降低（6.9 ～ 7.2）；二氧化碳结合力（CO_2CP）下降，血气碳酸氢根（HCO_3^-）<16mmol/L；$PaCO_2$ 降低；剩余碱水平下降，阴离子间隙升高（正常 12 ～ 16mmol/L）。

4. 血酮　血酮体升高，多大于 3mmol/L。

5. 电解质　血钾正常或偏低，尿量减少后可偏高，治疗后可出现低钾血症；血钠一般 <135mmol/L，少数正常，偶可升高达 145mmol/L；血氯、血镁等降低。

6 血常规　白细胞增多，即使无合并感染，也可达（15 ～ 30）$\times10^9$/L，尤以中性粒细胞增高较显著。

7. 其他检查　心电图和胸部 X 线有助于发现诱发疾病和继发疾病，如肺部感染、心律失常、心肌梗死等。

【诊断要点】

1. 诊断标准

（1）各类糖尿病患者，原有症状在各种诱因、应激下加重，有上述典型症状和体征的临床表现者应高度警惕本病。

（2）如血糖 >13.9mmol/L，伴有酮尿和酮血症，且血 pH<7.3 和（或）血 HCO3⁻<15mmol/L 可诊断为 DKA。

2. 鉴别诊断

（1）应与高渗性高血糖状态、低血糖昏迷和乳酸酸中毒等急症相鉴别。

（2）如昏迷者，应与其他疾病所致昏迷如脑血管意外、尿毒症、中毒、肝性脑病、严重感染等相鉴别。

（3）首发症状表现为腹痛者，应与急腹症相鉴别。

3. 病情评估　DKA 确诊后，还需要判断酸中毒的严重程度。分为 3 度：

轻度：pH 值 <7.3，HCO3⁻<15mmol/L

中度：pH 值 <7.2，HCO3⁻<10mmol/L

重度：pH 值 <7.1，HCO3⁻<5mmol/L

出现以下情况之一者，表明病情危重：重度脱水、酸中毒呼吸和昏迷；血 pH<7.1，HCO3⁻<5mmol/L；血糖 >33.3mmol/L、血浆渗透压 >330mmol/L；电解质紊乱，如血钾过高或过低；血尿素氮持续升高。

【治疗要点】

治疗原则为尽快补液以恢复血容量、纠正失水状态；降低血糖；纠正电解质及酸碱平衡失调；同时积极寻找和消除诱因，防治并发症，降低病死率。

1. 紧急处理

（1）保持呼吸道通畅，吸氧浓度 4 ~ 6L/min，维持 PaO_2>60mmHg，严禁过度通气。

（2）监测生命体征和器官功能。

（3）立即完善血常规、尿常规、肾功能、电解质、血酮体，行血气分析等检查。

（4）补液是治疗的关键，同时建立 2 ~ 3 条静脉通道补液。

1）基本原则 先快后慢，先盐后糖，适时补钾。

2）开始时输液速度较快，在 1 ~ 2 小时内输入 0.9% 氯化钠（或林格液）1000 ~ 2000mL，以后每 1 ~ 2 小时补液 500 ~ 1000mL，前 4 小时输入所计算失水量 1/3 的液体，剩余液体在 24 小时内补给，一般 24 小时内补液 3000 ~ 5000mL。严重脱水者，可适当增加补液量。

3）开始可使用生理盐水，若血钠 >150mmol/L，则用 0.45% 氯化钠注射液。

4）当血糖下降至 13.9mmol/L 时，换用 5% 葡萄糖，并按每 2 ~ 4g 葡萄糖加入 1U 短效胰岛素。

5）鼓励患者多喝水，减少静脉补液量，也可用胃管灌注温 0.9% 氯化钠或温开水，但要分次少量缓慢灌注，避免呕吐而误吸。注意该方法不宜用于有呕吐、胃肠胀气或上消化道出血者。

6）对于心、肾功能不全的患者，应避免补液过度，在严密监测血浆渗透压、心、肺、肾功能和神志清醒状态下调整补液量和速度。

（5）胰岛素治疗，目前主张小剂量胰岛素静脉滴注法。

1）开始时以 0.1U/（kg·h）（成人 5 ~ 7U/h）普通胰岛素持续静脉滴注，控制血糖以 3.9 ~ 6.1mmol/（L·h）下降，每 1 ~ 2 小时复查血糖。

2）当血糖降至 13.9mmol/L 时可将输液的生理盐水改为 5% 葡萄糖或糖盐水，按葡萄糖与胰岛素比例为（3 ~ 4）:1 加入胰岛素，继续静脉滴注，每 4 ~ 6 小时复查血糖，同时将静脉输注胰岛素的剂量调整为 0.05 ~ 0.1U/（kg·h）。

3）当血糖维持在 11.1mmol/L 左右，尿酮体阴性（－）、尿糖（＋）时，可过渡到平时的日常治疗。

（6）纠正电解质及酸碱平衡失调。

1）通过输注生理盐水，低钠低氯血症一般可获纠正。

2）除非经测定血钾高于 5.5mmol/L、心电图有高钾表现或明显少尿、严重肾功能不全者暂不补钾外，一般应在开始进行胰岛素治疗及补液后，只要患者已有排尿均应补钾。一般在血钾测定的监测下，每小时补充氯化钾 1.0～1.5g（13～20mmol/L），24 小时总量 3～6g。待患者能进食时，改为口服钾盐。

3）补碱要慎重，仅严重酸中毒 [pH 低于 7.1 或（和）二氧化碳结合力低至 5mmol/L（10%～15% 容积）] 时，酌情给予碱性药物如碳酸氢钠（5% 碳酸氢钠 100mL）。

4）当 pH 高于 7.1，HCO^->10mmol/L 时，即应停止补碱药物。

（7）处理诱发病和防治并发症。积极治疗和预防各种并发症，如感染、休克、心律失常、心功能不全、肾功能不全、DIC、脑水肿及静脉血栓形成等。

2. 有条件时的急诊处理

（1）对于氧合不好的患者，必要时行气管插管，呼吸机辅助呼吸。

（2）有条件时监测血浆渗透压。

（3）低血容量性休克及心血管病患者可进行中心静脉压监测，根据病情给予留置胃管、留置导尿管等措施。

【复习题】

1. 下列哪项符合糖尿病酮症酸中毒的临床特点（　　）

A. 呼吸深大，呼气有烂苹果味　　B. 呼吸浅慢，不规则

C. 呼吸困难，口唇青紫　　D. 潮式呼吸

E. 呼吸浅快，呼气有大蒜味

2. 胰岛素依赖性糖尿病患者，20 岁，两天来出现恶心，面色潮红，呼吸深快，渐发生神志模糊以致昏迷，最可能的诊断为（　　）

A. 尿毒症酸中毒　　B. 糖尿病高渗昏迷

C. 乳酸性酸中毒　　D. 呼吸性碱中毒

E 糖尿病酮症酸中毒

3. 糖尿病酮症酸中毒抢救的主要措施（　　）

A. 抗感染　　B. 纠正电解质紊乱

C. 补生理盐水＋胰岛素　　D. 补液

E. 补碱性液

4. 糖尿病患者，男，60 岁，应用胰岛素治疗 3 年，平均每日 40 单位，2 天前在外饮食后出现腹泻、嗜睡、大汗淋漓，急诊入院。体检：脱水貌，血压 140/80mmHg，心率 l20 次 / 分，最重要的辅助检查是（　　）

A. 粪常规　　B. 血糖、酮体测定

C. ECG　　D. 脑部 CT

E. 血常规

第二节 低血糖昏迷

【概述】

低血糖昏迷是指血浆葡萄糖浓度低于 2.8mmol/L（<50mg/dl）或全血葡萄糖浓度低于 2.22mmol/L 时出现昏迷，静脉注射适量葡萄糖（20～25g）后神志迅速恢复的一种临床症状。

然而，需要注意的是在不同临床状态下低血糖引起症状和生理学反应时血糖阈值变化较大，需要全面综合考虑血糖浓度与出现临床症状间的关系。低血糖昏迷是糖尿病的常见急性并发症，也是糖尿病患者昏迷的常见原因。20% 的糖尿病患者应用胰岛素或口服降糖药物治疗过程中可发生低血糖。

【病因】

低血糖的病因复杂，一般分为以下两类。

1. 空腹（吸收后）低血糖症 常见病因有：①药物：胰岛素、磺脲类药及饮酒，喷他脒、奎宁及水杨酸盐等。②重症疾病：肝衰竭、心功能衰竭、肾衰竭、脓毒血症、营养不良。③升高血糖激素缺乏：皮质醇、生长激素、胰高糖素及肾上腺素。④非胰岛 B 细胞肿瘤。⑤内源性高胰岛素血症：胰岛 B 细胞疾病、胰岛素分泌过多、自身免疫性低血糖、异位胰岛素分泌。

2. 餐后（反应性）低血糖症 进餐后胰岛素反应性释放过多，引起餐后低血糖症，又称反应性低血糖症，多见于功能性疾患。常见病因有：碳水化合物代谢酶的先天性缺乏、早期糖尿病、特发性（功能性）低血糖症、滋养性低血糖症、肠外营养治疗。临床上以药物性低血糖多见，尤其以胰岛素、磺脲类药物和饮酒所致低血糖症最常见。

【临床表现】

根据低血糖病因、发生速度、严重程度、健康状态及代偿能力不同，在低血糖昏迷发生前临床表现各异。低血糖昏迷常在餐前、延迟进餐或运动后发生，出现低血糖后对交感神经系统有兴奋作用，对中枢神经系统有抑制作用。

1. 低血糖昏迷前驱症状 血糖浓度 <2.8mmol/L 时即可出现交感神经系统兴奋或中枢神经系统抑制症状。

（1）高儿茶酚胺血症表现 低血糖刺激儿茶酚胺大量分泌，导致患者突然大量出汗、心悸、血压升高、呼吸困难、手颤抖和瞳孔扩大。

（2）高胰高血糖素表现 饥饿、腹部不适、恶心和呕吐。

（3）中枢神经系统功能障碍 低血糖昏迷前可出现视物模糊、言语和判断力障碍、步态不稳、行为异常或短暂性偏瘫等，有的患者常被误认为患有中枢神经系统疾病。

2.低血糖昏迷　上述低血糖症状不能及时识别和治疗，患者迅速出现神志恍惚、昏迷或癫痫样抽搐、心动过缓、血压降低、呼吸减慢，最终引起不可逆性脑损害或死亡。

3.Whipple 三联征　低血糖症状、发作时血糖 <2.8mmol/L 和静脉注射葡萄糖后症状迅速缓解，即为 Whipple 三联征。此为胰岛 B 细胞瘤患者典型表现，该肿瘤多见于中年体胖妇女，常于清晨空腹反复发病。

【辅助检查】

1.血糖测定　低血糖是一种危急病症，首先须迅速准确地测定患者血糖。轻度低血糖的血糖值 <2.8mmol/L；中度低血糖的血糖值 <2.2mmol/L；重度低血糖的血糖值 <1.11mmol/L。糖尿病患者低血糖诊断标准为血糖值 <3.9mmol/L。

2.头颅 CT　行头颅 CT 检查，以排除颅脑创伤或病变。

3.其他检查　如心电图、血常规、肾功能等。

【诊断要点】

1.诊断标准　根据病史和临床表现，一旦怀疑低血糖昏迷，立即抽血查血糖。如血糖 <2.8mmol/L 即可诊断。

2.鉴别诊断　低血糖昏迷应与脑血管疾病、糖尿病酮症酸中毒、高渗性高血糖状态引起的昏迷相鉴别。

【治疗要点】

低血糖昏迷最重要的治疗原则是防重于治。

1.紧急处理

（1）保持呼吸道通畅。

（2）监测生命体征和器官功能。

（3）立即完善血常规、尿常规、肾功能、血糖、电解质等检查。

（4）建立静脉通路，补充葡萄糖。疑为低血糖昏迷者，在进行血糖测定同时，立即静脉注射 50% 葡萄糖溶液 40 ~ 50mL，多能迅速逆转低血糖昏迷，恢复神志。口服降糖药过量引起的低血糖昏迷，为防止再次发生低血糖，静脉维持输注 10% 葡萄糖溶液，注意观察神志变化。

（5）纠正电解质及酸碱平衡失调。

（6）防治并发症，低血糖昏迷超过 6h，即会有不可逆的脑组织损害，病愈后可遗留各种脑病后遗症，严重者可因治疗无效而死亡。

2.有条件时的急诊处理

（1）对于氧合不好的患者，必要时行气管插管，呼吸机辅助呼吸。

（2）有条件时检查血胰岛素与 C 肽。

（3）不能或不适合手术治疗者，选用抑制胰岛素分泌的药物治疗。①胰高血糖素：用于治疗 1 型糖尿病低血糖昏迷者。胰高血糖素 1mg 肌注或皮下注射，10 ~ 15 分钟患者可能神志恢复。对乙醇中毒所致低血糖昏迷者无效。②奥曲肽：生长抑素类似物奥曲肽能抑制胰岛素分泌，但也能抑制生长激素和胰高血糖素释放。用于辅助治疗磺脲类降糖药或胰岛细胞瘤引起的低血糖昏迷患者。③二氮嗪：直接抑制胰岛素分泌，增加肝糖原输出，减少细胞对葡萄糖的摄取。用于治疗口服降糖药过量或胰岛细胞瘤所致低血糖昏迷者，疗效有限。

【注意事项】

1. 对于反应性低血糖，患者意识尚清，可鼓励患者进食以纠正低血糖，并监测血糖。

2. 对于应用口服降糖药，尤其服用格列本脲（优降糖）的患者一旦出现昏迷，予以静脉注射葡萄糖使患者意识转清醒，必要时应用激素，并以 10% 或 5% 葡萄糖持续静点 3 ~ 5 天，同时监测血糖。

3. 对于应用胰岛素治疗的患者出现低血糖昏迷后，应立即予以静脉注射葡萄糖，意识转清后，可不予以持续静点葡萄糖，但应密切监测血糖。

4. 对可疑患者不必等待生化分析结果，治疗应在留取标本后立即进行。有条件时快速测定与生化检测同时进行。

【复习题】

1. 1 型糖尿病患者，男，20 岁，经胰岛素治疗血糖控制正常，今早突然晕倒，其最可能的原因是（　　）

A. 尿毒症酸中毒　　　　　　B. 糖尿病高渗昏迷　　　　　　C. 乳酸性酸中毒

D. 低血糖昏迷　　　　　　　E. 糖尿病酮症酸中毒

2. 低血糖症是指血糖浓度低于（　　）

A. 2.0mmol/L　　　　　　　B. 2.8mmol/L　　　　　　　C. 3.0mmol/L

D. 3.2mmol/L　　　　　　　E. 4.0mmol/L

第十二章　泌尿系统急症的处理

扫一扫看课件

第一节　急性肾盂肾炎

【概述】

急性肾盂肾炎是病原体在肾盂以及肾实质中异常繁殖所引起的急性感染性疾病。致病菌多经膀胱上行感染肾盂、肾实质，也可经血液直接播散到肾盂和肾实质。上行感染病原菌常见于革兰阴性杆菌，以大肠埃希菌和其他肠杆菌为主。血行感染主要是革兰阳性菌。本病可发生于各种年龄，以育龄期妇女最多见，其次是免疫力低下者及老年人。

【临床表现】

1. 一般症状　起病急，常有寒战、高热，体温多在 38 ~ 39℃之间，甚至高达 40℃；常伴有头痛、全身酸痛、恶心呕吐等全身症状。

2. 泌尿系统症状　患者常有尿频、尿急、尿痛、排尿困难等尿路刺激症状；有腰部胀痛或酸痛。体查可有肾区叩击痛（＋）。

【并发症】

急性肾盂肾炎经规范治疗，绝大多数可以治愈。但伴有糖尿病等免疫力低下的患者，若未及时治疗或治疗不当时，可出现以下并发症。

1. 肾乳头坏死。

2. 肾周围脓肿。

3. 革兰阴性菌血症。

4. 尿路结石与梗阻。

【辅助检查】

1. 尿常规　可有白细胞尿、血尿和微量蛋白尿。尿沉渣镜检白细胞数大于 5 个/HP 称为白细胞尿或脓尿，对诊断有重要意义。

2. 细菌学检查

（1）细菌定性检查　新鲜清洁中段尿沉渣涂片，可初步判断是革兰氏阳性还是阴性细菌，对及时选择有效抗生素有重要参考价值。

（2）细菌定量检查　新鲜清洁中段尿做细菌培养，其中以膀胱穿刺尿培养结果最可靠。如细菌定量培养大于等于 10^5/mL，称为真性菌尿，可确诊尿路感染。

3. 影像学检查　影像学检查如 B 超、腹部平片、泌尿系 CT 等了解尿道情况，发现有无结石、梗阻、畸形等导致感染反复发作的因素。

【诊断要点】

1. 诊断标准　急性肾盂肾炎一般有典型症状和尿液异常的表现，诊断不难。值得注意的是部分患者可仅有发热而无尿频、尿急、尿痛等症状。

2. 鉴别诊断

（1）肾结核　泌尿道、生殖道结核常同时发生，是最常见的肺外结核，多系血行感染。急性期可有发热（低热）、盗汗、乏力、腰痛、尿频、尿急、尿痛、血尿等症状，部分患者可无临床表现。

（2）前列腺炎　50 岁以上的男性因有前列腺增生、肥大，放置导尿管等易得此病。急性前列腺炎除畏寒发热、血白细胞总数升高外，可有腰骶和会阴部疼痛以及尿频、尿痛。尿液检查有脓细胞。

【治疗要点】

1. 紧急处理

（1）注意休息，多饮水，勤排尿；饮食清淡易消化。

（2）口服碳酸氢钠（1g，3 次/日）碱化尿液，以减轻膀胱刺激症状。

（3）抗感染治疗　急性肾盂肾炎的致病菌 80% 以上为大肠埃希菌，治疗时首选对革兰氏阴性杆菌有效的药物。抗菌药物的总疗程一般需要两周。

1）氟喹诺酮类　可选择左氧氟沙星（500mg 静脉滴注或口服，每日 1 次）。该药具有高尿液浓度的特点，抗菌谱可以广泛覆盖尿路感染常见病原菌，对铜绿假单胞菌有很强的杀菌效果。也可使用环丙沙星（200mg 静脉滴注，每日 2 次），对大肠埃希菌和铜绿假单胞菌具有很好的杀菌效果。

2）头孢菌素（2 代或 3 代）　相比 1 代头孢菌素而言，2 代头孢菌素（如头孢呋辛、头孢替安、头孢孟多）对革兰阴性菌的杀菌活性显著增加，同时保持了对葡萄球菌属较高的杀菌活性；而 3 代头孢菌素对革兰阴性菌有很高的杀菌活性，如头孢他啶（2g，静脉滴注，每8小时1次）和头孢吡肟（2g，静脉滴注，每8小时1次）。

　　3）脲基青霉素（哌拉西林＋β内酰胺酶抑制剂）　可选用哌拉西林/他唑巴坦（3.375～4.5g，静脉滴注，每6小时1次），此药具有广谱抗菌活性，包括对大多数铜绿假单胞菌、肠杆菌科、肠球菌均有很好的抗菌作用。

　　2. 有条件时的急诊处理
　　（1）有条件最好在尿细菌学培养及药物敏感试验指导下应用抗生素。
　　（2）若合并有泌尿系结石、尿道发育不全、先天性畸形等病因者需考虑外科手术治疗。

　　【注意事项】
　　1. 女性患者发热时，若无明显上呼吸道感染的症状或体征需行尿常规检查。
　　2. 对于病情危重者，或考虑复杂性尿路感染者，建议转上级医院治疗。

　　【复习题】

1. 急性肾盂肾炎最常见的致病菌是下列哪种（　　）
A. 大肠杆菌　　　　　　　　B. 沙门菌　　　　　　　C. 志贺菌
D. 链球菌　　　　　　　　　E. 葡萄球菌
2. 白细胞尿是指尿沉渣镜检白细胞大于（　　）个/HP。
A. 2　　　　　　　　　　　B. 3　　　　　　　　　　C. 4
D. 5　　　　　　　　　　　E. 10
3. 细菌定量培养大于等于10的几次方（　　）/mL，称为真性菌尿。
A. 3　　　　　　　　　　　B. 4　　　　　　　　　　C. 5
D. 6　　　　　　　　　　　E. 7
4. 急性肾盂肾炎抗感染的疗程一般需要多少天（　　）
A. 3　　　　　　　　　　　B. 5　　　　　　　　　　C. 7
D. 10　　　　　　　　　　　E. 14

第二节　肾绞痛

　　【概述】
　　肾绞痛不是一个独立的疾病，而是由多种原因导致肾盂或输尿管平滑肌痉挛所引起肾区剧烈疼痛。常见于输尿管结石，其疼痛的程度甚至可超过骨折、创伤、手术等。

【临床表现】

1.疼痛　稳定的肾结石一般很少引起明显的疼痛。当肾结石进入输尿管或嵌顿于肾盂输尿管连接处时，可引起肾绞痛。表现为突发一侧的腰背部剧烈疼痛，可牵涉至同侧下腹部和（或）腹股沟、会阴部、大腿内侧。严重肾绞痛发作时，患者可伴有恶心呕吐、身体蜷曲、面色苍白、大汗淋漓甚至出现血压下降。

2.血尿　血尿常因结石移行损伤尿路上皮细胞而出现，此时往往是明显的肉眼血尿，疼痛不显著时以镜下血尿居多。

【并发症】

1.感染　肾结石合并感染时，可出现发热、腰痛、尿频、尿急、尿痛等症状。严重者甚至发展为肾周脓肿，需要积极抗感染治疗甚至手术治疗。

2.泌尿系梗阻　肾结石合并尿路梗阻时，可引起梗阻以上部位的尿路积水。一般情况下为一侧尿路梗阻，极少数情况下出现双侧输尿管结石梗阻或一侧输尿管梗阻引起对侧输尿管痉挛，则可引起突发性无尿，需进行急诊处理。

3.肾功能损害　肾结石合并尿路梗阻时，尤其是双侧尿路梗阻或在此基础上合并严重感染，未及时有效治疗可出现肾功能损害。长期梗阻可引起慢性梗阻性肾病，急性梗阻若能及时有效解决，则患者肾功能可恢复正常。

4.局部损害　长期存在的肾结石，甚至可诱发鳞状上皮细胞化生，引起鳞状上皮细胞癌。

【辅助检查】

1.尿常规、尿沉渣检查　尿常规可发现有无血尿及白细胞。肾结石患者镜下血尿为均一性红细胞。

2.血液检查　可检查血常规、肾功能、电解质等。

3.影像学检查

（1）泌尿系 B 超　其不受结石成分的影响，且操作方便，诊断迅速，无损伤，一般考虑肾结石时首选。甚至可分辨出直径 2 ~ 3mm 的小结石，但其客观性却不如 X 线检查，有时会出现假阳性结果。

（2）泌尿系 CT　与 B 超相比，泌尿系 CT 更能检出容易漏诊的小结石以及明确梗阻的部位。其可分辨出 0.5mm 的微小结石，并且能够显示任何成分的结石。

【诊断要点】

1.诊断标准　根据肾结石常见的疼痛和血尿这两大临床表现、体格检查、尿液分析、泌尿系 B 超或 CT，绝大多数肾结石可以确诊。

2. 鉴别诊断

（1）肾绞痛患者需高度警惕主动脉夹层、心肌梗死等高危致命性疾病。

（2）需要与胆囊结石、胆囊炎、急性胰腺炎、急性阑尾炎、宫外孕破裂、卵巢囊肿蒂扭转等相鉴别。

【治疗要点】

1. 紧急处理

（1）解痉止痛药物　阿托品、山莨菪碱以及间苯三酚，可舒张输尿管平滑肌，促进结石的排出。

（2）解热镇痛药物　双氯芬酸钠、吲哚美辛（消炎痛）等。

（3）麻醉性镇痛药　哌替啶、吗啡。

（4）其他药物　黄体酮。

（5）抗感染　合并尿路感染时抗感染治疗。

2. 排石疗法

（1）饮水和运动　多饮水，每次 500 ~ 1000mL 以上，每日 3 ~ 4 次，保持尿量大于 2000mL。饮水后 30 分钟作适度跳跃运动。

（2）代表性药物　a_1 受体阻滞剂，如坦索罗辛、萘哌地尔等，但仅用于下输尿管结石和肾结石碎石后的辅助排石。

3. 溶石疗法　用于非钙性结石，其中 90% 的尿酸结石可被溶解。

4. 中医药干预

（1）在肾绞痛发作时，针刺三阴交穴、肾俞穴、膀胱俞穴等，也常常能收到迅速有效的镇痛效果。

（2）中药方剂可选用三金排石汤等。

5. 外科手术治疗

（1）体外冲击波碎石（SWL）适应证　适用于直径为 5 ~ 20mm 的肾结石。绝对禁忌证是妊娠妇女；相对禁忌证是结石远端尿路狭窄、凝血功能障碍、少尿性器质性肾衰、急性尿路感染、严重心律失常和结石体积过大。输尿管结石因被管壁包裹，比肾结石更难粉碎。

（2）经皮肾镜碎石术（PCNL）　主要用于治疗一些复杂性肾结石，如直径大于 2cm 的肾结石、鹿角形结石、多发性肾结石和胱氨酸结石。

（3）输尿管镜取石术（URS）　中段和下段输尿管结石治疗的第一线选择。

（4）开放式手术　目前开放式手术比率已大幅度降低，主要用于：①结石远端存在尿路狭窄，需在取石的同时进行尿路成形者。②经非开放式手术治疗失败者。③体积过大或数目多的复杂性肾结石。④结石导致肾脏功能丧失而被迫行肾切除者。

【注意事项】

1. 有条件的可行结石分析，结石成分分析是确定结石性质的方法，是选择溶石和防石的重要依据。结石标本可经体外碎石、手术和自排取石。

2. 尿路结石的自排率取决于其大小和部位，总体而言，直径 ≤ 4mm 的上尿路结石自排率大约为 80%。肾结石的自排率为：5mm 结石约为 50%，≥ 6mm 者约为 20%，≥ 10mm 者极少排出。输尿管结石的自排率为：上段约 25%，中段约 45%，下段约 70%。输尿管结石在尿路滞留时间超过 4 周将对肾功能产生不利影响，超过 6 周很难排出。

【预防调摄】

1. 大量饮水 是防治各种成分结石简单而有效的方法。保持每日尿量在 2L 以上。

2. 调节饮食 预防代谢性结石的重要措施。合理摄入蛋白质类食物，不使之超负荷；少食菠菜、茶、巧克力、草莓、麦麸和各种坚果（松子、核桃、板栗等）等草酸含量高的食物；少食动物内脏等嘌呤高食物；氯化钠的食用量限制在 5g/d 以内。

【复习题】

1. 考虑肾结石患者一般首选检查方式是哪种（　　）

A. 血常规　　　　　　　　　　B. 尿常规

C. 泌尿系 B 超　　　　　　　　D. 腹平片

E. 腹部 CT

2. 体外冲击波碎石（SWL）的绝对禁忌证是哪项（　　）

A. 妊娠妇女　　　　　　　　　B. 结石远端尿路狭窄

C. 凝血功能障碍　　　　　　　D. 急性尿路感染

E. 少尿性器质性肾衰

3. 下列哪项不是经皮肾镜碎石术（PCNL）的适应证（　　）

A. 胱氨酸结石　　　　　　　　B. 多发性肾结石

C. 鹿角形结石　　　　　　　　D. 直径为 5 ~ 20mm 的肾结石

E. >2cm 的肾结石

4. 下列哪项不是草酸高的食物（　　）

A. 菠菜　　　　　　　　　　　B. 动物内脏

C. 巧克力　　　　　　　　　　D. 草莓

E. 核桃

第三节　急性肾功能衰竭

【概述】

急性肾功能衰竭（ARF）是指由于肾脏本身或肾外原因引起的急性肾实质损害，引起肾功能短期内进行性下降，不能维持水电解质酸碱平衡，不能排泄代谢产物，导致内环境紊乱，而出现少尿或无尿、氮质血症、高钾血症和代谢性酸中毒等表现的临床综合征。

可引起急性肾衰竭的原因很多，临床上一般分为肾血流减少（肾前性）、肾实质性损坏（肾性）和尿路梗阻（肾后性）三大类。

【病因及病理生理】

1. 肾前性　由于肾血流量减少、肾小球滤过率降低所致，常见于休克、大出血、重度失水、心功能不全、肾病综合征、烧伤等。

2. 肾源性　由于肾实质病变所致肾小球和肾小管功能受损，常见于急性肾炎、急进性肾炎、急性肾小管坏死等。

3. 肾后性　主要是由于尿路梗阻，常见于结石、血凝块、肿瘤压迫等。

【临床表现】

常见症状包括乏力、食欲减退、恶心、呕吐、腹胀、腹泻、瘙痒等。

1. 少尿期

（1）电解质紊乱

1）高钾血症　主要是由于肾脏排泄功能障碍及大量钾离子从细胞内转移到细胞外液所致。一般血钾每日增高 0.3 ~ 0.5mmol/L，且血钾增高是患者一周内死亡的主要原因。高钾早期心电图可见 T 波高尖改变。

2）低钠血症　血清钠浓度在 135mmol/L 以下。低钠血症可分为稀释性低钠血症和缺钠性低钠血症。

3）低钙血症和高镁血症　患者可出现手足搐搦。高镁血症达到一定程度会抑制钙离子释放，使低钙血症更加严重。

4）水钠潴留　出现高血压、心力衰竭、肺水肿表现，体查可见颈静脉怒张、肺部湿啰音等。

（2）代谢性酸中毒　表现为深大呼吸。

（3）肾功能异常　血尿素氮、肌酐明显增高。

（4）其他　可以有贫血及出血倾向，以及合并感染的表现。

2. 多尿期　尿量增加超过 400 ~ 500mL/d，即可认为是多尿期的开始。日尿量增至 2000mL 即表明进入多尿期，尿量超过 3000mL 为多尿，多尿期的日尿量最高可达 6000mL。随着尿量的增加，患者自觉症状日益好转，水肿消退，血压恢复正常。此期由于大量的水、钠及钾的排出，患者可发生脱水、低血钠及低血钾。机体抵抗力降低，易发生感染。

3.恢复期 患者精神及食欲明显好转，但由于大量消耗，患者虚弱无力、消瘦、营养不良、贫血。一般需要经过 2 ~ 3 个月才能恢复健康。少数患者肾功能永久性损害，其中小部分可发展为慢性肾衰竭。

【辅助检查】

1.尿液检查 ①尿量减少：每日尿量 <400mL（少尿），每日尿量 <100mL（无尿）。但也有些患者可无少尿，尿量在 400 ~ 500mL/d 以上。后者称为非少尿型急性肾衰。无尿与突然尿量增加交替出现是尿路梗阻的特征性表现之一。②尿常规、尿沉渣检查：尿呈酸性，尿中可见血尿、蛋白尿及各种管型。③尿钠：肾前性氮质血症时尿钠显著降低，常为 5mmol/d，而少尿型急性肾小管坏死时约在 25mmol/d。④尿渗透压：尿渗透压与血渗透压比值 <1∶1，表明肾浓缩功能低下。

2.血常规、生化及血气分析检查 急性肾衰患者可有贫血，一般较轻。血清肌酐及尿素氮逐日增高是急性肾衰竭的特点，应每日测定。急性肾衰竭都存在代谢性酸中毒，血浆二氧化碳结合力降低，血气分析 pH 值降低、BE、HCO_3^- 负值增大，其程度与病情严重程度有关。电解质的测定对于判定电解质紊乱有重要意义。

3.肾活检 是确诊肾性急性肾衰患者病因的重要手段。

【诊断要点】

1.诊断标准

（1）有引起肾功能衰竭的肾前性、肾性或肾后性诱因。

（2）尿量的变化，尿常规的异常，血肌酐及尿素氮的进行性升高，肾活检结果的支持。

2.鉴别诊断

（1）区分急性肾衰的病因是肾前性、肾性还是肾后性。

（2）慢性肾功能衰竭一般有 4 个特点，即有肾脏病既往史；平时有夜尿增多现象；严重贫血，钙、磷代谢紊乱；泌尿系超声示双肾缩小。

【治疗要点】

1.紧急处理

（1）补充血容量 在排除肾脏病变和肾后性因素的基础上，应当对血容量不足或丢失的程度做出正确判断，并及时补充，首先补充等张晶体。

（2）避免使用肾毒性药物或毒物 若是因误服毒物引起的急性肾衰应立即洗

胃或导泻，并采用有效解毒药剂。

（3）应用利尿药物　血容量纠正后仍有少尿或无尿者，可选用呋塞米静脉注射利尿。

（4）高钾血症的处理　血钾高于 6mmol/L 时，必须立即处理。①停用一切含钾的药物和食物。②50% 葡萄糖 50 ~ 100mL 或 10% 葡萄糖 250 ~ 500mL，加胰岛素 6 ~ 12U 静脉滴注，葡萄糖与胰岛素比值约为 4：1。③5% 碳酸氢钠 250mL 静脉滴注，5 ~ 10 分钟起效，作用维持 2h。④利尿剂可选用呋塞米注射液缓慢静脉推射，促进钾的排出。⑤ 10% 葡萄糖酸钙稀释后静脉推注，对抗钾离子心肌抑制作用。

（5）代谢性酸中毒　轻度酸中毒无需特殊处理，只有当 HCO3⁻<10mmol/L，或血 pH 值 <7.15 时可考虑给碳酸氢钠。

2. 有条件时的急诊处理

（1）行中心静脉穿刺置管，监测中心静脉压对于指导补液具有重要参考意义。

（2）血液透析治疗　指征：①血钾 >6.0mmol/L。②容量负荷过重，有心力衰竭及肺水肿。③血清尿素氮 >28.7mmol/L 或肌酐 >530.4μmol/L。④严重代谢性酸中毒，pH<7.15 或 HCO3⁻<12mmol/L。⑤高代谢性肾小管坏死，每日血清尿素氮升高 >10.7mmol/L 或肌酐增高 >88μmol/L；每日血钾增加 1mmol/L 或 HCO3⁻ 降低 2mmol/L。

【急救流程】

急性肾功能衰竭的急救流程见图 12-1。

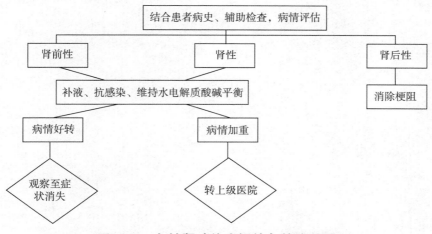

图12-1　急性肾功能衰竭的急救流程图

【注意事项】

1. 积极查找急性肾衰竭的病因。

2. 对于病情危重者，需要行血液透析等治疗时，建议转上级医院治疗。

【复习题】

1. 下列哪项不是引起肾前性急性肾功能衰竭的病因（　　）

A. 烧伤　　　　　　　　B. 尿石症　　　　　　　C. 休克

D. 心功能不全　　　　　E. 消化道出血

2. 下列哪项不是急性肾功能衰竭的常见症状（　　）

A. 乏力　　　　　　　　B. 食欲减退　　　　　　C. 恶心

D. 腹胀　　　　　　　　E. 胸闷心悸

第十三章　女性生殖系统急症的处理

扫一扫看课件

第一节　异位妊娠

【概述】

异位妊娠俗称宫外孕，是女性常见的急腹症之一，是指受精卵着床在子宫体腔以外的部位，最多见的部位是输卵管的壶腹部。本节主要介绍输卵管妊娠。

正常妊娠一般在输卵管壶腹部受精，经过发育与输送，最后在子宫体腔黏膜内着床生长。若受精卵发育异常或输送过程受阻，均可导致输卵管妊娠，其中最多见的原因是慢性输卵管炎。

受精卵在输卵管黏膜着床后，滋养细胞侵入肌层，甚至穿透管壁，最终导致输卵管妊娠流产或破裂，流产或破裂后，胚胎绝大部分已死亡，其中一部分被血块包裹并机化，称为"陈旧性宫外孕"，偶有存活者，种植于腹腔继续生长，形成继发性腹腔妊娠。

【临床表现】

（一）症状

1. 停经　输卵管妊娠一般停经 6 ~ 8 周，但有时也不明显，尤其是一部分人平时月经周期不规则，停经后出现不规则阴道流血时往往误认为是月经。

2. 阴道流血　阴道流血表现可有多种多样，多为颜色暗红或深褐色，量少、点滴状、淋漓不尽，有时表现为少量流血后停止几天又开始流，反复发生，亦有出血量如平时月经量，甚至大量阴道流血的。阴道流血的多少不能反映疾病的严重程度。

3. 腹痛 输卵管妊娠未流产或破裂时，患者常表现为一侧下腹部隐痛或胀痛。当输卵管妊娠破裂时，表现为突然一侧下腹部撕裂样疼痛，继而随着内出血增加，血液刺激腹膜，出现肛门坠痛、满腹疼痛，严重时甚至肩胛部放射痛。可伴有恶心、呕吐、腹泻等，易误诊为急性胃肠炎。

4. 休克和晕厥 随着腹腔内出血急剧增加，患者有效血容量锐减，出现低血容量性休克，表现为面色苍白、四肢冰冷、尿量减少等。出血量较少或出血速度缓慢时常表现为晕厥。

（二）体征

1. 全身情况 失血较多时表现为贫血貌，休克时脉搏细速、血压下降，体温一般正常。

2. 腹部情况

视诊：一般平坦，随着内出血增多，可稍微膨隆。

触诊：患侧下腹剧烈压痛、反跳痛，出血较多时满腹压痛、反跳痛、腹肌紧张，包块较大或已形成血肿，可在患侧触及实性包块。

叩诊：移动性浊音阳性。

听诊：肠鸣音可减弱。

3. 盆腔情况 阴道内有时可见血液，后穹隆饱满、触痛。宫颈举痛明显。子宫稍大，但远小于停经月份，质软，内出血多时有漂浮感。患侧附件区压痛明显，有时可扪及包块，多边界不清。

【辅助检查】

1. 尿 HCG 测定 多数患者表现为阳性或弱阳性，若为阴性不能即刻排除，需进一步检测血 HCG。

2. B 超 B 超检查宫腔内未发现孕囊，子宫外一侧附件区可见混合性包块，包块内见到孕囊和心管搏动或者卵黄囊等，可确诊为异位妊娠。盆腔或腹腔有出血时，B 超下可见到积液。

3. 腹腔穿刺或阴道后穹隆穿刺 移动性浊音阳性时，可通过腹腔穿刺抽出暗红色不凝血液。内出血较少或腹腔穿刺未抽到时，可通过阴道后穹隆穿刺，在 B 超引导下穿刺更准确。

4. 子宫内膜病理检查 人工流产后检查见到蜕膜但未见到绒毛时要高度怀疑异位妊娠，阴道流血较多时可行诊断性刮宫，刮出组织送病检。

5. 腹腔镜检查 B 超发现附件区有包块，可通过腹腔镜明确诊断，同时也可以进行治疗。患者生命体征平稳、内出血不多时，可转上级医院进行此项检查和治疗。

【诊断要点】

1. 诊断标准　具备以下三点可以临床诊断为异位妊娠。

（1）明确的性生活史，出现停经、阴道流血、腹痛等症状。

（2）HCG 阳性，B 超发现宫外有孕囊或心管搏动。

（3）B 超示盆腔或腹腔有积液，或者腹腔穿刺（或阴道后穹隆穿刺）抽出不凝血液，可确诊内出血，需紧急处理。

2. 鉴别诊断　异位妊娠应与流产、急性阑尾炎、急性盆腔炎、卵巢囊肿蒂扭转或破裂、黄体破裂等鉴别。

【治疗要点】

1. 紧急处理

（1）当输卵管妊娠流产或破裂，患者内出血较多、生命体征不平稳时，立即平卧位、吸氧、保暖，快速建立静脉通道，大量补充生理盐水或平衡溶液。

（2）交叉合血，输同型浓缩红细胞和血浆，或者全血。

2. 有条件时的急诊处理　有条件进行开腹手术时，立即剖腹探查，无生育要求者行患侧输卵管切除和对侧输卵管结扎术；如有生育要求，根据术中情况行患侧输卵管保守手术或切除术。

3. 转诊处理　无条件进行手术时，患者生命体征不平稳、内出血较多时，应予输液，同时由医护人员护送至最近的有条件手术的医院，并通过电话提前与接收医院的妇科医生介绍病情和血型等。若患者生命体征平稳、无内出血时，应写好门诊病历，交代患者到上级医院检查和治疗。

3. 中医药干预　患者生命体征平稳、无内出血、包块较小、HCG 比较低时，可予以药物保守治疗，采用活血化瘀、消癥杀胚的中药。

【急救流程】

异位妊娠急救流程见图 13-1。

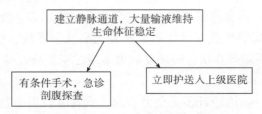

图13-1　异位妊娠急救流程

【注意事项】

1.对于所有有性生活的育龄期女性，凡有月经异常、腹痛等应排除异位妊娠，宫腔未见孕囊应追踪。

2. 阴道流血量的多少与病情严重程度不成正比。

3. 在诊断不明确前，慎用镇痛药。

【复习题】

关于异位妊娠的诊断哪项是错误的（　　）

A. 后穹隆抽不出不凝血液可以排除　　　B. 诊断性刮宫见不到绒毛

C. 异位妊娠破裂时常有晕厥和休克　　　D. 妇科检查时有宫颈剧痛

E. 不一定有停经史

第二节　急性盆腔炎

【概述】

急性盆腔炎是指女性上生殖道的一组感染性疾病，目前多称为盆腔炎性疾病（PID），包括急性子宫内膜炎及子宫肌炎、急性输卵管炎、输卵管卵巢脓肿、急性盆腔腹膜炎等，是女性常见的急腹症之一。

急性盆腔炎的病原体来源分内源性和外源性。内源性病原体来自寄居于阴道的微生物群，包括需氧菌和厌氧菌，外源性病原体主要为淋病奈瑟菌、沙眼衣原体等性传播疾病的病原体。

急性盆腔炎的感染途径一般经生殖道黏膜上行蔓延，在生殖道黏膜受到创伤时，如人工流产、放置节育器等宫腔操作时，病原菌可通过淋巴系统蔓延，结核杆菌可经血液循环感染生殖器；腹腔脏器感染后，感染可蔓延至内生殖器。

急性盆腔炎多发生于育龄期妇女，高危因素主要有产后或流产后的感染、宫腔内手术操作后的感染、经期卫生不良、性卫生不良、邻近器官炎症、慢性盆腔炎急性发作等。

【临床表现】

1. 症状　常见的症状为下腹部疼痛和阴道分泌物增多。疼痛呈持续性，性交或活动后可加重，病情严重时可伴有发热甚至高热、寒战、恶心、呕吐、尿频、尿急、腹泻或里急后重等症状。经期发病可出现经期延长、经量增多。

2. 体征

（1）全身情况　病情轻者多无全身表现，重者可表现为急性痛苦病容，体温升高、脉搏加快。

（2）腹部情况　下腹部有压痛、反跳痛和腹肌紧张，肠鸣音减弱或消失。

（3）盆腔情况　阴道内有脓性臭味分泌物，宫颈充血水肿，穹隆触痛，宫颈举痛、宫体稍大、压痛、活动欠佳，子宫两侧压痛明显，附件区增厚，或者可扪及囊性包块，且压痛明显。

【辅助检查】

1. 血常规测定　多数患者表现为白细胞增多，主要为中性粒细胞增多。

2. B 超　B 超显示输卵管增粗、输卵管积液、输卵管卵巢肿块、盆腔积液等。

3. 阴道后穹隆穿刺　B 超示盆腔积液或子宫直肠窝积液时可经阴道后穹隆穿刺，若抽出脓性分泌物可明确诊断，分泌物革兰氏染色或细菌培养可明确病原体。

4. 腹腔镜检查　腹腔镜对输卵管炎诊断的准确率高，镜下可见输卵管表面明显充血、输卵管壁水肿、输卵管伞段或浆膜面有脓性渗出。

【诊断要点】

1. 诊断标准　临床正确诊断急性盆腔炎比较困难，而延误诊断又易导致慢性盆腔炎的发生，因此美国疾病控制中心推荐的盆腔炎的诊断标准分为最低标准、附加标准和特异标准。

（1）最低标准　性生活活跃的女性出现下腹痛，且可以排除其他原因引起下腹痛，妇科检查有宫颈举痛或子宫压痛或附件区压痛。

（2）附加标准　体温超过 38.3℃，宫颈或阴道有异常黏液脓性分泌物，阴道分泌物涂片出现大量白细胞，红细胞沉降率升高，C- 反应蛋白升高，实验室检查证实宫颈淋病奈瑟菌或衣原体阳性。

（3）特异标准　子宫内膜活检、超声或腹腔镜等证实有炎症征象。

2. 鉴别诊断　急性盆腔炎应与异位妊娠流产或破裂、急性阑尾炎、卵巢囊肿蒂扭转或破裂、黄体破裂等鉴别。

【治疗要点】

1. 抗生素治疗　符合急性盆腔炎最低标准时即应开始予以抗生素治疗，在没有药敏前，需凭经验用抗生素，急性盆腔炎多为淋病奈瑟菌、衣原体以及需氧菌、厌氧菌的混合感染，因此抗生素的选择必须涵盖以上病原体，选择广谱抗生素以及联合用药。用药途径一般是先用静脉注射至临床症状改善后 24 小时改口服给药，整个疗程需 14 天。联合用药方案有以下几种。

（1）头霉素或头孢菌素类药物（必要时加硝基咪唑类和大环内酯类）。

（2）喹诺酮类与甲硝唑联合。

（3）青霉素类与四环素类联合。

（4）克林霉素与氨基糖苷类联合。

2. 支持治疗　卧床休息，取半坐卧位有利于炎症局限。给予高热量、高维生素流质或半流质饮食。补充液体，纠正电解质紊乱和酸碱失衡。高热时需退热处理。

3. 转诊处理　以下三种情况需转上级医院手术治疗：①若药物治疗 48 ～ 72 小时，体温持续不降，症状加重。②治疗过程中突然出现腹痛加剧，伴有恶心、寒战、高热等，检查时腹部拒按，可能脓肿破裂。③经治疗后症状缓解，但2～3周后复查盆腔包块仍未消失。

4. 中医药干预　在抗生素治疗的基础上，可以辅以解热解毒的中药治疗。

【急救流程】

急性盆腔炎的急救流程见图 13-2。

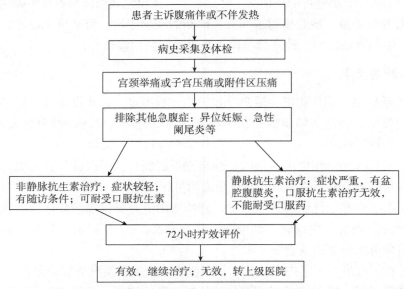

图13-2　急性盆腔炎的急救流程图

【注意事项】

1. 抗生素治疗时一定要谱广抗菌，覆盖需氧菌、厌氧菌、支原体、衣原体等，最好使用联合用药。疗程一定要足，1 个疗程为 14 天。

2. 抗生素治疗 3 天无好转或者好转后又突然恶化，应转上级医院治疗。

3. 在诊断不明确前，慎用镇痛药。

【复习题】

某患者，人流后 10 天出现发热、腹痛。体查：下腹部压痛、宫颈举痛。血常规：白细胞 $13.7 \times 10^9/L$，中性粒百分比 90%，下列最正确的处理是（　　）

A. 尽快用解热镇痛消炎药对症治疗

B. 广谱抗生素配以抗厌氧菌药物，每天阴道冲洗一次

C. 广谱抗生素治疗，同时尽快清宫术

D. 广谱抗生素配以抗厌氧菌药物，等药敏结果出来后适当调整

E. 为防止抗生素滥用，应等细菌培养加药敏结果出来后，根据结果使用抗生素

第十四章　急性中毒

扫一扫 看课件

第一节　概　述

【概述】

中毒是指有毒化学物质进入人体后，达到中毒量而产生的全身性损害，分为急性中毒和慢性中毒两大类，急性中毒是大量毒物在较短时间内进入人体引起的疾病，发病急，症状严重，变化迅速，如不积极治疗，可危及生命，本章节只讲述急性中毒。引起中毒的化学物质称为毒物。

（一）病因

1. 职业性中毒　由于生产和使用过程中不注意防护，密切接触有毒原料、中间产物或成品而发生的中毒。

2. 生活性中毒　由于误食或意外接触有毒物质、用药过量、自杀或故意投毒谋害等原因使过量毒物进入人体内而引起中毒。

（二）毒物的吸收、代谢及排出

毒物可通过呼吸道、消化道及皮肤黏膜等途径进入人体。毒物吸收入机体代谢部位以肝肠为主，主要在肝脏代谢。毒物的排出以肾脏最为重要，其次胆道、肠黏膜、汗腺、肺、乳汁等。

（三）中毒机制

1. 局部腐蚀、刺激作用　强酸、强碱可吸收组织中的水分，并与蛋白质或脂肪结合，使细胞变性、坏死。

2. 缺氧　一氧化碳、硫化氢、氰化物等窒息性毒物可阻碍氧的吸收、转运或利用，使机体组织和器官缺氧。

3. 麻醉作用　脑细胞和细胞膜脂类含量高，而有机溶剂和吸入性麻醉剂具有较强的亲脂性，故能通过血脑屏障进入脑内，抑制脑功能。

4. 抑制酶的活力　毒物或其代谢产物通过抑制酶的活力而对人体产生毒性。如有机磷农药、氰化物等。

5. 干扰细胞或细胞器的生理功能　如自由基能使肝细胞膜中脂肪酸发生氧化作用而导致线粒体、内质网变性，肝细胞坏死。

6. 受体竞争　如阿托品通过竞争阻断毒蕈碱受体，产生毒性作用。

【临床特点】

（一）毒物接触史

毒物接触史对于确诊具有重要意义，多数情况下，对患者进行仔细的检查和询问可以得到重要线索，指导医生综合分析做出正确的诊断。包括了解患者的精神状态、长期服用药物种类、家中药品有无缺少、室内通风及炉火情况、有无其他人员有类似表现等。对于怀疑职业性中毒，还需详细询问工种、工龄、接触毒物种类及时间、环境条件、防护措施以及先前是否发生过类似事故等。

（二）临床表现

急性中毒可以累及全身各个系统，出现相应的临床表现。

1. 皮肤黏膜　强酸、强碱、百草枯、苯酚等腐蚀性毒物可导致皮肤及消化道黏膜灼伤；毒蕈、鱼胆、百草枯等可以引起皮肤发绀；阿托品、颠茄、乙醇、硝酸甘油等可使颜面潮红；一氧化碳、氰化物可使皮肤出现樱桃红。

2. 眼睛　有机磷类、阿片类、镇静催眠药等可引起瞳孔缩小；阿托品、莨菪碱、甲醇、乙醇、大麻、苯、氰化物等可引起瞳孔扩大。

3. 神经系统　麻醉药、镇静催眠药、一氧化碳、氰化物等可引起患者昏迷；有机汞、抗胆碱药、苯等可使患者出现谵妄；有机磷、有机汞、有机氯、汽油、乙醇等可出现肌纤维颤动；毒鼠强、窒息性毒物、有机氯杀虫剂可让患者出现惊厥表现。

4. 呼吸系统　氰化物有苦杏仁味、有机磷杀虫药有大蒜味；呼吸兴奋剂、水杨酸类、抗胆碱药可使呼吸加快加深；催眠药、吗啡、海洛因可使呼吸减慢；刺激性气体、有机磷杀虫剂、百草枯等可引起肺水肿。

5. 消化系统　绝大部分经口服吸收的毒物都可以引起中毒性胃肠炎及中毒性肝损害。

6.循环系统 阿托品、颠茄、氯丙嗪等可引起心动过速；洋地黄类、毒蕈、拟胆碱药、钙离子拮抗剂、β-受体阻滞剂等可导致心动过缓；过量的洋地黄、奎尼丁、氨茶碱等药物甚至可导致心脏骤停。

7.血液系统 砷化氢、苯胺、硝基苯等可导致溶血性贫血；氯霉素、抗肿瘤药、苯等可引起再生障碍性贫血；阿司匹林、氯霉素、氢氯噻嗪、抗肿瘤药可引起出血；肝素、水杨酸类、抗凝血类杀鼠剂、蛇毒等可导致血液凝固障碍。

（三）实验室检查

1.尿液检查 肉眼血尿多见于可引起凝血功能障碍的毒物；蓝色尿见于含亚甲蓝的药物中毒；绿色尿见于麝香草酚中毒；橘黄色尿见于氨基比林中毒；灰色尿见于酚或甲酚中毒；结晶尿见于磺胺中毒。

2.血液检查 疑有机磷农药中毒检查胆碱酯酶；一氧化碳中毒检查碳氧血红蛋白；亚硝酸盐中毒检查高铁血红蛋白。

3.毒物检测 毒物检测理论上是诊断中毒最为客观的方法，但很多中毒患者体内并不能检测到毒物，因此，诊断中毒时不能过分依赖毒物检测。

【诊断和鉴别诊断】

中毒的诊断主要依据接触史和临床表现，同时还应进行相应的实验室及辅助检查或环境调查，以证实人体内或周围环境中存在毒物，并排除其他相似症状的疾病（如急性胃肠炎、脑血管意外等），方可做出诊断。对于有明确接触史的患者根据症状就可以做出诊断，对于无明确接触史的患者，如果出现不明原因的抽搐、昏迷、休克、呼吸困难等，通过既往病史不能解释的情况下都应想到中毒的可能。

【急诊处理】

（一）治疗原则

1.脱离中毒现场，终止与毒物继续接触。
2.稳定生命体征。
3.清除体内毒物。
4.尽早使用特效解毒药物。
5.对症支持治疗。

（二）治疗措施

1.评估生命体征 若患者出现呼吸、循环功能不稳定，如休克、严重低氧血症和呼吸心脏骤停，应立即进行积极的救治措施。

2. 脱离中毒现场，终止毒物接触 毒物由呼吸道或皮肤侵入时，应立即将患者撤离中毒现场，脱去污染的衣物，用肥皂水或清水清洗接触部位的皮肤和毛发。

3. 清除体内未吸收的毒物 对口服中毒患者尤为重要，可通过催吐、洗胃、导泻、全肠道灌洗等方法进行。催吐适用于神志清楚并能配合的患者，昏迷、惊厥及吞服腐蚀性毒物者禁忌催吐。一般嘱患者先饮温水 300 ~ 500mL，用手指或压舌板刺激咽后壁或舌根诱发呕吐，不断重复直至胃内容物完全呕出为止；洗胃一般在服毒后 6 小时内效果最好，但即使超过 6 小时，由于部分毒物仍残留于胃内，多数情况下仍需洗胃，洗胃时注意保护呼吸道，防止发生误吸；洗胃后灌入泻药导泻，有利于清除肠道内毒物，一般不用油类泻药，以免促进脂溶性毒物吸收，常用盐类泻药，如硫酸钠或硫酸镁 15g 溶于 200mL 水中，口服或经胃管注入；全肠道灌洗是一种快速清除肠道毒物的方法，可在 4 ~ 6 小时内清空肠道，主要用于中毒时间超过 6 小时或导泻无效者，方法是将高分子聚乙二醇等渗电解质溶液连续灌肠，速度为 2L/h。

4. 促进已吸收毒物的排出 主要方法有利尿、高压氧、血液净化。根据患者中毒毒物的种类性质及严重程度进行选择。利尿主要用于以原型从肾脏排出的毒物中毒，可快速输入葡萄糖或其他晶体溶液，然后静脉注射呋塞米，促进毒物随尿液排出；高压氧对于一氧化碳中毒是一种特效抢救措施，可促进碳氧血红蛋白解离，加速一氧化碳排出，还能减少迟发性脑病的发生；血液净化是指把患者血液引出体外，通过净化装置除去其中某些致病物质，达到净化血液、治疗疾病目的的一系列技术，包括血液透析、血液灌流、血浆置换等。

5. 特效解毒药的应用 依地酸钙钠主要治疗铅中毒；巯基螯合剂（二巯丙醇、二巯丙磺钠等）主要治疗砷、汞、铜、锑、铅等金属中毒；亚甲蓝（美蓝）主要用于高铁血红蛋白血症，小剂量亚甲蓝（1 ~ 2mg/kg）可使高铁血红蛋白还原为正常血红蛋白，是亚硝酸盐、苯胺、硝基苯等毒物中毒的特效解毒药，大剂量（10mg/kg）亚甲蓝的效果刚好相反，可产生高铁血红蛋白血症，适用于氰化物中毒的治疗；氰化物中毒还可用亚硝酸盐 - 硫代硫酸钠疗法；有机磷杀虫药中毒主要的特效解毒药有阿托品、盐酸戊乙奎醚、解磷定等；纳洛酮为阿片类受体拮抗剂，适用于镇静催眠药中毒及急性酒精中毒；氟马西尼为苯二氮䓬类中毒的特效解毒药。

6. 对症处理 多数中毒并无特效解毒药，只能通过积极的对症支持治疗，帮助危重症患者渡过难关，对重要组织器官功能进行保护治疗。

【复习题】

一、单选题

1. 一般在服药后几小时内洗胃最有效（   ）

A.48 小时内　　　　　　B.24 小时内　　　　C.12 小时内

D.12 ～ 24 小时　　E.6 小时内

2.高铁血红蛋白血症的特效解毒药是什么（　　）

A. 亚甲蓝　　　　　　　B. 氨羧螯合剂　　　　C. 阿托品

D. 纳洛酮　　　　　　　E. 硫代硫酸钾

二、判断题

不管是什么毒物中毒，只要是经口服用的，都需要尽快进行洗胃，以促进毒物排出（　　）

第二节　急性乙醇中毒

【概述】

急性乙醇（酒精）中毒俗称醉酒，是急诊科常见疾病之一，机体一次摄入过量乙醇或酒类饮料可引起先兴奋后抑制的神经精神症状，严重者甚至出现呼吸抑制及休克。

乙醇是无色、易燃、易挥发的液体，具有醇香气味，能与水和大多数有机溶剂混溶。乙醇具有脂溶性，可迅速透过大脑神经细胞膜，并作用于膜上的某些酶而影响细胞功能。乙醇对中枢神经系统的抑制作用，随着剂量增加，依次抑制小脑、网状结构及延髓。小剂量出现兴奋作用，极高浓度乙醇抑制延髓中枢引起呼吸或循环衰竭。

【临床表现】

1.兴奋期　血乙醇浓度 >500mg/L，眼部充血、面部潮红或苍白，眩晕，欣快感，啼笑无常，易感情用事，无忧无虑，有时行动天真，有时粗鲁无礼，或谈论滔滔，或静寂入睡等。

2.共济失调期　血乙醇浓度 >1500mg/L，表现为兴奋后患者的动作逐渐笨拙，身体不稳，步态蹒跚，神志错乱，语无伦次，吐词不清等。

3.昏迷期　血乙醇浓度 >2500mg/L 患者昏睡，呼吸缓慢而有鼾声，颜面苍白、皮肤湿冷、口唇微紫、瞳孔正常或散大，心率加快，血压、体温下降，或有呕吐，大、小便失禁，偶有脑水肿。如有延髓受抑制，则可引起呼吸和血管运动中枢麻痹，而发生呼吸衰竭和循环衰竭，甚至引起死亡。

小儿摄入中毒剂量后，很快进入沉睡中，不省人事，一般无兴奋阶段。但由于严重低血糖可发生惊厥。患儿亦可出现高热、休克、颅内压升高等。在咳嗽、吞咽和呕吐时，如果吸入乙醇饮料，可引起吸入性肺炎或急性肺水肿。

急性中毒患者苏醒后常有头痛、头晕、乏力、恶心、纳差等症状，少数可出现低血糖、肺炎、急性肌病等并发症。

【辅助检查】

1. 血乙醇浓度测定　血乙醇浓度能判断病情和预后，但嗜酒和非嗜酒者血乙醇浓度与中毒表现差异较大。

2. 生化检查　昏迷者可见低血糖和肝功能异常。

3. 动脉血气　可出现轻度的代谢性酸中毒。

4. 头颅 CT　昏迷者应行头颅 CT 检查，以排除头脑创伤或病变。

【诊断要点】

1. 诊断标准　具备以下两点可以临床诊断急性乙醇中毒。

（1）明确的过量酒精或含酒精饮料摄入史。

（2）呼出气体或呕吐物有酒精气味并有以下之一者：①表现易激惹，多语或沉默，语无伦次，情绪不稳，行为粗鲁或攻击行为，恶心、呕吐等。②感觉迟钝，肌肉运动不协调，躁动，步态不稳，明显共济失调，眼球震颤，复视。③出现较深的意识障碍如昏睡、浅昏迷、深昏迷，神经反射减弱、颜面苍白、皮肤湿冷、体温降低、血压升高或降低，呼吸节律或频率异常，心搏加快或减慢，二便失禁等。

2. 鉴别诊断　急性乙醇中毒昏迷者应与镇静催眠药中毒、一氧化碳中毒、严重低血糖、肝性脑病、颅脑外伤和脑血管意外等鉴别。

3. 病情评估　急性乙醇中毒程度临床可分 3 度。

（1）轻度（单纯性醉酒）　仅有情绪、语言兴奋状态的神经系统表现，如语无伦次但不具备攻击行为，能行走，但有轻度运动不协调，嗜睡能被唤醒，简单对答基本正确，神经反射正常存在。

（2）中度　具备下列之一者为中度乙醇中毒。

1）在轻度中毒基础上并发脏器功能明显受损表现，如与乙醇中毒有关的心律失常（频发早搏、心房纤颤或房扑等）或上消化道出血、胰腺炎等。

2）具有经语言或心理疏导不能缓解的躁狂或攻击行为。

3）严重共济失调状态。

4）具有错幻觉或惊厥发作。

（3）重度　具备下列之一者为重度乙醇中毒。

1）出现重要脏器如心、肝、肾、肺等急性功能不全表现。

2）出现微循环灌注不足表现，如脸色苍白，皮肤湿冷，口唇微紫，心搏加快，脉搏细弱或不能触及，血压代偿性升高或下降（低于 90/60mmHg 或收缩压较基础血压下降 30mmHg 以上），昏迷伴有失代偿期临床表现的休克时也称为极重度。

3）出现代谢紊乱的严重表现如酸中毒（pH ≤ 7.2）、低血钾（血清钾 ≤ 2.5mmol/L）、低血糖（血糖 ≤ 2.5mmol/L）之一者。

部分醉酒患者醒后可有头痛、头晕、恶心、乏力、震颤等症状。重症患者可发生并发症，如电解质、酸碱平衡紊乱，低血糖、肺炎、急性心肌病、急性肾衰竭等。昏迷患者可出现呼吸、循环麻痹而危及生命。

【治疗要点】

1. 紧急处理

（1）注意休息、保暖，一般醉酒者要密切监护，对兴奋躁动者，适当约束，共济失调者严格限制活动以免摔伤或撞伤。对饮酒量大的清醒者可在早期使用催吐、洗胃清除体内过量乙醇，但乙醇在胃肠内吸收较快，洗胃或催吐对昏迷患者有一定危险性，故应慎用，一般不推荐。呕吐严重者，可大量输液，应用葡萄糖溶液，维生素 B1、维生素 B6、维生素 C 等，促进乙醇氧化为醋酸，达到解毒目的。

（2）对烦躁不安或者过度兴奋者，可用小剂量地西泮，禁用吗啡、氯丙嗪及巴比妥类镇静药，以免加重呼吸抑制。

（3）保持呼吸道通畅，防止呕吐物吸入引起吸入性肺炎和窒息。

（4）使用促醒药物纳洛酮，建议中度中毒首剂用 0.4 ~ 0.8mg 加生理盐水 10 ~ 20mL，静脉推注；必要时加量重复；重度中毒时则首剂用 0.8 ~ 1.2mg 加生理盐水 20mL，静脉推注，用药后 30min 神志未恢复可重复 1 次，或 2mg 加入 5% 葡萄糖或生理盐水 500mL 内，以 0.4mg/h 速度静脉滴注或微量泵注入，直至神志清醒为止。

（5）重度中毒也可以使用促进酒精代谢药物美他多辛，每次 0.9g，静脉滴注给药，哺乳期、支气管哮喘患者禁用。

（6）保护胃黏膜，可以用西咪替丁或法莫替丁等。

2. 有条件时的急诊处理

（1）对氧合不好的患者，应行氧疗，包括鼻导管法、面罩法和经气管导管法。

（2）对重度中毒患者，可能有颅脑创伤或病变时，应行头颅 CT 检查。

（3）保护胃黏膜，有条件可以用质子泵抑制剂，比如奥美拉唑 40mg Q12h。

（4）促醒药物盐酸纳美芬为具有高度选择性和特异性的长效阿片受体拮抗剂，理论上有更好疗效，有条件可以使用。

（5）对重度中毒患者，治疗效果不好时，可以考虑行血液透析或血液灌流。

3. 中医药干预
对重度中毒患者，可以用醒脑静 10mL 加入 5% 葡萄糖或生理盐水 500mL 内静脉滴注；合并休克时可用参附注射液 50mL 静脉滴注。

【急救流程】

急性乙醇中毒的急救流程见图 14-1。

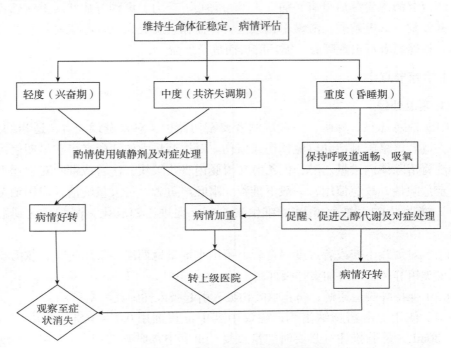

图14-1　急性乙醇中毒急救流程

【注意事项】

1. 镇静剂仅限于极度兴奋、难以约束的患者使用，避免使用吗啡、氯丙嗪和苯巴比妥类药物。

2. 无法判断是否同时服用其他药物时，必须向家属建议洗胃。

3. 对治疗无效、疑有头颅外伤、疑有呕吐物误吸及有糖尿病、心血管病和消化性溃疡等基础疾病的中重度乙醇中毒者，建议转上级医院治疗。

【复习题】

1. 急性乙醇中毒合并吸入性肺炎，应禁用下述哪个药物（　　）

A. 林可霉素　　　　　　　　B. 左氧氟沙星　　　　C. 头孢哌酮

D. 头孢克肟　　　　　　　　E. 头孢他啶

2. 急性乙醇中毒最主要的症状是（　　）

A. 胃肠道症状　　　　　　　B. 神经精神症状　　　C. 心血管症状

D. 呼吸道症状　　　　　　　E. 抽搐症状

3. 急性乙醇中毒使用纳洛酮的作用是（　　）

A. 缩短昏迷时间　　　　B. 保护肝脏　　　　C. 促进乙醇排出
D. 分解乙醇　　　　　　E. 保护脑组织

第三节　急性有机磷农药中毒

【概述】

急性有机磷农药中毒（AOPP）主要是有机磷农药进入人体后通过抑制体内胆碱酯酶（ChE）活性，使后者失去分解乙酰胆碱（ACh）能力，引起体内生理效应部位 ACh 大量蓄积，使胆碱能神经持续过度兴奋，导致先兴奋后衰竭的一系列毒蕈碱样、烟碱样和中枢神经系统等中毒症状和体征。

【临床表现】

1. 急性胆碱能危象

（1）毒蕈碱样症状　又称为 M 样症状，主要是副交感神经末梢过度兴奋，产生类似毒蕈碱样作用，表现为平滑肌痉挛和腺体分泌增加。先有恶心、呕吐、头痛、多汗，尚有流泪、流涕、流涎、腹泻、尿频、大小便失禁、心跳减慢和瞳孔缩小，支气管痉挛和分泌物增加、咳嗽、气促，严重者出现肺水肿。

（2）烟碱样症状　又称为 N 样症状。ACh 在横纹肌神经肌肉接头处过多蓄积和刺激，使面、眼睑、舌、四肢和全身横纹肌发生肌纤维颤动，甚至强直性痉挛、全身紧缩和压迫感，后期出现肌力减退和瘫痪，严重时并发呼吸肌麻痹，引起周围性呼吸衰竭。

（3）中枢神经系统表现　中枢神经系统受到乙酰胆碱刺激后可出现头晕、头痛、疲乏、共济失调、烦躁不安、谵妄、抽搐、昏迷等症状。

2. 中间型综合征
多发生于重度的 AOPP（甲胺磷、乐果、敌敌畏、久效磷等）中毒后 1～4 日，发生时间介于胆碱能危象和迟发性多发性神经病之间。主要表现为屈颈肌、四肢近端肌肉以及第Ⅲ～Ⅶ对脑神经和第Ⅸ～Ⅻ对脑神经所支配的部分肌肉肌力减退。病变累及呼吸肌时，常引起呼吸肌麻痹，并可进展为呼吸衰竭。

3. 迟发性多发性神经病
少数患者在急性重度中毒症状消失后 2～3 周可发生感觉型和运动型多发性神经病变，主要表现为机体末端烧灼、疼痛、麻痹以及下肢无力、瘫痪、四肢肌肉萎缩等异常。

【辅助检查】

血胆碱酯酶活性测定　血胆碱酯酶活力不仅是诊断有机磷药杀虫中毒的特异性指标，还能用来判断中毒程度轻重，评估疗效及预后。

【诊断要点】

1. 诊断标准 根据有机磷杀虫药接触史，结合特征性临床表现，如呼出气有蒜味、瞳孔针尖样缩小、大汗淋漓、腺体分泌物增多、肌纤维颤动和意识障碍等，一般可作出诊断。如全血胆碱酯酶活力降低，则可确诊。

2. 鉴别诊断 除与中暑、急性胃肠炎、脑炎等疾病鉴别外，还应与其他杀虫药中毒相鉴别。

（1）拟除虫菊酯类杀虫药中毒 呼出气体和胃液均无特殊气味，胆碱酯酶活力正常。

（2）杀虫脒中毒 以嗜睡、发绀、出血性膀胱炎为主要特征，无瞳孔缩小、大汗淋漓、流涎等表现，胆碱酯酶活力正常。

3. 病情评估 急性有机磷杀虫药中毒程度临床可分 3 度：①轻度中毒：以 M 样症状为主，胆碱酯活力为 50% ~ 70%（正常人胆碱酯酶活力为 100%）。②中度中毒：M 样症状加重，出现 N 样症状，胆碱酯酶活力为 30% ~ 50%。③重度中毒：除 M、N 症状外，还合并脑水肿、肺水肿、呼吸衰竭、抽搐、昏迷等，胆碱酯酶活力在 30% 以下。

【治疗要点】

（一）清除毒物

1. 立即脱离中毒现场 脱去污染的衣服，用肥皂水清洗污染的皮肤、毛发和指甲。

2. 洗胃 口服中毒者用清水、2% 的碳酸氢钠或 1∶5000 高锰酸钾溶液洗胃。注意敌百虫中毒时禁用碳酸氢钠洗胃，对硫磷中毒时禁用高锰酸钾洗胃，因为碳酸氢钠可将敌百虫转化为敌敌畏，高锰酸钾可将对硫磷氧化为对氧磷，使毒性显著增强。

3. 导泻 洗胃后常用硫酸镁 20 ~ 40g，溶于 20mL 水中，一次性口服，30 分钟后可追加用药一次。眼部污染时可用 2% 碳酸氢钠或生理盐水冲洗。

4. 血液净化治疗 血液灌流或血液灌流加血液透析等方式可有效消除血液中的有机磷杀虫药，血液净化治疗应在中毒后 1 ~ 4 天内进行，每天一次，每次 2 ~ 3 小时，以提高清除效果。

（二）特殊解毒药

1. 应用原则 早期、足量、联合、重复用药。

2. 胆碱酯酶复活剂 胆碱酯酶复活剂能有效解除烟碱样症状，迅速控制肌纤维颤动。不同胆碱酯酶复活剂对有机磷药杀虫药中毒的疗效不完全相同。例如，氯解磷定和碘解磷定对内吸磷、对硫磷、甲胺磷、甲拌磷等中毒疗效较好，对敌百虫、敌敌畏等中毒疗效稍差，而对乐果和马拉硫磷中毒基本无效。双复磷对敌敌畏、敌百虫中毒的解毒效果明显好于碘解磷定。由于胆碱酯酶复活剂不能复活已老化的胆碱酯酶，故必须尽早用药，对胆碱酯酶复活剂疗效不佳的患者，应与抗胆碱药治疗为主或两药合用。

胆碱酯酶复活剂常见不良反应有一过性眩晕、口苦、咽干、恶心、呕吐、视物模糊、颜面潮红、血压升高、全身麻木和灼热感等，用量过大或注射速度过快，还可引起癫痫样发作、呼吸抑制、心律失常、中毒性肝病及胆碱酯酶抑制加重。

3. 抗胆碱药 此类药物可与乙酰胆碱争夺胆碱能受体，从而阻断乙酰胆碱的作用。

（1）阿托品 阿托品治疗时，应根据中毒程度轻重选用适当剂量、给药途径及间隔时间，同时严格观察患者神志、瞳孔、皮肤、心率和肺部啰音变化情况，及时调整用药，使患者尽快达到阿托品化并维持阿托品化，而且还要避免发生阿托品中毒。

阿托品化是指应用阿托品后，患者瞳孔较前扩大，出现口干、皮肤干燥、颜面潮红、心率加快、肺部啰音消失等表现，此时应逐步减少阿托品用量。如患者瞳孔明显扩大，出现神志模糊、烦躁不安、谵妄、惊厥、昏迷及尿潴留等情况，则提示阿托品中毒，此时应立即停用阿托品，酌情给予毛果芸香碱对抗。

临床上很少单独应用阿托品治疗有机磷杀虫药中毒，尤其对于中、重度中毒者，必须将阿托品与胆碱酯酶复活剂联合应用，两药合用时应减少阿托品剂量，以避免阿托品中毒。

（2）盐酸戊乙奎醚 该药是一种新型的抗胆碱药，能拮抗中枢和外周 M、N 受体。因该药物不容易引起心动过速，可避免药物诱发或加重心肌缺血，这一点对合并冠心病和高血压的中毒患者尤其重要。目前推荐用盐酸戊乙奎醚替代阿托品作为有机杀虫药中毒急救的首选抗胆碱药物。

4. 对症治疗 有机磷杀虫药中毒主要死因为肺水肿、呼吸衰竭、休克、脑水肿、心脏骤停等。因此，对症治疗，重在维护心、肺、脑生命器官功能，包括：①保持呼吸道通畅，正确氧疗，必要时应用机械通气。②发生肺水肿时应以阿托品治疗为主。③休克者给血管兴奋药物。④脑水肿者应予甘露醇和糖皮质激素脱水。⑤根据心律失常类型选用适当抗心律失常药物。⑥病情危重者可用血液净化治疗。⑦重度中毒者留院观察至少 3 ~ 7 天防止复发。

5. 中医药干预 中药番泻叶导泻，必要时予参附注射液回阳救逆，益气固脱。

6. 具体用药方法 有机磷农药中毒特效解毒药的使用方法见表 14-1。

表 14-1　有机磷农药中毒特效解毒药的使用方法

药名	用药阶段	轻度中毒	中度中毒	重度中毒
胆碱酯酶复活剂				
氯解磷定	首剂	0.5～0.75g，稀释后缓慢静脉注射	0.75～1.5g，稀释后缓慢静脉注射	1.5～2.0g，稀释后缓慢静推，30～60分钟后视情况重复首次剂量1/2
	以后	必要时两小时后重复1次	0.5g，稀释后缓慢静脉注射，每两小时1次，共3次	1.0g/h，静脉滴注，6小时后若病情显著改善，可停药观察
碘解磷定	首剂	0.4g，稀释后缓慢静脉注射	0.8～1.2g，稀释后缓慢静脉注射	1.0～1.6g，稀释后静脉注射，30分钟后视情况重复0.6～0.8g
	以后	必要时两小时后重复1次	0.4～0.8g，稀释后静脉注射，每2小时1次，共3次	0.4g/h，静脉滴注，6小时后若病情显著改善，可停药观察
抗胆碱药				
阿托品	开始	2～4mg，皮下注射，每1～2小时1次	首剂5～10mg，静脉注射；随后1～2mg，静脉注射，每30分钟1次	首剂10～20mg，静脉注射；随后2～5mg，静脉注射，每10～20分钟1次
	阿托品化后	0.5mg，皮下注射，每4～6小时1次	0.5～1mg，皮下注射，每6小时1次	0.5～1mg，皮下注射，每2～6小时1次
盐酸戊乙奎醚	首剂	1～2mg，肌内注射	2～4mg，肌内注射	4～6mg，肌内注射
	45分钟后	视情况重复1～2mg	视情况重复首剂半量1～2次	视情况重复首剂半量1～2次
	阿托品化后	1～2mg，肌内注射，每8～12小时1次	1～2mg，肌内注射，每8～12小时1次	1～2mg，肌内注射，每8～12小时1次

【急救流程】

有机磷农药中毒的急救流程见图 14-2。

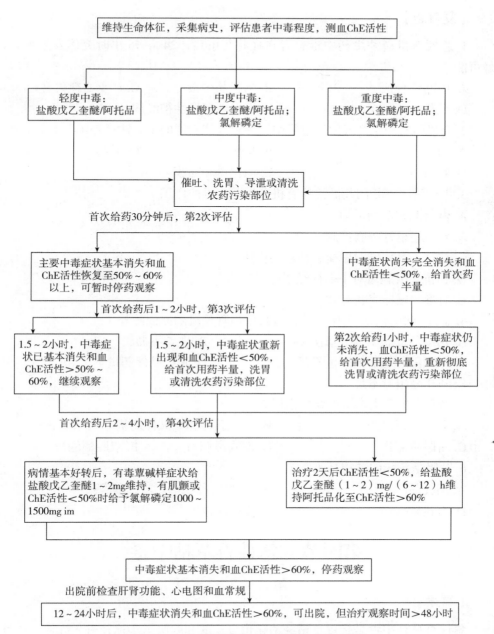

图14-2　有机磷农药中毒的急救流程图

【注意事项】

　　彻底洗胃，早期、足量、联合、重复使用特效解毒药，必要时血液净化，病情重者及时转上级医院诊治。

【复习题】

1.急性有机磷杀虫药中毒患者在症状缓解后，24～96小时突然发生死亡，最可能（　　）

  A. 中间综合征   B. 阿托品中毒   C. 严重心律失常

  D. 反跳   E. 迟发性多发性神经病

2.有机磷农药生产或使用过程中，导致人体中毒的主要途径是（　　）

  A. 消化道   B. 皮肤   C. 黏膜

  D. 呼吸道   E. 消化道和黏膜

3.下列哪项不是阿托品治疗有机磷农药中毒的作用（　　）

  A. 恢复胆碱酯酶活力

  B. 对抗中枢性呼吸抑制

  C. 拮抗乙酰胆碱对副交感神经的作用

  D. 拮抗乙酰胆碱对中枢神经系统的作用

  E. 对毒蕈碱样症状有效

4.急性有机磷杀虫药中毒治疗过程中出现反跳的原因除外（　　）

  A. 污染的皮肤未彻底清洗干净   B. 洗胃不彻底

  C. 胆碱酯酶复活剂用量不足   D. 阿托品停药过早

  E. 阿托品用量不足

5.诊断有机磷中毒最重要的指标为（　　）

  A. 确切的接触史   B. 毒蕈碱样和烟碱样症状

  C. 右眼鼻侧盲   D. 左眼鼻侧盲   E. 双眼颞侧盲

6.呼吸呈蒜味的毒物是（　　）

  A. 阿托品   B. 地西泮   C. 酒糟

  D. 有机磷农药   E. 亚硝酸盐

第四节　急性百草枯中毒

【概述】

  急性百草枯中毒是指百草枯经消化道、皮肤和呼吸道等途径进入人体，毒性累及全身多个脏器，严重者出现多脏器功能损伤或衰竭的急性中毒表现。

  百草枯的商品名为一扫光、对草快等，是一种高效能的非选择性接触型除草剂，对人畜具有很强毒性，误服或自服可引起急性中毒，已成为农药中毒致死事件的常见病因，我国报道中以口服中毒者多见，致死量为1～3g，目前尚无特效解毒剂，病死率高达50%～70%。

  中毒机制尚不完全清楚，一般认为百草枯作用于细胞内的氧化还原反应，生成大量活性氧自由基，引起细胞膜脂质过氧化，使线粒体功能紊乱，造成组织细胞的氧化性损害。

【临床表现】

百草枯中毒的临床特征是多脏器损伤和衰竭，最常见者为肾、肝和肺损害，而死亡的主要原因是呼吸衰竭。

1. 消化道系统 经口中毒者最早出现消化系统的损害，表现为口腔烧灼感、口腔及食管黏膜糜烂溃疡、恶心、呕吐、腹泻、腹痛，甚至呕血、便血、胃肠穿孔等，严重者发生中毒性肝病，表现为肝区疼痛、肝脏肿大、黄疸和肝功能异常、肝衰竭等。

2. 呼吸系统 肺损伤是最突出、最严重的改变，临床表现与服毒的剂量密切相关。大量服毒者24小时内可出现肺水肿、肺出血，常在1~3天内因急性呼吸衰竭而死亡。非大量摄入或经皮缓慢吸收者多呈亚急性经过，服药后有一个相对无症状期，于3~5天出现胸闷、憋气，2~3周呼吸困难达到高峰，最终死于呼吸功能衰竭。

3. 肾脏 表现为肾区叩击痛、血尿、少尿，肌酐及尿素氮升高，甚至急性肾衰竭。

4. 中枢神经系统 表现为头晕、头痛、幻觉、昏迷、抽搐等。

5. 皮肤与黏膜 多见于皮肤接触中毒患者，可见局部红斑、水泡、溃疡等，高浓度百草枯接触指甲后，可使指甲出现白点，甚至横断、脱落。眼部接触百草枯可引起严重的炎性改变，24小时后逐渐加重，形成溃疡，甚至继发虹膜炎，影响视力。

6. 其他 可有发热、心肌损害、鼻出血、贫血、血小板减少等。

【辅助检查】

1. 血、尿百草枯含量测定 可明确诊断、评估病情的严重程度和预后，但目前国内尚无统一的检测标准，注意采集的样本需要保存在塑料试管内，不能用玻璃管。

2. 胸部 CT 视中毒程度不同而表现各异，极重度中毒以渗出为主，数天内即可侵犯全肺野；中重度中毒呈渐进性改变，中毒早期（1周内）表现为肺纹理增粗、叶间裂增宽，渗出性改变或实变以肺底及外带为主，可有胸腔积液，中毒后1~2周为快速进展期，肺渗出样改变或毛玻璃样改变范围迅速扩大，如不能终止，可侵犯全肺。轻度中毒者仅表现为肺纹理增多、散发局灶性肺纤维化、少量胸腔积液等，随时间迁移，病灶可完全吸收。

3. 动脉血气分析 可表现为低氧血症、代谢性酸中毒、呼吸性碱中毒等。

4. 生化检查 可有肝肾功能受损的实验室表现。

【诊断要点】

1. 诊断标准

（1）明确的百草枯接触史。

（2）典型的临床表现。

（3）尿百草枯定性、定量及血清百草枯浓度测定异常。

2. 鉴别诊断 与有机磷农药中毒或其他农药中毒相鉴别，有机磷农药中毒有明确的有机磷农药接触史，典型临床表现为呼出气体有大蒜味、瞳孔缩小、多汗、肌纤维颤动和意识障碍等。

3. 病情评估 急性百草枯中毒程度临床可分3型。

（1）轻型 摄入百草枯量 <20mg/kg，无临床症状或仅有口腔黏膜或接触皮肤糜烂、溃疡，口服者可出现呕吐、腹泻等胃肠道表现。

（2）中到重型 摄入百草枯量 >20mg/kg，患者除胃肠道症状外可出现多系统受累表现，1～4天内出现肾功能、肝功能损伤，数天到2周内出现咳嗽、咯血、胸腔积液等肺部损伤，部分患者经积极救治可以存活，但多数患者2～3周内死于肺功能衰竭。

（3）暴发型 摄入百草枯量 >40mg/kg，口服后立即出现严重的胃肠道症状，1～4天内死于多器官功能衰竭，存活率低。

【治疗要点】

1. 阻止毒物继续吸收 经皮肤接触者经立即脱去衣物，用肥皂水彻底清洗污染部位。经口服用者，立即催吐并口服白陶土悬液或就地取材用泥浆水 100～200mL，尽早彻底洗胃（用清水或2%碳酸氢钠溶液），洗胃后口服吸附剂（活性炭或15%漂白土）以减少毒物的吸收，其后用20%甘露醇（250mL加等量水稀释）或33%硫酸镁溶液100mL口服导泻，直到大便排出漂白土或活性炭为导泻成功。

2. 清除已吸收的毒物 血液灌流、血液透析能清除血液中的百草枯，前者对百草枯的清除率为后者的5～7倍，一般两者合用，越早越好。肾脏是百草枯排泄的主要途径，在肾功能允许的情况下，适量补液、使用利尿剂可加速排出。

3. 防治毒物损伤 早期应用糖皮质激素和免疫抑制剂可延缓肺纤维化的发生，降低百草枯的死亡率。根据服毒剂量的多少及病情严重程度，给予地塞米松 1～3mg/（kg·d）静脉滴注，分2次使用，1周后逐渐减量，20～30日后改为口服；或氢化可的松，初始剂量1～1.5g/d，分4次使用，之后逐日递减150～200mg，7日后改为口服400～500mg/d，分2次服用。早期给予自由基清除剂，如维生素C、维生素E、谷胱甘肽等，对百草枯中毒有改善作用。

4. 支持和对症疗法 保护胃黏膜，防治感染。

5. 中医药干预 丹参、川芎、银杏叶提取物等能对抗自由基、抑制纤维化，可以选择使用。

【急救流程】

急性百草枯中毒急救流程见图 14-3。

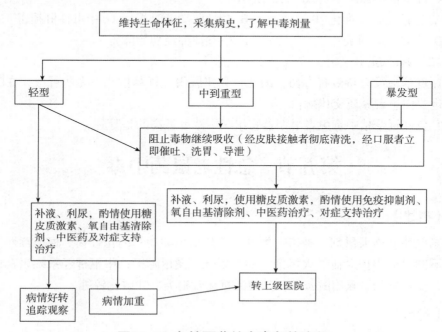

图14-3　急性百草枯中毒急救流程

【注意事项】

1. 慎用氧疗，以免加重肺损伤，除非出现 $PaO_2<40mmHg$ 或发生 ARDS 时可吸入 >21% 氧气或用 PEEP 机械通气。

2. 百草枯中毒后有相对稳定时期，在毒物接触史不明确时，早期诊断比较困难，因此容易忽视病情的进展、低估病情的预后。

【复习题】

一、单选题

1. 急性百草枯中毒经口吸收的患者最先出现中毒症状的系统损害是（　　）

A. 呼吸系统　　　　　　　B. 肾脏　　　　　　　C. 中枢神经系统

D. 循环系统　　　　　　　E. 消化系统

2. 急性百草枯中毒最突出、最严重的病理改变表现在哪里（　　）

A. 中毒性肝病　　　　　　B. 肾功能衰竭　　　　　C. 肺损伤

D. 心肌损伤　　　　　　　E. 皮肤黏膜损伤

3. 按口服百草枯的剂量进行严重程度分型，口服 20% 原液 20mL 属于哪一种

分型（　　）

A. 轻型　　　　　　　　　　B. 中型　　　　　　　　C. 重型

D. 暴发型　　　　　　　　　E. 特重型

4. 百草枯中毒的主要致死原因是什么（　　）

A. 进行性肺纤维化　　　　　B. 急性肾功能衰竭　　C. 中毒性肝损害

D. 中毒性心肌炎　　　　　　E. 中毒性神经功能障碍

二、判断题

1. 百草枯没有特效解毒药，因此，只要服用了百草枯几乎无药可救，在临床上一定要向患者家属交代病情（　　）

2. 急性百草枯中毒患者早期器官组织中浓度最高的是肾脏（　　）

第五节　急性老鼠药中毒

【概述】

老鼠药又称灭鼠剂，是指一类可以杀死啮齿类动物的化合物。根据毒性作用机制不同可分为抗凝血类灭鼠剂，如敌鼠强、溴鼠隆等；中枢神经系统兴奋性灭鼠剂，如毒鼠强、氟乙酰胺等；其他无机化合物类，如磷化锌等。

【病因】

1. 食老鼠药或老鼠药污染的动、植物。

2. 故意服毒或投毒。

3. 生产加工中，老鼠药侵入人体。

【发病机理】

1. 溴鼠隆　干扰维生素 K 的利用，抑制凝血因子及凝血酶原合成，导致严重内出血。

2. 毒鼠强（四亚甲基二砜四胺）　可拮抗 γ-氨基丁酸（GABA）受体，使GABA 失去对中枢神经系统的抑制作用，导致中枢神经系统过度兴奋而引起惊厥。

3. 氟乙酰胺　毒物进入人体后生成氟柠檬酸，直接兴奋中枢神经系统而引起惊厥。

4. 磷化锌　口服后分解为磷化氢和氯化锌，导致组织缺氧、胃黏膜损伤。

【诊断要点】

1. 溴鼠隆

（1）病史　明确的接触史。

（2）临床表现　广泛出血。

（3）辅助检查 凝血和凝血酶原时间延长，胃内容物检出溴鼠隆。

2. 毒鼠强

（1）病史 明确的接触史。

（2）临床表现 惊厥、癫痫发作。

（3）辅助检查 血、尿和胃内容物中检出有毒鼠强成分，心电图提示有心肌损伤改变。

3. 氟乙酰胺

（1）病史 明确的接触史。

（2）临床表现 昏迷、抽搐、心脏损害、呼吸和循环衰竭等。

（3）辅助检查 血、尿柠檬酸及酮体含量增高，心电图有心肌损伤改变，胃内容物检出氟乙酰胺。

4. 磷化锌

（1）病史 明确的接触史。

（2）临床表现 呕吐物有蒜臭味、惊厥、昏迷、上消化道出血等。

（3）辅助检查 血磷升高，血钙降低；血、尿及胃内容物检出磷化锌成分。

【治疗要点】

1 溴鼠隆

（1）清除毒物。

（2）维生素 K 静脉注射，用法用量：维生素 K_1 10 ～ 20mg 静脉注射，每 3 ～ 4 小时一次，24 小时总量 120mg，疗程为 1 周。

（3）输新鲜全血。

2. 毒鼠强

（1）清除毒物，严重时行血液净化。

（2）保护心肌。

（3）抗惊厥治疗。选用地西泮、苯巴比妥、γ–羟基丁酸钠等药物，禁用阿片类药物。

3. 氟乙酰胺

（1）清除毒物，石灰水洗胃。

（2）保护心肌，昏迷患者尽早行高压氧治疗。

（3）乙酰胺肌内注射，用法用量：乙酰胺 2.5 ～ 5.0g 肌内注射，每天 3 次，疗程 5 ～ 7 日。

4. 磷化锌

（1）清除毒物，硫酸铜洗胃。

（2）禁用牛奶、蛋清、油类或高脂食物。

（3）对症处理。

【急救流程】

急性老鼠药中毒的急救流程见图14-4。

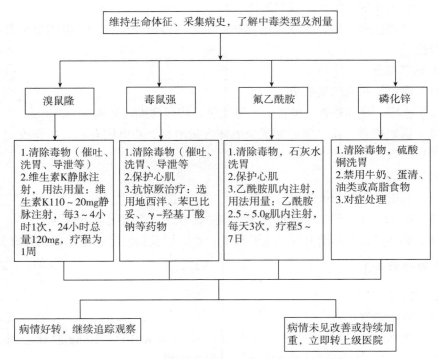

图14-4　急性老鼠药中毒的急救流程图

【注意事项】

老鼠药种类繁多，不同的老鼠药作用机制及救治方法不同，因此，在询问病史的过程中一定要注意患者服用老鼠药的种类，根据不同类型的老鼠药采取不同的治疗方法。

【复习题】

1. 误食溴鼠隆引起的急性中毒，临床上主要的表现是（　　）

A. 癫痫大发作　　　　　　　B. 阵挛性惊厥　　　　C. 全身广泛性出血

D. 呼吸衰竭　　　　　　　　E. 心肌损伤

2. 氟乙酰胺中毒后的特效解毒药是什么（　　）

A. 维生素 K_1　　　　　　　　B. 阿托品　　　　　　C. 地西泮

D. 乙酰胺　　　　　　　　　E. 氟马西尼

第六节　急性镇静催眠药中毒

【概述】

1. 巴比妥类药物　常见的有苯巴比妥、司可巴比妥、异戊巴比妥、巴比妥等。急性巴比妥类中毒时由于其急性中毒的致死量受多种因素的影响，故而不确定。一般认为误服10倍镇静剂量的巴比妥类即可引起中毒，15～20倍时可引起严重中毒危及生命。半衰期短、脂溶性大的巴比妥类比半衰期长、脂溶性低的巴比妥类毒性大，如苯巴比妥的致死量是6～10g，而司可巴比妥、异戊巴比妥是3g，长效巴比妥如苯巴比妥最低致死血浆浓度为80g/mL，而短效的戊巴比妥和异戊巴比妥为30g/mL，如果与乙醇或其他中枢抑制剂同服，其致死量降低。

2. 苯二氮䓬类（BZD）　是目前最常用的一类镇静催眠类药物，中毒原因多数是自杀吞服过量或他人投毒。常见药物有安定、氯氮卓、氯硝西泮、艾司唑仑、阿普唑仑等，因为三唑仑成瘾性强，现在已较少使用。其中安定的最小致死量为0.1～0.5g/kg，成人中毒血药浓度值为5g/mL，致死血药浓度值为20g/mL，氯硝西泮的中毒剂量>5g，致死血药浓度值>100g/mL。乙醇与苯二氮䓬类药物单独使用时致死血药浓度分别为500～800mg/L和20mg/mL，而两者合用时的致死血药浓度则分别下降到100mg/L和0.5mg/mL，所以不能与乙醇同服。

3. 吩噻嗪类药物　常见的有氯丙嗪、硫利达嗪（甲硫哒嗪）、奋乃静、三氟拉嗪等，多数用于治疗精神分裂症，其中氯丙嗪还可用于脑复苏时的冬眠疗法，是多巴胺受体阻断剂，其致死量不确定。

4. 其他镇静催眠药　包括甲喹酮、水合氯醛、甲丙氨酯等。甲喹酮中毒原因多为自杀吞服过量，人经口服大于8g可引起严重中毒，致死量估计>20g，中毒血药浓度值为10～30g/mL，致死血药浓度值为>30g/mL。水合氯醛中毒多为误服或给药过量，也有自杀吞服过量，急性中毒量为4～5g，最小致死量约为7g，中毒血药浓度值为100g/mL，致死血药浓度值为250μg/mL。甲丙氨酯（安宁）中毒原因多为自杀吞服，成人口服中毒量约为8g，最小致死量约12g，中毒血药浓度值为60～100g/mL，致死血药浓度值>200g/mL。

【临床表现】

1. 巴比妥类药物中毒　轻度时嗜睡或意识障碍，中度时昏睡、呼吸减慢、眼球震颤、对光反射迟钝，重度时深昏迷、呼吸抑制甚至停止、肌张力下降、腱反射消失、皮肤起大疱等。

2. 苯二氮䓬类药物中毒　肌无力、肌张力下降、共济失调、发音困难、嗜睡，个别患者谵妄，严重时昏迷、瞳孔散大、呼吸抑制、休克、尿少、腱反射消失等。

3.吩噻嗪类药物中毒 锥体外系反应、震颤麻痹综合征、急性肌张力障碍综合征、静坐不能，还可造成血管扩张、血压下降、心动过速、肠蠕动减慢，严重者昏迷、休克、呼吸抑制而死亡。

4.其他镇静催眠药物中毒 甲喹酮中毒引起明显的呼吸抑制，有窒息性惊厥、强直性惊厥、肺水肿、眼球固定、血压先升后降、皮下水肿、鼻、胃出血；水合氯醛中毒常见昏迷、呼吸抑制、血压下降、针尖样瞳孔，常因中枢衰竭和呼吸衰竭而死亡；甲丙氨酯中毒可发生昏迷、反射消失、血压下降、瞳孔先缩小后扩大、呼吸麻痹、有不规整的鼾声、常见心脏循环衰竭，急性血小板减少性紫癜等。

【辅助检查】

1.毒物分析 胃内容物和血样品气相色谱法定性或定量分析可作为重要的诊断依据。

2.生化检查 肝脏功能及肾脏功能检查等可见异常改变。

3.动脉血气 常见呼吸性酸中毒及代谢性酸中毒的临床表现。

4.尿液分析 尿中药物定性检测有助于诊断。

【诊断要点】

1.诊断标准

（1）明确的镇静催眠药摄入。

（2）中枢神经系统损害临床表现和体征等。

2.鉴别诊断 与酒精中毒、CO中毒、严重低血糖、肝性脑病、尿毒症、颅脑外伤和脑血管意外等鉴别。

3.病情评估 急性镇静催眠药中毒临床可分3度。

（1）轻度 嗜睡、意识模糊、语言不清、呼吸减慢、感觉迟钝、判断及定向障碍、瞳孔缩小、对光反射存在。

（2）中度 近似醉酒时的酩酊状态，昏睡、呼吸减慢、发绀，可有手指和眼球震颤，瞳孔缩小、对光反射迟钝。

（3）重度 昏迷，呼吸系统首先被抑制，呼吸变慢或浅快，或者出现潮式呼吸，早期四肢强直，对光反射及深部反射可存在一段时间，巴宾斯基征（＋），后期全身松弛，瞳孔散大，各种反射消失，血压下降，少尿或无尿，可因肾功能、呼吸和循环衰竭而死亡。

【治疗要点】

1.紧急处理

（1）对于服用巴比妥类药物未超过3小时者，可用大量温水或1∶2000的高锰酸钾溶液洗胃，洗胃后拔胃管前注入 10 ~ 16g 硫酸钠导泻，注意忌用硫酸镁导泻，因镁离子可部分被吸收而加重中枢神经系统的抑制，亦可给予活性炭混悬液以吸附未被吸收的药物。

（2）如有休克应及时抗休克治疗，巴比妥类中毒引起的休克为中枢抑制所致，缩血管药物治疗常常有效，如去甲肾上腺素等，对于严重休克者可进行血流动力学监测，以防输液过度引起肺水肿。

（3）促进气道通畅和充分的换气，由于换气不良所致的呼吸性酸中毒可促进巴比妥类药物透过血脑屏障而加重中毒，因此必须保证气道通畅和换气，可以吸氧，必要时行气管插管和人工呼吸。

（4）对于苯二氮䓬类药物急性中毒的患者，立即给予 1:5000 高锰酸钾溶液洗胃，再用 15 ~ 30g 硫酸钠导泻，出现呼吸抑制时吸氧、人工呼吸并适时给予呼吸兴奋剂治疗。

（5）甲喹酮出现毒性反应时如果烦躁不安或明显的精神兴奋，可内服或肌内注射氯丙嗪 25mg，或者氯丙嗪与异丙嗪合用（冬非合剂），也可口服 10% 水合氯醛 10mL。超量中毒后首先用温水洗胃排出毒物，而后灌注活性炭（10g）混悬液，再灌入 25% 硫酸钠 100mL 促进毒物经肠道排出。

（6）水合氯醛急性中毒时，可用温茶水或 1:2000 高锰酸钾溶液洗胃，由直肠给药引起的中毒要及时洗肠，再用硫酸钠导泻。甲丙氨酯急性中毒也要立即洗胃，并用硫酸钠导泻。

2. 有条件时的急诊处理

（1）利尿剂的应用　巴比妥类由肾小球滤过后，部分由肾小管吸收，肾脏对巴比妥类的排泄随尿量增多而增加，利尿可缩短所有巴比妥类中毒患者的昏迷时间，并使血浆中巴比妥类浓度较快下降。可用 20% 甘露醇，成人首次可静脉注射 0.5g/kg，注射后第 1 小时尿量达 180mL（3mL/min）以上时，可继续静脉滴注 20% 甘露醇，以维持最大尿量，对于所丧失的水分及盐类应及时补充。甲喹酮急性中毒时注射葡萄糖或生理盐水促使利尿排泄即可。

（2）碱化尿液　碱化尿液有利于巴比妥类药物由周围组织释放并经肾脏排泄，此法对长效药物作用大，对短效药物作用较差。首剂给予 5% 的碳酸氢钠 80mL 静脉滴注，之后再以 0.5% 的碳酸氢钠维持静脉滴注，滴速以能保持最大的 pH 值 8.0 为宜。若同时加用乙酰唑胺（0.25g，每 6 小时 1 次），可能会使尿液最大限度地碱化。

（3）纳洛酮　主要通过兴奋交感 - 肾上腺髓质系统，增强儿茶酚胺类物质的作用，改善细胞 ATP 代谢而使细胞内 AMP 水平增高，降低血乳酸水平，解救 β - 内啡肽对循环与呼吸中枢的抑制作用，兴奋心肌，增强心输出量，改善呼吸。同时能迅速通过血脑屏障，竞争性阻止吗啡样物质与受体结合，表现出较强的催醒和解除镇静催眠药物对呼吸和循环的抑制作用，从而有效地改善患者呼吸及心血管功能。常用方法为 0.4 ~ 0.8mg（儿童 0.01mg/kg）皮下注射、肌内注射或静脉注射，必要时 30 分钟重复 1 次，或者 4mg 加入 5% 葡萄糖 100mL 中，以每小时 0.4mg 的速度静脉滴注。

（4）对特殊严重病例可采用透析方法　一般认为 6 小时人工肾透析所排出的巴比妥总量与 24 小时持续利尿或腹膜透析所排出的总量相当。长效巴比妥类药物比短效者更易排出，可能与血浆蛋白结合的量比短效巴比妥多有关。苯二氮䓬类药物脂溶性大，透析效果不佳。

（5）胞二磷胆碱　该药是脑代谢激动剂，通过促进卵磷脂的合成而促进脑组织代谢，并降低脑血管阻力，增加脑血流量，改善大脑物质代谢，从而改善大脑功能，同时可增强脑干网状结构上行激活系统功能，促进苏醒。

（6）对症治疗　巴比妥类药物急性中毒给予保肝（肝泰乐）治疗，抗感染治疗，水合氯醛中毒谨防心脏衰竭和休克。甲丙氨酯中毒中枢抑制较重者可使用硫酸苯丙胺、哌甲酯等，有心脏及周围循环衰竭情况，可用咖啡因、麻黄碱等，严重血压下降时静脉滴注去甲肾上腺素或间羟胺等。呼吸抑制者可注射呼吸中枢兴奋剂，但应避免过量，以免发生惊厥和心律失常，还可给氧，必要时做人工呼吸。

2. 中医药干预　醒脑静注射液开窍醒脑，必要时予参附注射液回阳救逆，益气固脱。

3. 特殊处理

（1）巴比妥类药物急性中毒，如有深度昏迷、反射消失、呼吸浅而慢，或已发生呼吸衰竭时，可适当应用呼吸兴奋剂，如印防己毒素。巴比妥类药物的毒性作用主要表现在脑和延髓受抑制，而印防己毒素对中枢和延髓有兴奋作用，呈相互抵抗作用，故而具有解毒功能，用法为每次 1 ~ 3mL，静脉注射或肌内注射，每 15 分钟至 1 小时 1 次；其次还可使用美解眠，每次静脉注射 50mg，间隔视病情而定。

（2）苯二氮䓬类药物急性中毒可使用氟马西尼，它是苯二氮䓬受体拮抗剂，小剂量就可快速逆转苯二氮䓬类的镇静作用，起效快，但作用时间短，应多次重复给药，可静脉注射时用 0.9% 氯化钠或 5% 葡萄糖稀释并在 24 小时内使用，缓慢输入，开始剂量为 0.3mg，如 1 分钟内未达到要求的清醒度，可重复给药，并根据情况调整，直至患者清醒。

【急救流程】

急性镇静催眠药物中毒的急救流程见图 14-5。

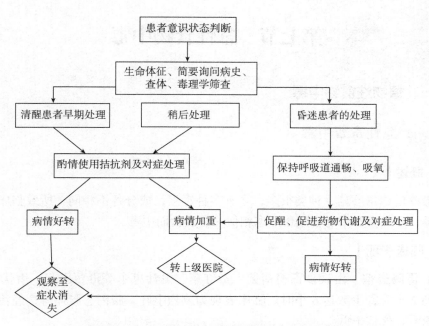

图14-5 急性镇静催眠药物中毒的急救流程

【注意事项】

慎用中枢兴奋剂，病情重者及时转上级医院诊治。

【复习题】

1. 导泻方式是解救毒物中毒的重要措施，可是以下中毒事例中不宜用硫酸镁导泻的是（ ）

A. 镇静药中毒   B. 降糖药中毒   C. 抗结核药中毒

D. 抗菌药物中毒   E. 解热镇痛药中毒

2. 巴比妥类轻度中毒会出现哪个症状（ ）

A. 可引起狂躁发作

B. 可见心律失常、心搏骤停

C. 呼吸减慢、变浅不规则，或呈潮式呼吸

D. 头部木胀感、眩晕、语言迟钝、动作不协调

E. 昏迷、血压降低、呼吸抑制、心动缓慢和晕厥

3. 静滴5%碳酸氢钠注射液以加速毒物排泄，用于下列哪种中毒（ ）

A. 解救异烟肼中毒   B. 解救抗癫痫药物中毒

C. 解救巴比妥类药物中毒   D. 解救苯二氮䓬类药物中毒

E. 解救三环类抗抑郁药中毒

第七节　急性食物中毒

一、植物性食物中毒

（一）急性毒蕈中毒

【概述】

毒蕈俗称毒蘑菇，种类很多，含有多种毒素，成分各不相同，所致临床表现亦各异，一些有毒蕈与食用蕈形态相似，易误食而中毒。

【临床表现】

1. 胃肠炎型　由误食毒粉褶菌、毒红菇、黑汁鬼伞等毒蕈引起，潜伏期10分钟到2小时，少数达6小时。临床表现为剧烈呕吐、腹泻、腹痛等，经治疗可迅速恢复，死亡率低。

2. 神经型　由误食毒蝇伞、豹斑毒伞等引起，其毒素为类似乙酰胆碱的毒蕈碱。潜伏期1到6小时，临床表现除类似胃肠炎外，尚有副交感神经兴奋症状，如多汗、流涎、流泪、瞳孔缩小、脉搏缓慢、强直性痉挛，严重者可因肺水肿、呼吸抑制、昏迷而死亡。早期应用阿托品有良好效果。

3. 精神异常型　由误食牛肝蕈引起，潜伏期6～12小时，除胃肠道症状外，以精神异常为主，多数有幻觉，部分有被害妄想，类似精神分裂症；误食角磷灰伞蕈等引起者，除胃肠道症状外，尚有头晕、精神错乱、神志不清、谵妄、昏睡等。经治疗可恢复，死亡率低。

4. 溶血型　误食同鹿毒蕈、马鞍蕈引起，潜伏期6～12小时，马鞍蕈等毒蕈中含有马鞍蕈酸，有溶血作用，除胃肠道症状外，尚可引起溶血，导致贫血、肝脾肿大、黄疸、血红蛋白尿等，也可有神经精神异常。

5. 肝坏死型　由误食毒伞、白毒伞、磷柄毒伞等引起，其所含毒素有a、b、y瓢毒素，有毒伞7肽、毒伞10肽，毒素耐热、耐干燥，一般烹饪加工不能破坏，可直接作用肝细胞核、肝细胞内质网，抑制RNA聚合酶，并能显著减少肝糖原的合成而导致肝细胞坏死，对肾脏也有损害。此型患者，病情凶险，变化较多。一般在食后15～30小时突然出现吐泻等胃肠炎表现，常在1日内进入"假愈期"，继之在1～2天内出现肝损害，表现为肝大、黄疸、出血、烦躁不安或淡漠嗜睡等表现。此型病例经积极治疗可在2～3周进入恢复期。少数患者呈暴发型经过，在发病1～2日内死亡，可能为中毒性心肌炎和中毒性脑病所致。

【辅助检查】

1. 血液测定 溶血型毒蕈会引起凝血时间延长，血细胞的消耗。

2. 生化检查 对肝有毒性的毒蕈会造成肝功能异常，胃肠型毒蕈会造成负氮平衡、血糖降低。

3. 动脉血气 呕吐、腹泻会引起 pH 降低，二氧化碳结合力升高等。

4. 尿液测定 尿常规会出现潜血，尿蛋白弱阳性。

【诊断要点】

1. 诊断标准

（1）明确的毒蕈摄入史，春末或夏季一家人集体发病者多。

（2）特征性临床表现及体征等。

2. 鉴别诊断 与镇静催眠药中毒、CO 中毒、严重低血糖、肝性脑病、颅脑外伤和脑血管意外等鉴别。

【治疗要点】

1. 紧急处理 及时排出尚未吸收的毒蕈，可以催吐，立即用 1∶2000 或 1∶5000 高锰酸钾溶液或 0.5% 鞣酸液等反复洗胃，洗胃后 1 次注入通用解毒粉（药用炭 2 份、鞣酸 1 份、氧化镁 1 份）20g，或药用炭悬液 50 ~ 100g，2 ~ 4 小时重复使用，腹泻次数不多的患者可以用硫酸镁导泻，有中枢神经系统抑制的患者不宜用硫酸镁，可用温盐水或肥皂水高位结肠灌洗，每次 200 ~ 300mL，连续 2 ~ 3 次。

2. 有条件时的急诊处理

（1）阿托品 适用于含毒蕈碱的毒蕈中毒，可解除症状，对中毒性心肌炎所致的房室传导阻滞和中毒性脑炎所致的呼吸中枢衰竭具有治疗作用。可根据病情用 0.5 ~ 1mg 皮下注射，每 0.5 ~ 6 小时 1 次，必要时加大剂量，并改用静脉注射，直至阿托品化后减量，维持 5 ~ 7 天为一个疗程。

（2）巯基解毒药 用于治疗肝坏死型毒蕈中毒者，可与瓢蕈毒结合使其毒性减弱。由于患者肝损害严重，故而不宜使用二巯基丙醇，常用二巯基丁二钠和二球丙磺钠。前者首剂 1 ~ 2g，稀释后静脉注射，以后每小时 1 次，每次 1g，连用 4 ~ 5 次；后者 5mg/kg/ 次，肌内注射，第 1 日 6 ~ 8 小时 1 次，第 2 日 8 ~ 12 小时 1 次，第 3 日开始每日 1 ~ 2 次，连用 2 ~ 4 天。

（3）肾上腺皮质激素 适用于严重毒蕈中毒，发生溶血反应、中毒性心肌炎、中毒性脑病、肝损害和出血倾向时。

（4）抗毒蕈血清 给予 40mL 肌内注射。

（5）对症治疗 卧床休息，保护肝肾功能，可应用水飞蓟素每天静滴或口服 30 ~ 40mg/kg，维持 3 ~ 4 天，水飞蓟素具有抗过氧化、明显的保护及稳定肝细胞膜、促进损伤肝细胞修复、改善肝功能的作用。还可选用谷胱甘肽（阿拓莫兰）、乌司他丁、葡醛内酯等保肝；纠正和维持水、电解质酸碱平衡；处理休克、脑水肿；抗感染等。

（6）保肝细胞生长治疗

1）非特异性肝再生刺激因子　如胰高血糖素－胰岛素（GI 疗法），即胰高糖素 1mg，胰岛素 8 ～ 10U 加入 10% 葡萄糖液 500mL 内，静滴，1 ～ 2 次 / 天，一般 2 ～ 4 周为 1 疗程。

2）特异性肝细胞生长因子（HGF）　HGF 和其他肝再生刺激物质。

3）前列腺素 E1　具有稳定肝细胞膜、减少肝细胞坏死、改善肝脏血液微循环、促进肝细胞再生作用。

（7）必要时血液净化治疗　可采用碳酸氢盐法，血泵 100mL/min，肝素 40mg，超滤 0.5kg，补充碳酸钠 250mL。

3. 中医药干预　甘草 30 ～ 60g，绿豆 30 ～ 240g，水煎服，或甘草汤内服；或对坐草 60g（或带叶金银花藤 240g），煎服；鲜金银花或嫩叶适量，洗净嚼服。

【急救流程】

急性毒蕈中毒急救流程见图 14-6。

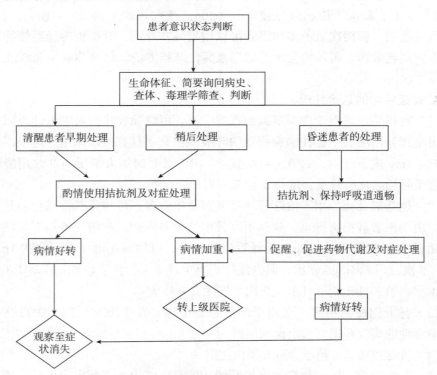

图14-6　急性毒蕈中毒急救流程

【注意事项】

惊厥患者慎用洗胃，中毒患者应留观治疗1周左右，病情重者及时转上级医院诊治。

【复习题】

1.急性食物中毒事件中样本的选择与采集哪一条是错误的（　　）

A.可疑食品的剩余部分、半成品和原料

B.患者的呕吐物及腹泻患者的大便

C.对发热患者和可疑化学性食物中毒患者应注意采取血液和尿液

D.无剩余可疑食物时就不必采集

E.对剩余食物或呕吐物进行细菌培养有助于诊断

2.以下哪项不是中毒性肝衰竭降低血氨的治疗方法（　　）

A.口服乳果糖　　　B.口服新霉素　　　C.口服微生态制剂

D.2%肥皂水灌肠　　　　　　　　　　　E.食醋保留灌肠

3.属于有毒动植物中毒的是（　　）

A.毒蕈中毒　　　　B.化学性食物中毒　　C.砷污染食品引起的食物中毒

D.葡萄球菌性食物中毒　　　　　　E.伤寒菌性食物中毒

（二）急性四季豆中毒

【概述】

四季豆也称芸豆、菜豆、小刀豆等，是一种常见的食用蔬菜。四季豆中所含的豆素是毒蛋白，具有凝血作用，加热可被破坏；可引起溶血，食用大量未熟透的四季豆可致中毒。

【临床表现】

1.胃肠刺激症状　胃部烧灼感、恶心、呕吐、腹痛、腹泻等。

2.神经系统症状　乏力、头晕、肢体麻木等。

3.脱水症状　皮肤弹性下降、尿量减少、血压不稳或下降等。

4.酸中毒　乏力、气短、疲倦、嗜睡、呼吸加深加快等。

【辅助检查】

1.血液测定　有条件时可检验四季豆的红细胞集素。

2.生化检查　严重者可见肝、肾功能异常。

3.动脉血气　引起酸中毒时pH降低，二氧化碳结合力升高，动脉血氧含量降低等。

4.尿液测定　脱水严重时可见尿液浓缩，少尿。

【诊断要点】

1. 诊断标准

（1）食用未熟透的四季豆史，集体发病，症状相似，潜伏期在 1 ～ 15 小时。

（2）特征性临床表现及体征等。

2. 鉴别诊断　与镇静催眠药中毒、CO 中毒、毒蕈中毒、细菌性食物中毒、真菌性食物中毒等鉴别。

【治疗要点】

1. 紧急处理　通常无需特殊治疗，在催吐、洗胃、导泻后迅速痊愈。

2. 有条件时的急诊处理　吐泻严重者可给予补液治疗，积极纠正水、电解质、酸碱平衡紊乱，腹痛明显者给予阿托品，并可用吡哌酸等口服抗消化道感染。有凝血紊乱现象时，可用低分子右旋糖酐、肝素等治疗。

3. 中医药干预　可用甘草、金银花等清热解毒。

【急救流程】

急性四季豆中毒急救流程见图 14-7。

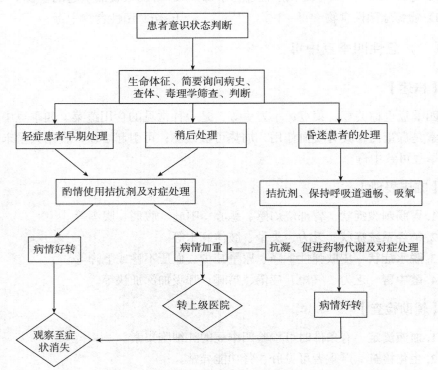

图14-7　急性四季豆中毒急救流程

【注意事项】

观察脱水情况，预防休克。

（三）发芽马铃薯中毒

【概述】

马铃薯又称土豆，含有龙葵素（茄碱），其为甾苷生物碱，对黏膜具有腐蚀性，能破坏红细胞，严重者引起脑水肿，导致中枢神经系统尤其是呼吸中枢麻痹。每 100g 马铃薯中约含有龙葵素 10mg，未成熟的马铃薯或贮藏时接触阳光，可引起表皮发紫和发芽，此时每 100g 马铃薯中龙葵素含量可达 500mg，以芽、芽孔、皮和溃烂处尤多。

【临床表现】

1. 咽喉部瘙痒及胃肠症状　食入未成熟马铃薯或发芽马铃薯 10 分钟或几小时后发病，表现为咽喉部瘙痒、烧灼感、呕吐、腹痛、腹泻。

2. 中枢神经系统受累症候群　头晕、头痛、烦躁不安、谵妄、意识障碍、瞳孔散大、抽搐，严重者可因中枢性呼吸衰竭而死亡。

【辅助检查】

1. 将进食的马铃薯切开，在发芽附近滴入浓硝酸或浓硫酸，变为玫瑰红色，即说明有龙葵素存在。

2. 生化检查。血糖可降低，引起脱水者可出现肾功能异常。

3. 动脉血气。引起酸中毒时 pH 降低，二氧化碳结合力升高，动脉血氧含量降低等。

【诊断要点】

1. 诊断标准

（1）明确的未成熟或发芽马铃薯摄入史。

（2）特征性临床表现及体征等。

2. 鉴别诊断　与镇静催眠药中毒、CO 中毒、毒蕈中毒、细菌性食物中毒、真菌性食物中毒等鉴别。

【治疗要点】

1. 紧急处理　目前尚无特效解毒剂，发现中毒后立即催吐、洗胃，可用 1:2000 高锰酸钾溶液或浓茶水彻底洗胃，也可用 5% 鞣酸溶液或碳酸氢钠溶液洗胃，还可用硫酸钠或硫酸镁导泻、高位灌肠。

2. 有条件时的急诊处理　补液、纠正水电解质酸碱失衡、对症治疗，维持血压稳定和呼吸功能，防治呼吸衰竭。

3. 中医药干预 醒脑静注射液开窍醒脑，必要时予参附注射液回阳救逆，益气固脱。

【急救流程】

急性马铃薯中毒急救流程见图14-8。

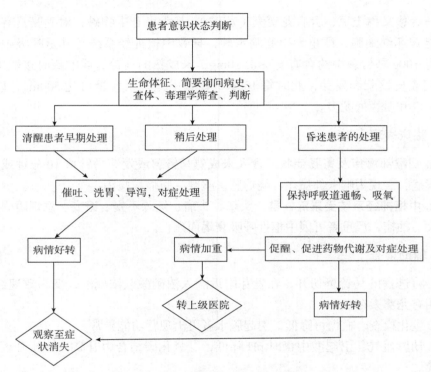

图14-8 急性马铃薯中毒急救流程

【注意事项】

惊厥患者慎用洗胃，中毒较重患者应留观治疗，病情重者及时转上级医院诊治。

【复习题】

1. 从临床表现来看，感染型和中毒型食物中毒最大的区别在于（ ）
A. 有无恶心、呕吐　　　　　B. 有无腹痛、腹泻　　C. 病死率不同
D. 有无体温升高　　　　　　E. 潜伏期不同

2. 食用发芽马铃薯中毒的原因是因为其中含有（ ）
A. 类秋水仙碱　　　　　　　B. 甲状腺素　　　　　C. 生物碱
D. 龙葵素　　　　　　　　　E. 皂苷

3. 中毒型食物中毒与流行性传染病的根本区别在于（ ）

A. 人与人之间不传染   B. 较短时间内有大量患者出现

C. 有一定潜伏期   D. 有相似症状

E. 以上都不是

（四）急性木薯中毒

【概述】

木薯在我国南方种植和食用很普遍，其所含毒质为氰甙类。木薯中毒多为木薯生食、误食或加工不当所致。一般生食木薯 400g 即可中毒，进食 1000g 可致死。木薯中毒主要是由于氢氰酸的作用，其氰离子能抑制细胞内许多酶的活性，尤其是细胞色素氧化酶受到抑制后，失去传导氧的作用，引起组织缺氧。由于中枢神经系统对缺氧最为敏感，因此最先受累，尤以呼吸和血管运动中枢最严重，表现为先兴奋后抑制。

【临床表现】

1. 胃肠刺激症状 恶心、呕吐、腹痛、腹泻等。

2. 神经系统症状 头痛、头晕、心悸、无力、倦怠，严重者抽搐等。

3. 呼吸系统症状 呼吸加快继之变深变慢，面色苍白，出冷汗。

4. 血液变化 血液中因氧不能充分利用，动静脉血均呈鲜红色。

5. 其他 患者最后可因抽搐、休克、昏迷、呼吸循环衰竭而死亡。

【辅助检查】

1. 血液测定 血液中可含有氰酸盐。

2. 生化检查 严重者肝功能异常。

3. 动脉血气 引起酸中毒时 pH 降低，二氧化碳结合力升高，动脉血氧含量降低等。

4. 尿液测定 可检测到氰酸盐或硫氰酸盐。

【诊断要点】

1. 诊断标准

（1）明确的木薯摄入史。

（2）特征性临床表现及体征等。

2. 鉴别诊断 与镇静催眠药中毒、CO 中毒、毒蕈中毒、细菌性食物中毒、真菌性食物中毒等鉴别。

【治疗要点】

1. 紧急处理　立即催吐、洗胃，洗胃可用 1% 硫代硫酸钠溶液或者 1∶2000 高锰酸钾溶液或 3% 过氧化氢溶液，使胃内氰化物生成无活性的氰酸盐，洗胃后给予硫酸亚铁溶液以使氰化物生成无毒的亚铁氰化物。

2. 有条件时的急诊处理

（1）亚硝酸异戊酯　立即吸入，每分钟吸入 15 ~ 30 秒钟，以使氧合血红蛋白变成高铁血红蛋白，恢复细胞色素氧化酶活性。该药药效发挥快，适用于现场急救，用药时密切观察患者血压，如出现血压过低须立即停止吸入。

（2）亚硝酸钠　可紧接着亚硝酸异戊酯应用，以增高高铁血红蛋白的形成，用 3% 亚硝酸钠 10 ~ 15mL 缓慢静脉注射，5 ~ 10 分钟注完。

（3）硫代硫酸钠　注射完亚硝酸钠后紧接着缓慢注入 25% ~ 50% 硫代硫酸钠 50mL，至少注射 10 分钟，根据病情 1 小时后重复使用，该药能使氰离子变为无活性的硫酸氰盐排出体外，亚硝酸钠和硫代硫酸钠联合应用，可产生明显的协同作用。

（4）亚甲蓝　较大剂量（10mg/kg）的亚甲蓝静脉滴注也能使氧合血红蛋白转变为高铁血红蛋白，但疗效较差。

（5）其他治疗

1）高浓度给氧　血氧张力增高，不仅能提高组织对氧的摄取能力，并且可激活失活的细胞呼吸酶。

2）高渗葡萄糖　不仅可排毒利尿，增加营养，还可将氰化物转化成无毒的羟氰衍化物排出。

3）呼吸支持　呼吸衰竭时可给予呼吸兴奋剂，呼吸停止时立即人工呼吸或机械通气。

4）控制抽搐　给予安定或水合氯醛。

5）其他　积极防治休克

3. 中医药干预　醒脑静注射液开窍醒脑，必要时予参附注射液回阳救逆，益气固脱。

【急救流程】

急性木薯中毒的急救流程见图 14-9。

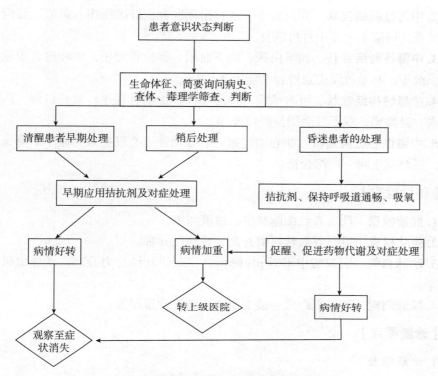

图14-9 急性木薯中毒急救流程

【注意事项】

惊厥患者慎用洗胃，中毒患者应留观治疗 1 周左右，病情重者及时转上级医院诊治。

二、动物性食物中毒

（一）急性鱼胆中毒

【概述】

青鱼胆生吃或熟吃都易引起中毒，草鱼、鲤鱼的胆也有毒性。鱼胆通过肠道吸收，主要在肝脏代谢，肾脏是主要排泄器官，在肾脏的浓度最高，故而主要造成肝、肾实质损害，部分患者可有心肌损害。

【临床表现】

1. 胃肠道症状 为首发症状，表现为呕吐、腹痛、腹泻，多为黄色水样便或稀粥样便，无脓血，每日 10 余次。

2. 中毒性肝病症状 起病后 2 ~ 3 日出现肝大、肝区压痛、黄疸、谷丙转氨酶升高等，持续 1 ~ 2 个月可恢复。

3. 中毒性肾病症状 如蛋白尿、镜下血尿、颗粒管型尿，重症患者少尿、水肿、尿血等，甚至可发生急性肾功能衰竭。

4. 中毒性神经症状 可有嗜睡、神志模糊、抽搐、昏迷，常见口唇、四肢远端麻木、异物感，双下肢周围神经瘫痪等。

5. 中毒性心脏病症状 如心动过速、心音低钝、心脏扩大、血压下降、心力衰竭，甚至发生阿 – 斯综合征。

【辅助检查】

1. 血液检查 严重者红细胞减少，血液浓缩。

2. 生化检查 可有谷丙转氨酶升高，肾功能异常。

3. 动脉血气 引起酸中毒时 pH 降低，二氧化碳结合力升高，动脉血氧含量降低等。

4. 尿液测定 可有蛋白尿、镜下血尿、颗粒管型尿等。

【诊断要点】

1. 诊断标准

（1）明确的鱼胆摄入史。

（2）特征性临床表现及体征等。

2. 鉴别诊断 与镇静催眠药中毒、CO 中毒、酒精中毒、植物性中毒、细菌性中毒、真菌性中毒等鉴别。

【治疗要点】

1. 紧急处理 催吐、洗胃、导泻，口服活性炭、蛋清、牛奶等。

2. 有条件时的急诊处理

（1）补充维生素、ATP、保肝、抗休克、抗心衰等对症治疗，预防感染。

（2）积极防治急性肾功衰竭。一旦出现在经过一般内科治疗无效，血尿素氮和肌酐进行性上升，应尽早做血液透析。可短期应用肾上腺皮质激素，以降低机体对毒素的敏感性，同时可消除肾小管及肾间质水肿，有利于肾功能恢复。

（3）对症支持治疗，注意治疗脱水、低钾血症，纠正水、电解质及酸碱失衡。

3. 中医药干预 醒脑静注射液开窍醒脑，必要时予参附注射液回阳救逆，益气固脱。

【急救流程】

急性鱼胆中毒的急救流程见图 14–10。

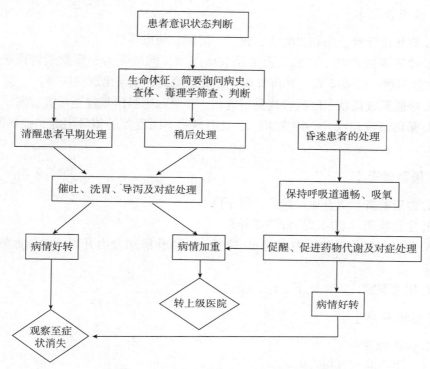

图14-10　急性鱼胆中毒急救流程

【注意事项】

惊厥患者慎用洗胃，中毒患者应留观治疗 1 周左右，病情重者及时转上级医院诊治。

（二）急性河豚毒素中毒

【概述】

河豚为近海底层杂鱼，种类繁多，又名鲀鱼，其生殖器官和内脏（如卵巢、睾丸、肝、肠及血液、皮肤等）均含有毒素。河豚鱼的毒素主要有河豚毒素和河豚酸两种。河豚毒素相当稳定，盐腌、日晒、煮沸，甚至高温均不能使毒素完全消除。

河豚毒素具有箭毒样毒性作用，能阻断运动神经与肌肉接头的传导和阻滞神经轴索去极化过程的离子转运，导致神经末梢麻痹。先是感觉障碍，后引起运动神经麻痹及脑干麻痹，可导致呼吸循环衰竭，河豚毒素对胃肠道有刺激作用。

【临床表现】

1. 胃肠道症状 恶心、呕吐、腹痛、腹泻、便血等。

2. 神经系统症状 口唇、舌尖及肢体麻木、四肢无力、痛觉迟钝以至于消失，神经麻痹、眼睑下垂、共济失调、腱反射消失，甚至出现瘫痪等。

3. 呼吸系统症状 呼吸表浅且不规则，严重时呼吸困难甚至呼吸衰竭。

4. 循环系统症状 心律失常、心电图显示不同程度的传导阻滞、血压下降、休克。

【辅助检查】

1. 血液检查 氧合血红蛋白含量下降。

2. 生化检查 可出现肝肾功能异常。

3. 动脉血气 引起酸中毒时 pH 降低，二氧化碳结合力升高，动脉血氧含量降低等。

4. 尿液测定 可见镜下血尿，蛋白尿。

【诊断要点】

1. 诊断标准

（1）明确的河豚摄入史。

（2）特征性临床表现及体征等。

2. 鉴别诊断 与镇静催眠药中毒、CO 中毒、酒精中毒、植物性中毒、细菌性中毒、真菌性中毒等鉴别。

【治疗要点】

1. 紧急处理 河豚毒素没有特效解毒剂，但由于其在肝脏内解毒和排泄较快，若中毒 8 小时内未死亡，多能恢复。因此一旦发现中毒，应尽快予以催吐、洗胃和导泻等急救措施。中毒后立即口服 1% 硫酸铜 50 ~ 100mL 催吐，亦可物理刺激咽部催吐；给予 1∶5000 高锰酸钾溶液洗胃，也可用 0.5% 活性炭悬液洗胃；给予硫酸镁导泻。中毒超过 6 小时，给予高位灌肠以促进毒素排出。

2. 有条件时的急诊处理

（1）静脉补液促代谢 每天补液 4500mL 以上促进毒素排泄。

（2）肾上腺皮质激素 氢化可的松 200 ~ 300mg 静脉滴注，以提高组织对毒素的耐受性。

（3）士的宁 用量为 2mg，肌内注射，也可皮下注射，改善肌肉麻痹。

（4）抗胆碱药 有一定的对抗毒素的作用，给予阿托品或山莨菪碱（654-2）肌内注射或稀释后静脉注射，直至阿托品化。

（5）呼吸支持　呼吸困难者给予呼吸兴奋剂，呼吸麻痹时及时进行气管切开或人工呼吸。

（6）其他治疗　吸氧、纠正酸碱失衡等对症治疗。

3. 中医药干预　醒脑静注射液开窍醒脑，甘草、大黄等清热解毒。

【急救流程】

急性河豚毒素中毒的急救流程见图 14-11。

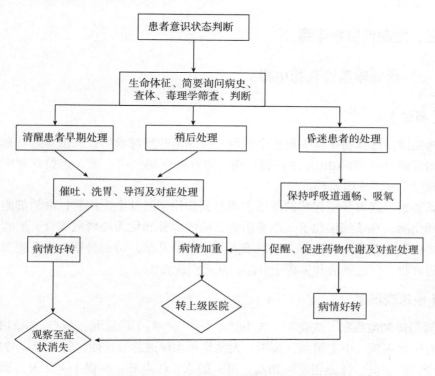

图14-11　急性河豚毒素中毒急救

【注意事项】

惊厥患者慎用洗胃，中毒患者应留观治疗 8 小时以上，病情重者及时转上级医院诊治。

【复习题】

1. 有关鱼胆中毒不正确的是（　　）

A. 中毒原因常为生食或和酒吞服

B. 可用特效解毒剂治疗

C. 首发症状为恶心、呕吐、腹痛、腹泻等消化道症状

D. 可因肝、肾、心等多脏器功能衰竭而死亡

E. 早期应用透析治疗或预防性透析治疗，可明显改善

2. 河豚毒素含量最多的部位是（　　）

A. 肌肉　　　　　　　　　B. 皮肤　　　　　　　　C. 卵巢

D. 脾脏　　　　　　　　　E. 血液

3. 河豚毒素首先作用于（　　）

A. 神经系统　　　　　　　B. 肺脏　　　　　　　　C. 呼吸中枢

D. 肝脏　　　　　　　　　E. 肾脏

三、细菌性食物中毒

（一）葡萄球菌性食物中毒

【概述】

葡萄球菌性食物中毒主要由金黄色葡萄球菌的肠毒素所致，该毒素具有抗热性，即使经加热煮沸 30 分钟仍能致病。常存在于奶、肉、蛋、鱼类食物中，多数在餐后 1 ～ 5 小时发病。

肠毒素引起胃肠道症状的原因主要是其作用于肠壁上皮细胞，激活细胞内腺苷酸环化酶，在该酶催化下，细胞质内三磷酸腺苷转化为环磷酸腺苷，后者促进细胞质内蛋白质磷酸化过程，激活细胞内有关酶系统，抑制肠壁上皮细胞对钠和水分的吸收，促进肠液和氯离子分泌，从而引起腹泻。

【临床表现】

胃肠道刺激症状　进食 1 ～ 5 小时（平均 3 小时）后流涎、恶心、剧烈呕吐、甚至有脱水表现，中上腹痛、腹泻，大便呈黄水样或黏液样便，每天 20 ～ 30 次，量较少，有恶臭，体温正常或稍高，可有脱水、休克等，病程 1 ～ 2 天，预后一般良好。

【辅助检查】

1. 血液检测肠毒素　取急性期或恢复期患者的血清与相应细菌做凝集试验，病原菌培养。

2. 生化检查　可有血糖降低，负氮平衡。

3. 尿液测定　可见尿液浓缩，尿比重增大。

4. 粪便常规检查　便中菌落增多，以革兰氏染色阳性球菌增多为主。

【诊断要点】

1. 诊断标准

（1）潜伏期 1 ～ 5 小时，进食不洁食物史，多在夏秋季出现或集体出现。

（2）从可疑食物或患者的呕吐物或粪便中分离出同一噬菌体型的致病性葡萄球菌。

2. 鉴别诊断

（1）霍乱　以剧烈呕吐、腹泻为特点，一般无腹痛，吐泻物呈米泔水样，脱水明显，酸中毒和电解质紊乱较重，可有肌痉挛，大便培养有霍乱弧菌。

（2）非细菌性食物中毒　此类患者有进食毒物史，除胃肠道症状外，尚有神经系统、肝肾脏器中毒的症状，呕吐物或粪便培养，无病原菌生长。

（3）病毒性肠炎　无明显进食污染食物史，亦无短时间内集体发病史。大便多为稀便或水样便，大便培养无病原菌。

（4）急性细菌性痢疾　无明显进食污染食物和短时间内同食者集体发病史，发热、全身中毒症状明显，腹泻以黏液脓血便为主，常有大便后的里急后重，大便培养有痢疾杆菌。

【治疗要点】

1. 紧急处理　轻者不需治疗，重者禁食以缓解肠激惹症状，必要时催吐、洗胃等。

2. 有条件时的急诊处理

（1）补液、抗休克、纠正水电解质紊乱　有酸中毒（pH<7.2）者适当补充碳酸氢钠，但要计算补液量，需要补充的碳酸氢根 mmol 数 =（正常碳酸氢根 mmol 数-测得碳酸氢根 mmol 数）× 体重（kg）×0.4，或者 5% 碳酸氢钠 mL 数 =（正常的二氧化碳结合力-测得二氧化碳结合力）×0.5× 体重（kg），遵循"宁少勿多、宁酸勿碱"的原则，先补充所需碱液的一半，待次日重测酸碱度后再重新计算补液量。休克者给予补液，必要时应用多巴胺等血管活性药物。中毒症状严重者给予地塞米松或氢化可的松静脉用药。

（2）抗生素治疗　可先用葡萄糖盐水 500mL 加庆大霉素 16 万 ~ 24 万 U，静脉滴注，口服小檗碱、诺氟沙星或复方磺胺甲恶唑，最好根据药物敏感实验给予有效抗生素，不可使用广谱抗生素，如葡萄球菌食物中毒系肠毒素所致，不可使用抗生素。

（3）阿托品治疗　剧烈腹痛时可皮下注射阿托品。

3. 中医药干预　大黄、甘草、金银花等清热解毒治疗。

【注意事项】

惊厥患者慎用洗胃，慎用广谱抗生素，必要时留观治疗，病情重者及时转上级医院诊治。

（二）肉毒杆菌毒素中毒

【概述】

肉毒杆菌多存在于罐头食品或密封腌制的食物中，为带蓝色的阳性厌氧菌，有芽孢，对化学剂和热力有极强的抵抗力，煮沸 6 小时，或加热 120℃ 30 分钟才可杀灭。在缺氧的情况下，肉毒杆菌在适合的基质上产生外毒素，即肉毒毒素，是一种强烈的神经毒素。肉毒杆菌可产生 A、B、C、D、E 共计 5 种外毒素，引起人中毒的主要是 A、B 两种，部分病例可由 E 毒素引起，这些毒素也可经呼吸道吸入而使人中毒。毒素进入人体后主要抑制神经递质——乙酰胆碱的释放。

【临床表现】

1. 胃肠道症状　进食罐头等 12 小时到数日出现恶心、呕吐、腹痛、腹胀、腹泻或便秘。

2. 神经内分泌系统症状　头晕、无力、眼肌麻痹、张口或伸舌困难，严重时吞咽困难，各种腺体先兴奋后抑制，意识状态改变不大。

3. 呼吸系统症状　患者可出现呼吸、循环衰竭或呼吸道感染而死亡。

【辅助检查】

1. 血液检查　对可疑食物做细菌学检查及动物接种试验可检出。

2. 生化检查　可见低血糖，低血钾。

3. 尿液测定　可见尿液浓缩，尿比重增大。

4. 便常规检查　便中细菌增多，做细菌培养以杆菌为主。

【诊断要点】

1. 诊断标准

（1）罐头等食物摄入史。

（2）特征性临床表现及体征等。

（3）明确诊断后，主要观察患者的呕吐量、腹泻量及尿量；注意监测患者的心率及血压，随时调整治疗方案，老年人补液不应过快，避免导致心功能不全。

（4）根据患者的呼吸频率、心脏功能、肌力情况以及是否并发肺部感染综合判断疾病的严重程度。

2. 鉴别诊断　与重症肌无力、格林 – 巴利综合征、周期性瘫痪、脊髓灰质炎鉴别。

【治疗要点】

1. 紧急处理　清除和破坏抗毒素，在进食可疑食物 4 小时之内催吐，立即用 5% 碳酸氢钠或 1∶5000 的高锰酸钾溶液洗胃，然后用 50% 硫酸镁或 33% 硫酸钠导泻，高位灌肠或服用导泻剂以促进排泄。

2. 有条件时的急诊处理

（1）在发病后 24 小时内或肌肉麻痹发生前，一次性给予多价抗毒素血清（A、B、E 型）100000U 静脉注射和肌内注射各半，必要时 6 小时重复 1 次，起病 48 小时后应用抗毒血清的疗效甚差或无效，抗毒血清注射前，应先做药敏试验。同时应用青霉素治疗。

（2）对症治疗　早期应禁食、吸氧、呼吸支持，病情缓解后有吞咽困难者插胃管鼻饲，维持水电解质及酸碱平衡。

3. 中医药干预　醒脑静注射液开窍醒脑，必要时予参附注射液回阳救逆，益气固脱。

【注意事项】

惊厥患者慎用洗胃，中毒患者应留观治疗，病情重者及时转上级医院诊治。

（三）变形杆菌性食物中毒

【概述】

变形杆菌是革兰染色阴性腐败菌，分布广泛，食物受其污染机会多，尤其是动物类食品（如肉、蛋、鱼、蟹等）。

【临床表现】

1. 胃肠炎型　潜伏期 10 ~ 12 小时，主要表现为恶心、呕吐、头晕、头痛、乏力、阵发性剧烈腹痛、腹泻，呈水样便、有黏液和恶臭、无脓血，每天数次至 10 余次。

2. 过敏型　潜伏期短，一般 30 ~ 120 分钟，主要表现为全身发热、头痛、瘙痒、醉酒样、皮肤潮红、荨麻疹等，病程短，多数在 24 小时内恢复。

3. 混合型　同时具有上述两型的临床表现。

【辅助检查】

1. 血清凝集实验　恢复期血清对变形杆菌 OX_{10} 或全身分离的菌株凝集效价在 1∶80 以上，即有诊断意义，健康人效价仅为 1∶9 至 1∶20。

2. 生化检查　可见低血糖，低血钾。

3. 动脉血气　引起酸中毒时 pH 降低，二氧化碳结合力升高，动脉血氧含量降低等。

4. 细菌学检验 粪便培养或残留食物培养查到变形杆菌，即可诊断。

【诊断要点】

1. 诊断标准

（1）肉、蛋、鱼虾等食物摄入史。

（2）特征性临床表现及体征等。

2. 鉴别诊断 与镇静催眠药中毒、CO 中毒、植物性食物中毒、动物性食物中毒等鉴别。

【治疗要点】

1. 紧急处理 本病多有自限性，1 ~ 2 日恢复，临床上一般采用对症治疗。

2. 有条件时的急诊处理

（1）抗生素治疗。可选用氨苄西林等抗生素治疗，严格控制药物副作用。

（2）补液，纠正水电解质及酸碱失衡。

（3）腹痛严重时给予解痉剂治疗，一般选用阿托品或山莨菪碱。

（4）过敏型可给予抗组胺药物，如氯苯那敏或苯海拉明。

3. 中医药干预 醒脑静注射液开窍醒脑，必要时予参附注射液回阳救逆，益气固脱。

（四）沙门菌性食物中毒

【概述】

沙门菌食物中毒最常见的致病菌为鼠伤寒沙门菌、猪霍乱沙门菌和肠炎沙门菌。沙门菌属不耐热，煮沸即可杀灭。一般随同食物摄入 10 万 ~ 10 亿个沙门菌才会出现临床症状。

【临床表现】

1. 胃肠炎型 突然发热，体温 38 ~ 40℃，伴寒战、恶心、呕吐、腹痛、腹泻，大便呈糊状或水样便，有黏液和血便，次数不等。吐泻严重者有脱水，出现感染性休克。此型多由鼠伤寒沙门菌、肠炎沙门菌等引起，在临床上较为常见。

2. 类伤寒型 表现为高热，体温在 40℃以上，头痛、乏力、四肢痛、腓肠肌痛或痉挛、腹痛，有神经系统的功能紊乱，胃肠道症状不明显。大多数由甲、乙、丙副伤寒沙门菌引起。

3. 类霍乱型 有剧烈的呕吐、腹痛、腹泻，大便呈米汤样，高热、恶寒、全身乏力，严重者因脱水而循环衰竭、休克、昏迷、抽搐、谵妄。

4. 类感冒型 可有高热、恶寒、全身不适、腰痛、鼻塞、咽喉炎等上呼吸道感染症状。

5. 败血症型　高热、恶寒、出冷汗、轻重不一的胃肠道症状。此型多数由猪霍乱沙门菌引起，临床上较少见。

【辅助检查】

1. 血液检查　可见白细胞总数增加。

2. 生化检查　可见低血糖、低血钾、低蛋白等。

3. 动脉血气　引起酸中毒时 pH 降低，二氧化碳结合力升高，动脉血氧含量降低等。

4. 细菌学检验　粪便培养或呕吐物、残留食物培养查到同一血清型的沙门菌，即可诊断。

【诊断要点】

1. 诊断标准

（1）污染食物摄入史。

（2）特征性临床表现及体征等。

2. 鉴别诊断　与镇静催眠药中毒、CO 中毒、植物性食物中毒、动物性食物中毒等鉴别。

【治疗要点】

1. 紧急处理　中毒后立即用 0.05% 高锰酸钾溶液反复洗胃；机械性（刺激迷走神经）或催吐剂（吐根碱）催吐；中毒时间长者可用硫酸镁导泻。

2. 有条件时的急诊处理

（1）一般无需使用抗生素，重症者可用氯霉素或头孢噻肟钠。

（2）补液和纠正水、电解质酸碱失衡。

（3）对症治疗，腹痛者可给予阿托品 0.5mg 肌内注射，重症者注意防治休克。

3. 中医药干预　醒脑静注射液开窍醒脑，必要时予参附注射液回阳救逆，益气固脱。

【急救流程】

急性细菌性食物中毒的急救流程见图 14-12。

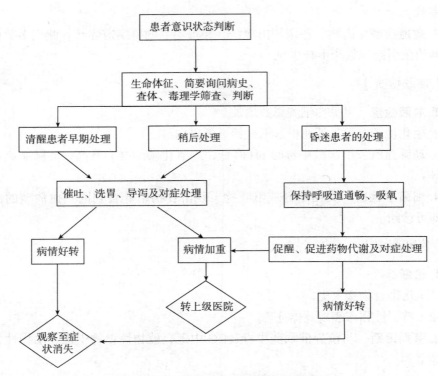

图14-12 急性细菌性食物中毒急救

【注意事项】

惊厥患者慎用洗胃，病情重者及时转上级医院诊治。

【复习题】

1. 金黄色葡萄球菌肠毒素中毒是由什么原因引起（   ）

A. 金黄色葡萄球菌污染的食物　　B. 金黄色葡萄球菌肠毒素污染的食物

C. 化脓性球菌污染的食物　　　　D. 金黄色葡萄球菌在肠道内大量繁殖

E. 金黄色葡萄球菌在肝脏繁殖

2. 治疗沙门菌食物中毒不正确的是（   ）

A. 卧床休息　　　　　　　　　　B. 纠正水、电解质紊乱

C. 维持血压　　　　　　　　　　D. 均要使用抗生素

E. 解痉药治疗腹痛

3. 由食物污染引起的食物中毒是（   ）

A. 河豚中毒　　　　　　　　　　B. 木薯中毒

C. 毒蕈中毒　　　　　　　　　　D. 肉毒中毒

E. 发芽马铃薯中毒

4. 引起肉毒梭菌中毒最多见的食品是（　　）

A. 肉制品　　　　　　　　　B. 鱼制品

C. 自制发酵食品　　　　　　D. 罐头食品

E. 鸡蛋

5. 胃肠型食物中毒最常见的病原菌是（　　）

A. 沙门菌属　　　　　　　　B. 副溶血性弧菌

C. 金黄色葡萄球菌　　　　　D. 大肠杆菌

E. 蜡样芽孢杆菌

第八节　急性一氧化碳中毒

【概述】

一氧化碳是含碳物质不完全燃烧的产物，是一种无色、无味的气体，其比重为 0.967，与空气混合达 12.5% 时有爆炸性。在工业上，冶铁、矿井放炮、合成氨气和甲醇、内燃机排放废气等作业接触一氧化碳机会较多，如防护不当或通风不良易发生急性一氧化碳中毒，而日常生活中，家庭用煤炉取暖及煤气泄漏都易发生急性一氧化碳中毒。一氧化碳中毒的机制主要是引起组织缺氧，一氧化碳经呼吸道吸入后，立即与血中的血红蛋白结合形成稳定的碳氧血红蛋白（COHb），二者的亲和力比氧和血红蛋白的亲和力大 240 倍，而其解离速度仅为氧合血红蛋白的 1/3600，碳氧血红蛋白的存在还能使血红蛋白氧解离曲线左移，故碳氧血红蛋白的形成不仅使红细胞丧失携氧能力，还影响了氧合血红蛋白的解离，从而造成组织缺氧，此外一氧化碳还与肌球蛋白结合而损害线粒体功能，抑制组织呼吸。

中枢神经系统对缺氧最敏感，故而最先受累，脑部血管先痉挛后扩张，严重者有脑水肿、血栓形成、缺血性坏死、脱髓鞘病变等，是急性一氧化碳中毒后迟发性脑病的病理基础。

【临床表现】

1. 轻度中毒　血中 COHb 浓度高于 10%，头晕、头痛、乏力、恶心、呕吐、胸闷、心悸、四肢无力、短暂性晕厥等。

2. 中度中毒　血中 COHb 浓度高于 30%，神志不清、呼吸困难、烦躁、谵妄、皮肤、黏膜、甲床呈桃红色等。

3. 重度中毒　血中 COHb 浓度高于 50%，昏迷程度加深，并发脑水肿、休克、心肌损害、肺水肿、呼吸衰竭，部分病例出现筋膜间隙综合征、挤压综合征等。

4. 迟发性脑病　少数患者抢救苏醒后 2 ~ 60 天出现精神障碍、偏瘫、震颤麻痹、癫痫、痴呆、失语、失明等。

【辅助检查】

1. 碳氧血红蛋白测定

（1）加碱法　取患者血 3 ~ 5 滴，加等量蒸馏水稀释后，加入 10% 氢氧化钠 1 ~ 2 滴，混匀，如血液中有碳氧血红蛋白，仍呈淡红色不变，而正常对照血液则呈棕褐色。

（2）煮沸法　取蒸馏水 10mL，加入患者血 3 ~ 5 滴，如血液中有碳氧血红蛋白，煮沸后仍呈红色，而正常血液呈褐色。

2. 碳氧血红蛋白定量测定　正常人不吸烟者碳氧血红蛋白 <5%，吸烟者 <10%，轻度中毒 <10%，中度中毒 <30%，重度中毒 <50%。

3. 生化检查　肝功能、肾功能等检验有异常表现。

4. 动脉血气　低氧血症、呼吸衰竭。

5. 其他　头颅 CT、脑电图、心电图、心肌酶、电解质、肾功能、血糖等检测有助于诊断。

【诊断要点】

1. 诊断标准

（1）明确的一氧化碳接触史。

（2）急性缺氧性中枢神经系统损害的临床表现等。

（3）血液中碳氧血红蛋白的测定。

2. 鉴别诊断　与镇静催眠药中毒、糖尿病酮症酸中毒昏迷、急性酒精中毒、脑膜脑炎和脑血管意外等鉴别。

3. 病情评估　急性一氧化碳中毒程度临床可分 3 度。

（1）轻度　血中 COHb 浓度为 10% ~ 20%，若能及时脱离中毒环境，吸入新鲜空气或氧疗，症状很快消失，可在治疗后回家或留观 2 ~ 3 天。

（2）中度　血中 COHb 浓度为 30% ~ 40%，皮肤黏膜呈"樱桃红色"，经积极治疗后可恢复正常，且无明显并发症，需住院留观 1 周左右，并进行高压氧治疗。

（3）重度　血中 COHb 浓度 >50%，昏迷、抽搐、心律失常、呼吸衰竭，部分患者因误吸发生吸入性肺炎，受压皮肤出现红肿水泡，肌肉出现压迫性坏死（横纹肌溶解症），释放肌球蛋白引起急性肾小管坏死和肾衰竭，死亡率高，幸存者有不同程度后遗症，经急诊处置后尽快转入 ICU，监护心电图、血压、血氧饱和度，尽早进行高压氧治疗，并且要坚持足够的疗程。

【治疗要点】

1. 紧急处理

（1）现场救治　进入中毒现场后迅速打开门窗，进行通风换气，断绝一氧化碳来源。迅速将患者转移到空气新鲜的地方，卧床休息，保持呼吸道通畅，注意保暖。如呼吸心跳已停止立即行胸外心脏按压及人工呼吸，随后立即送医院继续救治，需要心肺复苏者，途中仍需坚持心脏按压及人工呼吸。

（2）纠正缺氧

1）吸氧　给予吸氧可提高动脉血氧分压，从而加速碳氧血红蛋白的解离，增加一氧化碳的排出，吸氧方法以面罩大流量吸氧为佳，单纯鼻导管吸氧效果较差。

2）高压氧治疗　一般用 2 ~ 3 个大气压给予纯氧吸入，进行高压氧治疗可迅速提高动脉血氧分压，加速碳氧血红蛋白解离及一氧化碳排出。对于中度和重度一氧化碳中毒且没有禁忌者，均应在急诊尽快行高压氧治疗。首次高压氧治疗时间应根据治疗压力而定，既要达到清除一氧化碳的目的，又要防止氧中毒。年龄在 40 岁以下、昏迷时间短于 4 小时者连续进行高压氧治疗 5 ~ 20 天；年龄在40 岁以上、昏迷时间超过 4 小时，应连续进行高压氧治疗 3 个疗程（30 天）；病情严重，昏迷时间过久，较长时间处于植物人状态者，应间断进行高压氧治疗，连续 2 ~ 3 个疗程后休息 2 周，再连续 2 个疗程，再休息 2 周。

3）呼吸支持　呼吸停止者立即进行人工呼吸，甚至立即气管插管或气管切开进行机械通气和加压供氧。

（3）降颅压　重症一氧化碳中毒均伴有脑水肿、颅内压升高，一般 24 ~ 48小时达高峰，应采用脱水剂：

1）20% 的甘露醇 250mL，静脉内快速滴入，每 6 ~ 8 小时 1 次，待 2 ~ 3天后颅压增高现象好转，可逐渐减量，但肾功能不全者慎用。

2）呋塞米 20 ~ 40mL，静脉注射，每日 2 ~ 4 次，可与甘露醇交替使用，对于合并心衰的患者尤为适用。

3）糖皮质激素治疗可以减轻脑组织水肿，降低颅内压力，还具有抗炎、抗过敏、抗休克、降低体温的作用，一般用地塞米松 10 ~ 30mg/d，分次静脉滴注，亦可用氢化可的松 200 ~ 300mg/d，静脉滴注，还可用甲基强的松龙 40mg，每日2 ~ 3 次。脱水期间注意水、电解质平衡。

（4）镇静及冬眠　对于连续抽搐者应用镇静剂，如安定 10mg 肌内注射或静脉推注；苯巴比妥 0.1 ~ 0.2g 肌内注射；氯丙嗪 25 ~ 50mg 肌内注射或静脉推注。癫痫大发作或抽搐不止者可用安定持续静脉滴注。对于高热不退者，可行物理降温，用冰毯、冰帽等，亦可采用人工冬眠，以降低患者耗氧量，有利于脑组织功能恢复。

2. 进一步的急诊处理

（1）纠正水、电解质、酸碱失衡。

（2）预防及控制感染。昏迷期应注意护理，预防肺部感染、褥疮及全身感染，已感染者可进行细菌培养，以便选择敏感抗生素。

（3）应用脑组织赋能剂及苏醒药物。可加用 ATP、辅酶 A、细胞色素 C、胞二磷胆碱等药物，昏迷者可用甲氯酚酯、醒脑静等，还可加用安宫牛黄丸等。

（4）并发症的治疗。控制脑水肿、肺水肿、心衰、休克、急性肾功能衰竭、挤压综合征等。

3.特殊处理 急性一氧化碳中毒迟发性脑病者，由于病程长、治疗困难，故应长疗程高压氧治疗，再加常规药物治疗和康复治疗。

（1）高压氧 首次3个疗程，休息15天，然后再连续2个疗程，再休息15天间断进行，每2个疗程结束后休息半个月。

（2）持续药物治疗

1）扩血管 烟酸0.2~0.3g/d；罂粟碱30~60mg/d；川芎嗪160mg，静脉滴注；羟乙基芦丁0.2~0.3g，每天3次。

2）抗凝 蝮蛇抗栓酶、肝素等。

3）抗血小板 阿司匹林、潘生丁等。

4）脑细胞赋能剂 吡拉西坦、ATP、辅酶A、胞二磷胆碱、脑活素等。

（3）功能锻炼 肢体活动及功能锻炼。

（4）持续治疗 坚持治疗，不能中途停止。

4.中医药干预 醒脑静注射液开窍醒脑，也可给予黄芪注射液治疗。

【急救流程】

急性一氧化碳中毒急救流程14-13。

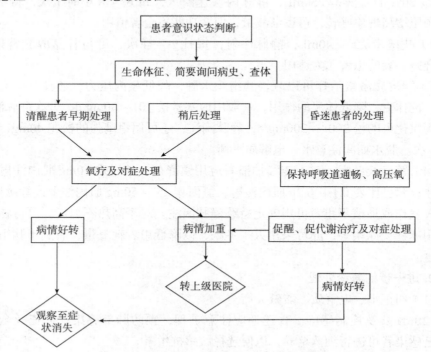

图14-13 急性一氧化碳中毒急救流程

【注意事项】

防治脑水肿是关键，昏迷伴高热、抽搐者可冬眠治疗，病情重者及时转上级医院诊治。

【复习题】

1. 急性一氧化碳中毒抢救重点在于（　　）

A. 脱离一氧化碳环境　　　　　　　　B. 吸氧

C. 纠正缺氧和防治脑水肿　　　　　　D. 控制抽搐

E. 早期应用脑细胞赋能剂

2. 一氧化碳中毒现场急救首先采取什么措施（　　）

A. 吸氧　　　　　　　　　　　　　　B. 建立静脉通道

C. 清洗皮肤　　　　　　　　　　　　D. 就地心肺复苏

E. 撤离现场

3. 高压氧治疗 CO 中毒的主要机制是（　　）

A. 血液中物理溶解氧量增加　　　　　B. 血液中结合氧量增加

C. 血液中血红蛋白增加　　　　　　　D. 氧和血红蛋白的亲和力增加

E. 机体的摄氧能力增强

第十五章　环境及理化因素急症的处理

扫一扫看课件

第一节　中　暑

【概述】

中暑是指人体在高温和热辐射的长时间作用下，机体体温调节障碍，水和电解质丢失过多、散热功能障碍，引起的以中枢神经系统和心血管功能障碍为主要表现的热损伤疾病。

【临床表现】

1. 先兆中暑　患者在高温环境工作或生活一定时间后，出现口渴、乏力、多汗、头晕、眼花、耳鸣、头痛、恶心、胸闷、心悸、注意力不集中，体温正常或略高，不超过38℃。

2. 轻症中暑　先兆中暑症状加重，体温在38℃以上，出现早期循环功能紊乱，包括面色潮红或苍白、烦躁不安或淡漠、恶心呕吐、大汗淋漓、皮肤湿冷、脉搏细数、血压偏低、心率加快。

3. 重症中暑　重症中暑按表现不同可分为三型，也可出现混合型。

（1）**热痉挛**　以四肢肌肉、腹部、背部肌肉的肌痉挛和收缩疼痛，尤以腓肠肌为特征，常呈对称性和阵发性。也可出现肠痉挛性剧痛。患者神志清楚，体温正常。热痉挛可以是热射病的早期表现。

（2）热衰竭　表现为眩晕、头痛、呕吐、脸色苍白、皮肤湿冷、大汗淋漓、呼吸增快、脉搏细速、心律失常、晕厥、肌痉挛、血压下降甚至休克，但中枢神经系统损害不明显，其中病情轻而短暂者也称为热晕厥，可发展为热射病。

（3）热射病　是中暑最严重的类型。患者常出现高热、无汗、神志障碍，体温高达 40 ~ 42℃甚至更高。可有皮肤干燥、灼热、谵妄、昏迷、抽搐、呼吸急促、心动过速、瞳孔缩小、脑膜刺激征等表现，严重者出现休克、心力衰竭、脑水肿、肺水肿、ARDS、急性肾功能衰竭、急性重型肝炎、DIC、多器官功能衰竭等。

【辅助检查】

1. 血常规　血红蛋白升高、红细胞比积增加，血小板发病初期正常，继而迅速下降，最低可小于 10×10^9/L。尿常规可见尿色为茶色或酱油色，镜检可见大量颗粒管型和红细胞。

2. 动脉血气分析　常提示代谢性酸中毒和呼吸性碱中毒，高乳酸血症、低氧血症等。

3. 生化检查　重症患者常出现肝、肾和横纹肌损伤的实验室参数改变。肾功能：血肌酐（Cr）、尿素氮（BUN）、尿酸（UC）均出现不同程度升高；肝功能：AST、ALT、LDH 早期即显著升高，最高可达 5000U/L 以上，总胆红素最高可达 300μmol/L 以上，可伴低蛋白血症；肌酶：肌酸激酶（CK）>1000U/L，CK>5000U/L 表明肌肉损伤严重，CK>16000U/L 提示与急性肾衰竭相关；肌红蛋白（Mb）>1000ng/mL，最高可达 70000 ~ 80000ng/m 或更高，尿 Mb>500ng/mL，初期血 Mb 高于尿 Mb，随着肾功能恢复，尿 Mb 高于血 Mb。

4. 凝血功能障碍　① PLT<100×10^9/L 或进行性下降。②纤维蛋白原（Fib）<1.5g/L 或进行性下降。③D- 二聚体升高或阳性，纤维蛋白原降解产物（FDP）>20mg/L，或 3P 试验阳性。④凝血酶原时间（PT）延长 3s 以上，部分活化凝血活酶时间（APTT）延长 10s 以上。

5. CT 和脑脊液检查　怀疑颅内出血或感染时，应行颅脑 CT 和脑脊液检查。

【诊断要点】

1. 重症中暑的诊断标准　暴露于高温、高湿环境，进行高强度运动，并出现以下临床表现者：①严重中枢神经系统功能障碍表现（如昏迷、抽搐、精神错乱）。②核心温度高于40℃。③皮肤温度升高和（或）持续出汗。④肝转氨酶明显升高。⑤血小板明显下降，并很快出现 DIC。⑥肌无力、肌痛、茶色尿。⑦ CK 大于 5 倍正常值。

2. 鉴别诊断　须注意排除流行性乙型脑炎、细菌性脑膜炎、中毒性细菌性痢疾、脑型疟疾、脑血管意外、脓毒症、甲状腺危象、伤寒、抗胆碱能药物中毒等原因引起的高温综合征。

【治疗要点】

（一）先兆中暑

立即将患者转移到阴凉、通风环境，口服淡盐水或含盐清凉饮料，休息后即可恢复。

（二）轻症中暑

将患者转移到阴凉、通风环境，口服淡盐水或含盐清凉饮料并休息。对有循环功能紊乱或循环衰竭倾向者，可经脉补充 5% 葡萄糖盐水，并观察至恢复。

（三）重症中暑

1. 热痉挛　治疗主要为补充氯化钠，静脉滴注 5% 葡萄糖盐水或生理盐水 1000 ~ 2000mL。

2. 热衰竭　及时补足血容量，防止血压下降。可用 5% 葡萄糖盐水或生理盐水静脉滴注，可适当补充血浆。必要时监测中心静脉压指导补液。

3. 热射病

（1）将患者转移到通风良好的低温环境，促进循环散热。监测体温、心电、血压、凝血功能等。

（2）吸氧。

（3）降温。一般应在 1 小时内使直肠温度降至 37.8 ~ 38.9℃。降温速度与预后密切相关。

1）体外降温　头部降温可采用冰帽，或用装满冰块的塑料袋紧贴两侧颈动脉处及双侧腹股沟区。全身降温可使用冰毯，或用冰水擦拭皮肤。

2）体内降温　用冰盐水 200mL 进行胃或直肠灌洗；也可用冰 5% 葡萄糖盐水 1000 ~ 2000mL 静脉滴注，开始时滴速控制在 30 ~ 40 滴 / 分；或用低温透析液（10℃）进行血液透析。

（4）补钠和补液　维持水、电解质平衡，纠正酸中毒。低血压时应及时输液补足血容量，必要时应用升压药（如多巴胺）。

（5）防治脑水肿和抽搐　应用甘露醇。糖皮质激素有一定的降温、改善机体的反应性、降低颅内压的作用，可用地塞米松。可酌情应用白蛋白。有抽搐发作者，可经静脉输注地西泮。

（6）综合与对症治疗　保持呼吸道通畅，昏迷或呼吸衰竭者行气管插管，用人工呼吸机辅助通气；应及时发现和治疗肾功能不全；防治肝功能不全和心功能不全；控制心律失常；给予质子泵抑制剂预防上消化道出血；适当应用抗生素预防感染等。

【急救流程】

中暑的急救流程见图 15-1。

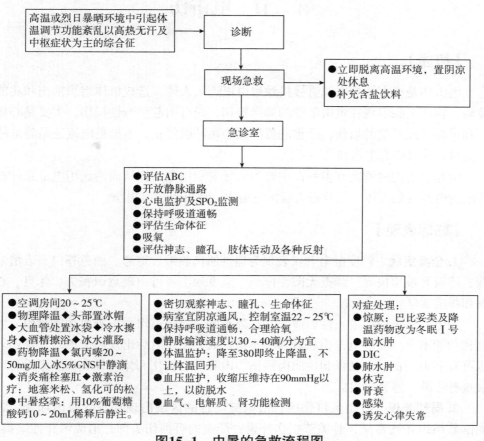

图15-1 中暑的急救流程图

【注意事项】

热射病患者会出现躁动、抽搐，应选择作用快、效力强、副作用少的镇静药，如丙泊酚、苯二氮䓬类药物。由于热射病患者早期常合并有凝血功能紊乱，易发生 DIC，行手术及其他有创操作往往会加重出血，甚至危及生命，禁止早期行手术及其他不必要的有创操作。条件允许的情况下转上级医院进行持续床旁血滤（CRRT）治疗。

【复习题】

热痉挛患者的突出表现是（　　）

A. 腓肠肌痉挛、疼痛　　　　　B. 胸大肌痉挛、胸痛

C. 四肢肌无力　　　　　　　　D. 呼吸肌痉挛、呼吸麻痹

E. 肠道平滑肌痉挛、腹痛

第二节　电击伤

【概述】

电击伤是指人体与电源直接接触后电流进入人体，造成机体组织损伤和功能障碍，临床上除表现在电击部位的局部损伤，尚可引起全身性损伤，主要是心血管和中枢神经系统的损伤，严重的可导致心跳呼吸停止。不论是电流还是静电的电流量，均可引起电击伤。

引起电击伤的诱因有多种，主要为缺乏安全用电知识从而错误用电，意外被折断的电线落到人体，以及雨天被雷电击中，都可引起电损伤。

【临床表现】

1. 全身症状　轻度触电者仅表现为痛性肌肉收缩、惊恐、面色苍白、表情呆滞、呼吸心跳增快等，体查无阳性体征。重度触电者可出现意识丧失、休克、心跳和呼吸骤停。

触电后常出现严重室性心律失常、肺水肿、胃肠道出血、凝血功能障碍、急性肾功能不全。有些电击伤患者当时不重，大约1小时后出现病情加剧。重伤者也可有多重损伤，包括强制性肌肉损伤、内脏器官损伤和体内外烧伤。幸存者可表现有心脏、神经后遗症。

2. 局部表现　有出入口伤区，沿电流经过的区域出现夹花状肌肉坏死，骨周围软组织坏死常见，骨关节损伤外露；严重的可损伤头部，形成洞穿性缺损；腹部洞穿性缺损；肠损伤和肺损伤等。低电压引起的烧伤，创面小，与健康皮肤分界清楚，焦黄或灰白色，无痛干燥。高电压引起的烧伤，面积大，伤口深，呈干性创面。触电时肌群强直性收缩可致骨折或关节脱位，亦可出现腔隙综合征。

3. 并发症及后遗症　大量组织的损伤和溶血可引起高钾血症。低血压、水电解质紊乱和严重的肌红蛋白尿可导致急性肾衰。神经系统后遗症有失明、耳聋、周围神经病变、上升性或横断性脊髓病变和侧索硬化症，亦可发生肢体瘫或偏瘫。胃肠道功能紊乱、肠穿孔、胆囊局部坏死、胰腺灶性坏死、肝脏损害伴有凝血机制障碍、白内障和性格改变。

【辅助检查】

1.心电图　各种心律失常、急性心肌损伤变化、非特异性 ST-T 改变。

2.X 线　可有骨折。

3.生化检查　心肌酶、血淀粉酶升高，出现肌红蛋白、血红蛋白尿，血肌酐、尿素氮升高，高血钾。

4.动脉血气分析　有酸中毒、低氧血症。

【诊断要点】

1.诊断标准　根据患者触电病史和现场情况，即可作出诊断，测定血 LDH、CK 及淀粉酶，检测尿肌红蛋白、血红蛋白，可辅助判断组织损伤程度。

2.容易误诊的疾病　电击后处于"假死状态"，不可轻易放弃抢救。

3.积极对病情进行评估　评估电击原因、部位、电压情况、局部烧伤程度；评估意识、心律失常及其恢复情况；对心脏骤停患者，积极评估复苏效果。

【治疗要点】

（一）现场急救

1.脱离电源　首先确保救援者自身的安全，切断现场电源，或利用绝缘物体将患者与电源分离，将患者搬至安全区域。

2.心肺复苏　对心脏骤停者进行心肺复苏，不可轻易停止，室颤者先静注肾上腺素 1mg，有条件者予以电除颤。

（二）急诊治疗

1.补液　对低血容量性休克和组织严重电烧伤患者，应迅速静脉补液，补液量较同等面积烧伤者要多。补液量据每小时尿量、周围循环情况及中心静脉压监测来决定。

2.对症治疗　监测和防治高钾血症，纠正心功能不全，防治脑水肿，治疗急性肾功能不全，维持水电解质平衡。

3.创伤和烧伤的处理　处理骨折、坏死组织清创、筋膜切开减压、截肢等。

【急救流程】

电击伤的急救流程见图 15-2。

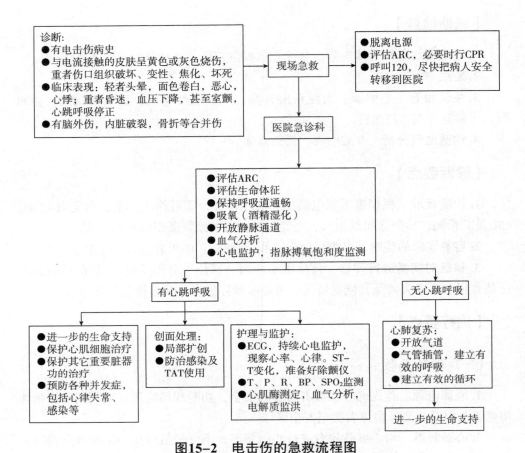

图15-2 电击伤的急救流程图

【复习题】

影响触电损伤程度的因素，错误的是（ ）

A.交流电的危害大于直流电   B.人体电阻越大，受损越严重

C.电流强度越强，损伤越大   D.高频交流电对人体的损害相对较小

E.高电压比低电压危险

第三节　淹　溺

【概述】

　　淹溺常被称为溺水，是患者淹没于水或其他液性介质之中，导致呼吸损害的过程。由于罹害者无法呼吸空气引起机体缺氧和二氧化碳潴留，因窒息导致死亡。

　　通常将淹溺死亡称为溺死，从水中救起后暂时性窒息，尚有大动脉搏动者，称为近淹溺。导致窒息的机制分两种，液体吸入肺所致，称为湿性淹溺；因喉痉挛所致，无（或很少）液体吸入肺，称为干性淹溺。

【临床表现】

（一）一般表现

缺氧是淹溺患者共同的和最重要的表现。除淹溺的窒息外，还会伴有相应的皮肤、黏膜损伤和全身中毒。患者得到救援后如无有效的复苏，由于组织缺氧将导致心跳呼吸骤停和多器官功能障碍。

淹溺的病理生理主要表现为缺氧窒息所致的心搏、呼吸骤停，严重缺氧引起脑、心、肺等重要脏器损害及复苏后的再灌注损伤；多伴有酶谱升高及脏器损害表现。

如为淡水淹溺，低渗水可从肺泡渗入血管中引起血液稀释，血容量增加和溶血，血钾增高，使钠、氮化物及血浆蛋白下降，可使心脏骤停。

如为海水淹溺则高渗海水可通过肺泡将水吸出，引起血液浓缩及血容量减少，电解质扩散到肺毛细血管内导致血钾及钠增高，肺水肿。

淹溺引起全身缺氧可导致脑水肿，肺部进入污水可发生肺部感染。在病程演变过程中可发生呼吸急速、低氧血症、DIC、急性肾功能衰竭等。此外还有化学物引起的中毒作用。

患者常表现为窒息、昏迷及意识不清，呼吸、心跳微弱或停止。一般表现有颜面、指端发绀，面部肿胀，双眼结膜充血，口鼻充满泡沫或杂质，肺部听诊可闻及干性及细湿啰音，四肢冰冷，腹部鼓胀，寒战。溺入海水者有口渴感，可伴有头、颈部损伤。常表现为不同程度的低体温。

（二）各系统表现

1. 神经系统　头痛、烦躁不安、抽搐、昏睡、昏迷、肌张力增加、视觉障碍、牙关紧闭。

2. 循环系统　脉搏细弱或不能触及，心音微弱或消失，血压不稳、心律失常、心室颤动或心室静止。

3. 呼吸系统　剧烈呛咳、胸痛、血性泡沫状痰，两肺可闻及干湿啰音，偶有喘鸣音，呼吸困难，呼吸表浅、急促或静止。

4. 消化系统　吞入大量水则胃扩张，复苏时及复苏后有呕吐。

5. 泌尿系统　尿液可呈橘红色，可出现少尿和无尿。淡水溺水者复苏后的短期内还可出现迟发型肺水肿及凝血障碍。

【辅助检查】

1. 血、尿常规　可有白细胞总数和中性粒细胞增高，尿蛋白阳性。

2. 生化检查　吸入淡水较多时，可出现低钠、低氯、低蛋白血症及溶血。吸入海水较多时，可出现短暂性血液浓缩，高钠血症或高氯血症。

3. 动脉血气 动脉血气分析约 75% 的病例有明显混合性酸中毒，几乎所有患者都有不同程度的低氧血症。

4. 心电图 心电监测可表现为窦性心动过速、ST 段和 T 波改变、室性心律失常、心脏阻滞。

5. 胸部 X 片、CT 淹溺肺的 X 线、CT 表现呈多种征象并存，其中肺纹理增粗很常见，典型表现有局限性分布的斑片状影，广泛分布的棉絮状影，主要分布于两肺下叶，肺水肿及肺不张可同时存在。住院 12 ～ 24 小时吸收好转或发展恶化。约有 20% 的病例胸片无异常发现。

【诊断要点】

1. 诊断标准 具备以下两点可以临床诊断淹溺。

（1）明确的淹溺病史。

（2）有淹溺相关的临床表现。

2. 病情评估

（1）评估淹溺持续时间及开始施救时间。

（2）观察意识、呼吸、脉搏、心率及节律、皮肤色泽，评估缺氧、窒息的严重程度。

（3）及时判断心脏停搏，并观察复苏效果。

（4）判断是否存在低体温。

【治疗要点】

（一）现场急救

淹溺复苏 缺氧时间和程度是决定淹溺预后最重要的因素。最重要的紧急治疗是尽快对淹溺者进行通气和供氧。尽可能地迅速将患者从水中救出，救出后立即清除患者口鼻内水、泥沙污物及分泌物，保持呼吸道通畅，对无反应和无呼吸的淹溺者应立即进行心肺复苏（CPR），特别是呼吸支持。

（二）急诊处理

经现场抢救的淹溺患者应及时送至医院给予进一步的评估和监护，采取综合措施支持循环呼吸功能。

1. 机械通气 对意识不清、呼吸急促、全身发绀、咳粉红色泡沫痰、血压下降及血氧饱和度 <85%，并有酸碱失衡、电解质紊乱的患者应进行气管插管，并进行人工机械通气。原则是尽可能维持合适氧供及尽可能低的气道压。在进行机械通气时，要加强气道管理，勤翻身、拍背及吸除气道分泌物，必要时可用支气管镜进行气道

吸引灌洗，另外可给予镇静剂或肌松药，降低气道压力，减少气压伤的发生。

2. 补充血容量，维持水、电解质和酸碱平衡　淡水淹溺时，因血液稀释，应适当限制入水量，并适当补充氯化钠溶液，浓缩血浆和白蛋白；海水淹溺时，由于大量体液渗入肺组织，血容量偏低，需及时补充液体，可用葡萄糖溶液、低分子右旋糖酐、血浆，严格控制氯化钠溶液输入；注意纠正高钾血症及酸中毒。

3. 防治急性肺损伤　早期、短程、足量应用糖皮质激素是防治淹溺后急性肺损伤的根本。

4. 防治脑缺氧损伤、控制抽搐　及早有效的脑复苏是影响患者预后的重要因素。降低颅内压是非常重要的。根据不同的病情应用甘露醇、甘油果糖、白蛋白及呋塞米等治疗以减轻脑水肿，降低脑组织的损害，改善患者的预后。

5. 防治低体温　对冷水中淹溺者按低体温处理，可采用体外和体内复温措施。

6. 对症治疗　对血红蛋白尿、少尿或无尿患者，应积极防治急性肾功能不全的发生；溶血明显时可输血，以增加血液携氧能力；强有力的抗感染、保持酸碱、电解质平衡及支持治疗；防治多器官功能障碍等。

【急救流程】

淹溺的急救流程见图 15-3。

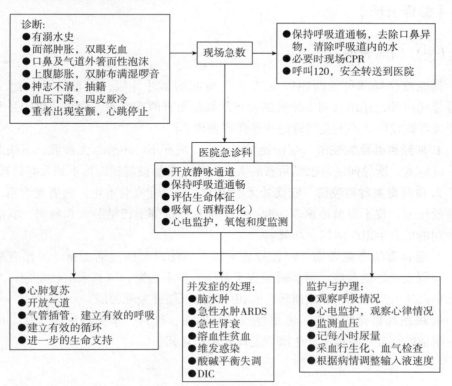

图15-3　淹溺的急救流程图

【复习题】

淡水淹溺不会出现（　　）

A. 溶血   B. 高钾血症   C. 高钠血症

D. 血红蛋白尿   E. 肺水肿

第四节　毒蛇咬伤

【概述】

我国蛇类资源丰富，约存在 210 多种蛇，其中毒蛇有 60 余种，剧毒类 10 余种。蛇毒的毒性化学成分主要是具有酶活性的多肽和蛋白质。不同蛇的毒性成分不同，一种蛇可含有多种有毒成分，不同类型的蛇咬伤临床症状不同，其治疗也不尽相同。

我国常见毒蛇据蛇毒的机体效应，分为神经毒类（金环蛇、银环蛇、海蛇等）、血循毒类（竹叶青、烙铁头、蝰蛇等）、细胞毒类（眼镜蛇等）和混合毒类（眼镜王蛇、蝮蛇、五步蛇等）。

【临床表现】

（一）局部表现

毒蛇咬伤局部可见两颗较大呈 "‥" 分布的毒牙牙痕，亦有呈 "：：" 形，除毒牙牙痕外，还出现副毒牙痕的分布形状；而有两排整齐、深浅一致的牙痕多属于无毒蛇咬伤。不同类型毒蛇咬伤伤口表现不同。

1. 神经毒类毒蛇咬伤　咬伤处牙痕较小，局部不红不肿，无渗液，不痛或微痛，或麻木，所导向的淋巴结可有肿大和触痛，常易被忽视而得不到及时处理。

2. 血循毒类毒蛇咬伤　咬伤处牙痕粗大，伤口常流血不止，剧痛或灼痛，肿胀蔓延迅速，皮下青紫或瘀斑，起水疱、血疱，局部淋巴结肿大和触痛，有的伤口短期内可发生组织溃烂、坏死。

3. 混合毒类毒蛇咬伤　咬伤处牙痕粗大，伤口疼痛逐渐加重，可伴有麻木感，周围皮肤迅速肿胀，可扩展至整个肢体，皮下青紫，可有水疱、血疱。严重者伤口迅速变黑坏死，形成溃疡，有相应的淋巴结肿大和触痛。

4. 细胞毒素毒蛇咬伤　主要导致局部剧痛、红肿、水疱和皮肤、软组织坏死，眼镜蛇、五步蛇极易产生潜行性皮肤组织坏死。

（二）全身症状

1. 无毒蛇咬伤　局部可有成排细小牙痕，牙龈周围伴或不伴轻微充血，无其他中毒症状，少数出现头晕、恶心、心悸、乏力等症状，往往是紧张、恐惧情绪影响所致。

2. 神经毒类毒蛇咬伤　主要表现为神经系统的损害，多在咬伤后 1～6 小时出现。轻者出现头晕，乏力，眼睑下垂，张口不利，咽痛，腹痛，呕吐，全身肌肉疼痛等；严重者出现瞳孔散大，视物模糊，语言不清，流涎，牙关紧闭，吞咽困难，肌肉阵挛或抽搐，昏迷，呼吸减弱或停止，血压下降，最后呼吸麻痹而死亡。

3. 血循毒类毒蛇咬伤　主要表现为血液循环系统的损害，轻者出现恶寒发热、胸闷、心悸、气促、视物模糊、全身肌肉酸痛、皮下或内脏出血（尿血、血红蛋白尿、便血、衄血和呕血），继而出现贫血、黄疸等；严重者可出现面色苍白、手足厥冷、烦躁不安、谵语、呼吸困难、血压下降，甚至休克、循环衰竭而死亡。

4. 混合毒类毒蛇咬伤　主要表现为神经和血液循环系统的损害，轻者出现头晕头痛、恶寒发热、眼睑下垂、复视、视物模糊、张口及吞咽困难、颈项强硬、全身肌肉酸痛、恶心呕吐；严重者可出现胸闷、呼吸困难、烦躁、昏迷、酱油色血尿、少尿、无尿等，甚至因循环、呼吸、肾功能衰竭而死亡。

5. 细胞毒类毒蛇咬伤　肿胀可延及整个患肢甚至躯干，溃烂坏死严重者可导致患肢残废；心肌损坏出现心功能不全；横纹肌破坏可出现肌红蛋白尿合并肾功能不全；病情恶化可出现全身炎症反应综合征，甚至多器官功能障碍综合征。

【辅助检查】

1. 血常规　白细胞总数可呈反应性升高，如被血循毒蛇咬伤，则出现红细胞、血红蛋白、血小板减少。

2. 尿常规　血尿、血红蛋白尿等。

3. 便常规　血循毒蛇咬伤合并有消化道出血者，粪便隐血试验可呈阳性。

4. 血生化检查　血循毒或混合毒蛇咬伤者，谷丙转氨酶（ALT）、谷草转氨酶（AST）、乳酸脱氢酶（LDH）及肌酸激酶（CK）可升高，血糖可升高。如有急性肾功能损害者，尿素氮（BUN）、肌酐（Cr）及血清钾（K^+）升高。

5. 凝血功能检查　血循毒蛇咬伤者，可出现凝血酶原时间（PT）、活化部分凝血活酶时间（APTT）和凝血酶时间（TT）延长。

6. 心电图检查　可有心律失常、窦性心动过速、传导阻滞等改变，或有 T 波或 ST 段改变。

7. 胸片检查　胸片可发现肺部受损情况，尤其以肺水肿、肺出血、胸腔积液等多见。

8. 肌电图检查　神经毒和混合毒蛇咬伤可出现进行性肌电衰减，传导时间延长。

【诊断要点】

1. 诊断标准　符合以下几点者可以明确诊断：①有明确的毒蛇咬伤病史。②未看清咬伤物，但是伤口有明确的毒蛇咬伤牙痕。③有毒蛇咬伤的局部症状或者全身症状。

2. 鉴别诊断

（1）无毒蛇咬伤　无毒蛇咬伤伤口处仅有多数细小呈弧形排列的牙痕，局部仅轻度疼痛与肿胀，并为时短暂，且不扩大或加重，无全身中毒症状。

（2）蜈蚣咬伤　表现为局部剧痛，炎症反应显著，可有组织坏死，与血循毒蛇咬伤相似。但蜈蚣咬伤牙痕横排呈楔状，无下颌牙痕，全身症状轻微或无。

【治疗要点】

1. 救治总原则　迅速辨明是否为毒蛇咬伤，分类处理；对毒蛇咬伤应立即清除局部毒液，阻止毒素的继续吸收，并排出已吸收的毒素；明确毒蛇种类后尽快使用相应的抗蛇毒血清等治疗。

2. 现场急救

（1）原则　迅速清除和破坏局部毒液，减缓毒液吸收，尽快送达医院。

（2）认蛇　尽量记住蛇的基本特征，如蛇形、蛇头、蛇体和颜色，有条件者可以拍照，最好不要企图去现场捕捉或追打蛇，以免二次咬伤。

（3）解压　去除受伤部位的各种受限物品，以免因后续肿胀导致无法取出，加重局部伤害。

（4）制动　尽量全身完全制动，尤其受伤肢体制动，可用夹板固定伤肢以保持制动，伤口相对低于心脏位置。

（5）包扎　唯一推荐于神经毒蛇咬伤的急求方法；用止血带或绷带在伤口近心端上 5 ~ 10cm 处缚扎，缚扎松紧度以能阻断淋巴液、静脉回流，但不妨碍动脉血流为宜。每隔 15 ~ 20 分钟放松 1 ~ 2 分钟，以免肢体因缺血而坏死。

（6）复苏　毒蛇咬伤如出现心脏骤停，应立即行心肺复苏。

3. 院内处理

（1）抗蛇毒血清的使用　抗蛇毒血清是治疗毒蛇咬伤的唯一切实有效的药物，越早使用，疗效越好，恢复越快，预后越佳。抗蛇毒血清的使用主要遵守三项原则，即早期用药、同种专一、异种联合。

（2）抗蛇毒血清反应　血清反应发生率约 2.7%，发生血清反应时的临床处理：立即停止使用抗蛇毒血清；保持气道通畅，给予氧疗，必要时气管插管；给予糖皮质激素及抗组胺药静滴；合并气喘者可给予 β-激动剂，如雾化吸入沙丁胺醇 0.15mg/kg（≤ 10mg/kg），必要时 20 ~ 30min 重复 1 次。非致命性反应者，可给肾上腺素 0.3 ~ 0.5mg 肌肉注射。严重或致命性反应者，给予 1∶10000 肾上腺素溶液 3 ~ 5mL（30 ~ 50μg）缓慢静脉注射。

（3）伤口处理　少数患者伤口肿胀明显，除有筋膜室综合征风险需及时切开减压外，伤口不要求做预防性切开。

（4）消肿止痛　一般选用阿片类止痛药物。适当抬高肿胀疼痛的肢体，并使用脱水、利尿药物减轻水肿。

（5）预防破伤风　毒蛇毒牙内可能带有破伤风梭菌，毒蛇咬伤均应常规使用破伤风抗毒素或破伤风免疫球蛋白。

（6）抗感染治疗　蛇伤不需常规预防性抗感染，对有局部组织坏死、伤口脓性分泌物或脓肿形成者，应给予抗感染治疗。

（7）防治并发症　出现呼吸衰竭、休克、心肌损害、心力衰竭、DIC、急性肾衰竭、继发感染等并发症时，应及时处理。特别是呼吸衰竭，其发病急、病死率高，应及时应用人工呼吸机辅助呼吸。

（8）中医中药治疗　中医学将蛇伤分为风毒（神经毒）、火毒（血循毒）、风火毒（混合毒）。"蛇毒不泄，毒邪内结"是中医对毒蛇咬伤的基本认识，所以中医对蛇毒的总体治疗原则是"通利二便，清热解毒"，并根据具体临床表现，合理、变通的运用清热、解毒、祛风、开窍、止血凉血、泻下等方法，季德胜蛇药是目前常用的中成药。辩证使用中医中药和民族医药治疗，可改善毒蛇咬伤的治疗效果。

【急救流程】

毒蛇咬伤的急救流程见图 15-4。

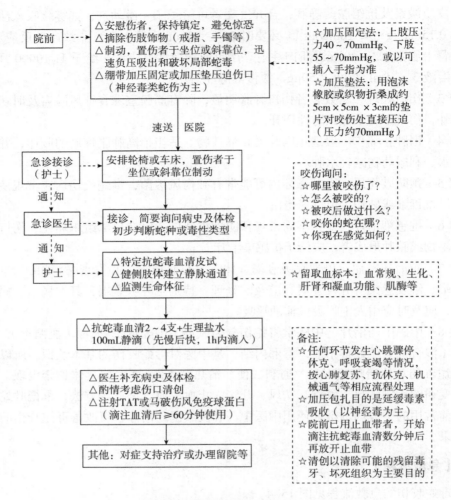

图15-4 毒蛇咬伤的急救流程图

【注意事项】

若为毒蛇咬伤，因尽早使用抗蛇毒血清，切勿使用未经过消毒的中草药外敷或者服用，以免加重伤口感染。

【复习题】

银环蛇咬伤致死的主要原因是（　　）

A. 循环衰竭　　　　　　B. DIC　　　　　　　C. 呼吸衰竭

D. 肾功能衰竭　　　　　E. 肝功能衰竭

第五节　蜂蜇伤

【概述】

蜂蜇伤是指蜂针蜇入人体皮肤后，释放蜂毒，诱发机体产生过敏反应及直接毒素作用所造成的损伤。蜂蜇伤多发生在山区，我国蜂蜇伤主要以胡蜂、蜜蜂蜇伤多见，蜂毒毒素中包括生物源胺（如组胺、多巴胺等）、激肽、肥大细胞脱粒多肽、神经毒蛋白、磷脂酶 A2、透明质酸酶等多种成分。

【临床表现】

1. 蜇伤部位表现　被胡蜂蜇伤后一般伤口表面不带蜂针，局部伤口可出现疼痛、红肿、丘疹及红斑，或黑钉头似的坏死性病灶，而蜜蜂蜇伤者皮肤表面可见蜂针，但一般不发黑坏死。

2. 过敏反应　蜂蜇伤后数分钟到数小时，患者可出现迅速扩大的皮疹、憋闷、呼吸困难、恶心、呕吐等过敏症状。部分患者甚至出现过敏性休克而危及生命。

3. 溶血　患者尿液可呈茶色到酱油色，伴有腰痛、肾功能改变，后期可表现为不同程度的贫血。

4. 肾脏损伤　毒素可直接作用于肾小管或因溶血、横纹肌溶解导致肾脏损害，表现为全身水肿、少尿、肾功能改变等。

5. 肝损伤　免疫复合物沉积致肝细胞坏死，表现为肝损伤相关的血清酶升高。

6. 神经系统　蜂毒可以诱发脑炎、脑血管意外，从而出现意识障碍、头晕、头痛、谵妄等表现。

胡蜂蜇伤后多器官功能障碍综合征（MODS）也较常见，发生 MODS 是胡蜂蜇伤病情严重的重要标志。

【诊断要点】

（一）诊断标准

根据病史、体征及临床症状，蜂蜇伤诊断不困难，但需要与其他昆虫类咬伤相鉴别。夏秋季节户外活动出现不明原因的过敏反应时需警惕蜂蜇伤的可能，有时不一定会看到蜇人的蜂。

（二）病情评估

早评估指一经诊断，需要即刻作出评估。根据胡蜂蜇刺的数量（间接反映胡蜂数量及毒液量）、有无过敏反应及其他器官受损情况进行病情分级，按级别进行相应处理。

1. 轻度 ①胡蜂蜇刺数量 <15 针。②伴 / 不伴轻度过敏反应，无全身荨麻疹及喉头水肿。③尿量正常，无血尿、酱油尿，肾功能正常。④无其他器官受损。

2. 中度 ①胡蜂蜇刺数量 ≥ 15 针。②伴 / 不伴过敏反应，甚至全身荨麻疹，无喉头水肿。③尿量减少，<0.5ml/（kg·h）（时间 >6 小时），无血尿、酱油尿，血肌酐绝对升高 ≥ 0.3mg/dl 或相对升高 ≥ 50%。④无心、肺等其他器官受损，生命体征平稳。

3. 重度 ①出现血尿、酱油尿，尿量进一步减少，<0.5ml/（kg·h）（时间 >12 小时），血肌酐相对升高 >200% ~ 300%。②伴 / 不伴心、肺、消化道等其他重要脏器受损。③生命体征平稳。

4. 极重度 ①出现多器官功能障碍综合征。②生命体征不平稳。

【治疗要点】

胡蜂蜇伤早期救治是防止发展为重症的关键。如果判断被胡蜂蜇伤，应立即前往医院治疗。

（一）轻度

对蜇伤局部进行治疗。

1. 对蜇刺仍遗留在皮肤者，可拔除或胶布粘贴拔除以及拔罐取毒针，不能挤压。

2. 局部用清水或生理盐水进行冲洗，或选择弱酸性液体如食醋等。

3. 蛇药片口服或碾碎调成糊状涂抹伤处。如果有轻度过敏反应，可使用少量激素或抗组胺药物，观察病情变化。

（二）中度

1. 抗过敏治疗。过敏严重者立即肾上腺素注射液肌内注射，高流量吸氧和 0.9% 氯化钠注射液快速输注，可使用氢化可的松 200 ~ 400mg/d，或甲泼尼龙 40 ~ 80mg/d，病情好转后逐渐减量，疗程 3 ~ 7 天。

2. 全身水化及碱化治疗。水化治疗：输注 0.9% 氯化钠及 5% 葡萄糖注射液，1L/h 或 10 ~ 15ml/（kg·h），保证尿量 200 ~ 300ml/h，每日液体入量 >3000ml。注意避免因为输液速度过快引发肺水肿。碱化治疗：可使用 5% 碳酸氢钠注射液，每日 400 ~ 600mL，使用碱性药物将尿 pH 值调整至 7.0 以上。

3.血液净化治疗。血液灌流可吸附进入血液中的蜂毒，必要时行血液透析治疗。

4.对症支持治疗。

（三）重度

除前述全身水化、碱化及血液灌流治疗外，需行连续肾脏替代治疗。

（四）极重度

有条件者转重症监护病房治疗，给予血液灌流及连续肾脏替代疗法清除蜂毒及炎性介质，必要时行血浆置换，呼吸机辅助通气等治疗。

（五）正确预防破伤风

可使用破伤风抗毒素或破伤风免疫球蛋白预防破伤风。

【急救流程】

蜂蜇伤的急救流程见图 15-5。

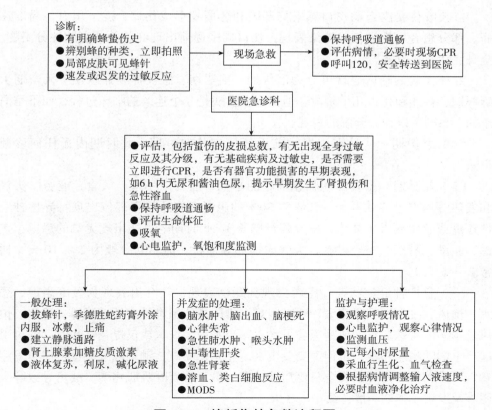

图15-5 蜂蜇伤的急救流程图

【复习题】

被胡蜂蜇伤后，正确的处理方法是（　　）

A. 涂肥皂水 　　　　　　　　B. 用温水冲洗

C. 涂食用醋 　　　　　　　　D. 冷敷

第六节　犬咬伤

【概述】

犬咬伤部位以下肢、上肢、头颈部多见。创伤严重程度取决于犬的大小、撕咬力度、凶悍性以及咬伤时的具体状况。咬伤时，除局部组织撕裂损伤外，由于动物口腔、唾液内存在多种致病细菌或病毒，可导致狂犬病。狂犬病病毒主要通过破损的皮肤或黏膜侵入人体，临床大多表现为特异性恐风、恐水、咽肌痉挛、进行性瘫痪等。

【临床表现】

1. 犬咬伤暴露者的伤口感染局部因利牙撕咬形成伤口，皮下出血，局部疼痛。部分患者可出现伤口感染表现，伤口周围逐渐出现红肿并伴有脓性分泌物。全身症状一般较轻。

2. 狂犬病的临床表现可分为潜伏期、前驱期、急性神经症状期（兴奋期）、麻痹期、昏迷和死亡几个阶段。但实际上发病是一个连续的临床过程，而不是简单的一系列可以独立分割的表现。

（1）潜伏期　从暴露到发病前无任何症状的时期，此时期内无任何诊断方法。

（2）前驱期　患者出现临床症状的早期，通常以不适、厌食、疲劳、头痛和发热等不典型症状开始，50% ～ 80% 的患者会在原暴露部位出现特异性神经性疼痛或感觉异常（如痒、麻及蚁行感等）。此时期还可能出现无端的恐惧、焦虑、激动、易怒、神经过敏、失眠或抑郁等症状。前驱期一般为 2 ～ 10 天（通常 2 ～ 4 天）。

（3）急性神经症状期　患者出现狂躁型表现，其突出表现为极度恐惧、恐水、怕风、发作性咽肌痉挛、呼吸困难、排尿排便困难及多汗流涎等。恐水、怕风是本病的特殊症状，典型患者见水、闻流水声、饮水或仅提及饮水时，均可引起严重的咽喉肌痉挛，常伴声嘶及脱水。亮光、噪声、触动或气流也可能引发痉挛，严重发作时尚可出现全身疼痛性抽搐。由于常有呼吸肌痉挛，故可导致呼吸困难及发绀。本期一般持续 1 ～ 3 天。

（4）麻痹期　患者逐渐进入安静状态，此时痉挛停止，出现弛缓性瘫痪，尤以肢体软瘫最为多见，患者的呼吸渐趋微弱或不规则，并可出现潮式呼吸、脉搏细数、血压下降、反射消失、瞳孔散大。临终前患者多进入昏迷状态，呼吸骤停一般在昏迷后不久发生。本期持续 6 ~ 18 小时。

【诊断要点】

原国家卫生部 2008 年颁布的狂犬病诊断标准：

（1）临床诊断病例，符合下列任一项即可诊断：

A. 典型的狂躁型狂犬病临床表现。

B. 明确的动物致伤史 + 典型的麻痹型狂犬病临床表现。

（2）确诊病例，临床诊断病例加下列任一项，即可确诊：

A. 直接荧光抗体法（或 ELISA 法）：检测患者唾液、脑脊液或颈后带毛囊的皮肤组织标本中狂犬病病毒抗原阳性，或用 RT-PCR 检测狂犬病病毒核酸阳性。

B. 细胞培养方法：从患者唾液或脑脊液等标本中分离出狂犬病病毒。

C. 脑组织检测：尸检脑组织标本，用直接荧光抗体法或 ELISA 法检测狂犬病病毒抗原阳性、RT-PCR 检测狂犬病病毒核酸阳性、细胞培养方法分离出狂犬病病毒。

【治疗要点】

人被狗咬伤后，不管当时能否肯定是狂犬，都须及时进行伤口处理。

（1）若伤口流血，只要伤口流血不是过多，不急于止血。流出的血液可将伤口残留的狂犬唾液带走，可起到一定的消毒作用。

（2）对流血不多的伤口，从近心端向伤口处挤压出血，以利排毒。必须在伤后的 2 小时内，尽早对伤口进行彻底清洗，以降低狂犬病毒感染概率。

（3）用干净刷子蘸取浓肥皂水反复刷洗伤口，尤其是伤口深部，并及时用清水冲洗，时间至少需 30 分钟。

（4）冲洗后，用 70% 酒精或 50 ~ 70°白酒涂擦伤口数次。涂擦完毕后，伤口不必包扎，可任其裸露。伤口深且污染严重者应注射破伤风抗毒素，并使用抗生素。

（5）尽早到疾控中心进行狂犬病疫苗接种，以及咨询。

（6）需要时，尽早使用狂犬病被动免疫制剂（狂犬患者免疫球蛋白、抗狂犬病血清）。

【急救流程】

犬咬伤的急救流程见图 15-6。

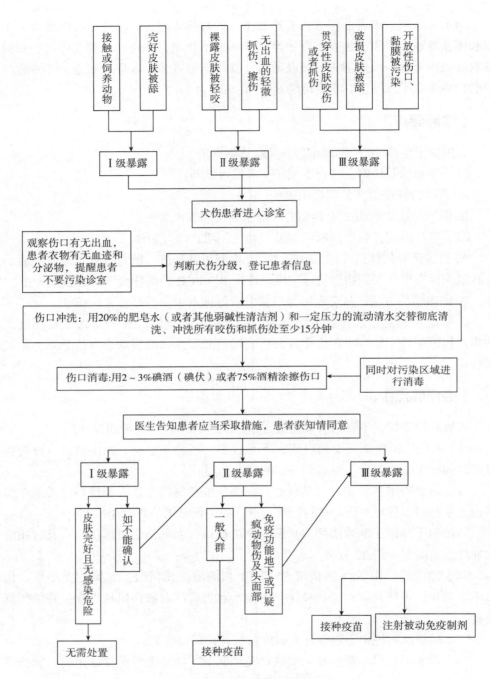

图15-6 犬咬伤的急救流程图

【注意事项】

狗咬伤暴露分为Ⅲ级：

（1）接触或喂养动物以及完好的皮肤被舔，无暴露程度的为Ⅰ级，确认病史可靠则无需处理。

（2）裸露皮肤被轻咬以及无出血的轻微擦伤或抓伤，属于轻度暴露程度的为Ⅱ级，应立即处理伤口并接种狂犬病疫苗。

（3）单处或多处贯穿皮肤咬伤或抓伤，破损皮肤被舔或黏膜被动物体液污染的，属于严重暴露程度为Ⅲ级，应立即处理伤口并注射疫苗和狂犬病被动免疫制剂（动物源性抗血清或人源免疫球蛋白）。

【复习题】

狗咬伤的处理原则，下列何者是正确的（　　）

A. 头皮、脸的狗咬伤口，因为感染的概率高，故不宜在急诊立即缝合

B. 脚上及手上的狗咬伤口不宜在急诊立刻缝合

C. 所有的狗咬伤口在经过清创冲洗后均可缝合

D. 狗咬伤口感染源主要是来自患者皮肤上的细菌所致

E. 狗咬伤口感染，在受伤 24h 后就医其概率较 24h 内就医为低

第十六章　创伤急症的处理

扫一扫看课件

第一节　多发伤和复合伤

一、多发伤

【概述】

多发伤是指在同一致伤因子作用下，引起身体两处或两处以上解剖部位或脏器的创伤，至少有一处损伤危及生命或并发创伤性休克。

【临床表现】

临床表现与损伤的部位密切相关，如头部创伤主要表现为神志的变化，严重者可出现昏迷；面、颈部创伤可以引起气道阻塞，引发窒息；胸部创伤最常见的为肋骨骨折，血气胸和肺挫伤；腹部多发伤常见于实质性脏器破裂引起的内出血，以及空腔脏器破裂形成的腹膜炎等。

多发伤的临床特点如下：

1.伤情变化快、死亡率高。

2.伤情严重、休克率高。

3.伤情复杂、容易漏诊。

4.伤情复杂、处理矛盾。

5.抵抗力低、容易感染。

【检查】

1.实验室检查，包括血常规、生化、血型、凝血系列、感染系列等。

2. 心电图检查、X 线是常规检查。

3.CT 检查是最准确的检查方法。

4. 血管造影用来诊断和治疗大血管出血。

【诊断要点】

凡符合以下伤情 2 条及以上者可诊断为多发伤。

1. 头颅伤　颅骨骨折，伴昏迷、半昏迷的颅内血肿、脑挫伤及颌面部骨折。

2. 颈部伤　颈部外伤伴大血管损伤、血肿、颈椎损伤。

3. 胸部伤　多发肋骨骨折、血气胸、肺挫伤，心、大血管、气管破裂，膈疝。

4. 腹部伤　腹腔内出血、腹内脏器破裂、腹膜后大血肿。

5. 泌尿生殖系统损伤　肾破裂、膀胱破裂、子宫破裂、尿道断裂、阴道破裂等。

6. 盆骨伤　复杂性骨盆骨折或伴休克。

7. 脊椎伤　脊椎骨折、脱位伴脊髓伤或多发脊椎骨折。

8. 四肢损伤　上肢肩胛骨、长骨骨折、上肢离断；下肢长管状骨干骨折，下肢离断；四肢广泛皮肤撕脱伤。

【治疗要点】

1. 紧急救护原则

（1）先处理后诊断，边处理边诊断。

（2）可迅速致死而又可逆转的严重情况先处理。

2. 生命体征稳定后对损伤器官的处理

（1）颅脑损伤　要注意防止脑水肿，限制输液量，有颅内血肿者及早手术清除。

（2）胸部损伤　呼吸机正压通气，有血气胸者行胸腔闭式引流；心脏损伤者应手术修补。

（3）腹部损伤　根据受伤脏器进行处理，必要时行剖腹探查。

（4）四肢、骨盆和脊柱脊髓损伤　及早清创和固定骨折，合并有血管、神经和盆腔内脏器损伤时，及早手术。

3. 手术治疗原则　手术顺序主要根据受伤器官的严重性和重要性决定，一般按紧急、急性、择期的顺序进行。

二、复合伤

【概述】

复合伤是两种或两种以上不同致伤因子同时或相继作用于机体导致的损伤。致伤因素主要包括火焰、沸水、射线、冲击波、挤压、激光、微波等。

【临床表现】

复合伤的损伤因素复杂，损伤部位及情况多有不同，临床表现也各不相同。

1. 放射复合伤

（1）放射复合伤时放射损伤常起主导作用　放射复合伤时，随受照射剂量增大，伤情严重，死亡率升高，存活时间缩短。以放射损伤为主的复合伤，其临床经过及转归以放射损伤起主导作用，有明显放射病特征，有初期（休克期）、假愈期（假缓期）、极期和恢复期的病程阶段；有造血功能障碍、感染、出血等特殊病变和临床症状。放射损伤的各种主要症状如出血、发热等，在放射复合伤时比单纯放射病时发生早、更严重，持续时间也更长。

（2）主要病理环节的复合效应　①休克的发生率增加。②感染发生率高，出现早、程度重。③出血明显。

（3）重要脏器的复合效应　①胃肠系统损伤明显。②造血器官损伤加重。

2. 烧伤复合伤

（1）烧伤复合伤　基本是烧伤的病程特征，即经历休克期、感染期和恢复期。主要临床表现是休克、呼吸系统症状。局部创面和全身感染也较严重。重症常出现肝、肾功能障碍。

（2）休克和感染问题

1）休克发生率高。

2）感染发生早、程度重。

（3）烧伤创面问题　烧伤和外伤发生在同一部位时，局部反应常较单一伤更剧烈，血循环障碍严重，创面组织水肿显著，持续时间也较长，局部组织坏死较重，并发症多，骨髓炎和气性坏疽发生率较高，伤口愈合多较单纯外伤延缓。

（4）内脏损伤问题

1）心肺功能障碍。

2）肾脏损伤：①严重伤情早期多有休克、血压下降，肾血流量减少，导致肾小球滤过率下降甚至停止。②全身严重的血液循环障碍，内脏淤血十分严重。肾脏淤血可致滤过率下降。③肾脏发生变性坏死，但更主要的是肾小球病变。肾小球缺血，导致滤过减少甚至停止，严重肾小球缺血可引起急性肾功能衰竭和尿毒症。

3）造血功能变化。

3. 化学性复合伤

（1）神经性毒剂　伤口染毒时没有特殊感觉，伤口及周围组织的改变也不十分明显，但不久伤口局部可出现明显肌颤，几分钟内出现中毒症状导致死亡。

（2）糜烂性毒剂　染毒后伤口局部立即剧痛，10～20分钟后伤口严重充血、出血和水肿。全身吸收者中毒症状迅速而强烈，常出现严重的中枢神经系统症状、肺水肿和循环衰竭。

（3）全身中毒剂 中毒后呈现呼吸困难，严重者呼吸衰竭，呼气带有苦杏仁味。

（4）窒息性毒剂 有干稻草或生苹果味，主要损害支气管系统。染毒后，咳嗽、胸闷、流泪，继而发生中毒性肺水肿。

（5）刺激性毒剂 染毒时表现为流泪、喷嚏、胸闷、胸痛、牙痛、头痛、皮肤损害等，严重者可发生肺水肿、烦躁、肌无力等。

【辅助检查】

1. 实验室检查 放射复合伤时，白细胞计数明显下降，辐射量越大，白细胞数下降越快；烧伤复合伤时，白细胞增多，血清谷草转氨酶水平升高，其升高程度与烧伤程度呈正比。

2. 其他检查

（1）心电图 心率增快，P 波高尖，ST 段上升或下降，T 波低平、倒置。

（2）X 线、CT 检查 对诊断骨折、胸腹部冲击伤、呼吸道烧伤和异物定位有价值。

（3）肺分流量和血气分析 肺部损伤时，肺分流量显著升高，血氧分压有明显的变化。

（4）超声、脑电图、穿刺 超声对肺部的冲击伤和腹部的损伤有辅助诊断意义；脑电图对颅脑损伤有帮助；腰椎穿刺对脑压和脑脊液的检查有一定意义。

【治疗要点】

治疗原则包括止血、镇痛、包扎、骨折固定、治疗血气胸、抗休克、抗感染、防止窒息，预防呼吸衰竭、循环衰竭和多器官功能障碍综合征。对有明确放射性致伤因素的患者要进行伤口清洗、去污、消毒等措施，对重度放射病患者应隔离保护；对于烧伤复合伤患者应及早创面处理，防治肺损伤，补液、抗休克、抗感染，保护心脑、肺、肾功能；化学性复合伤的处理原则是及时清除毒物，实施抗毒疗法，保护重要器官功能，防止并发症。

【复习题】

下列哪一项属于多发伤（　　）

A. 烧伤

B. 脾破裂合并右胫腓骨骨折，多处软组织挫伤

C. 下肢长管状骨干骨折，下肢离断

D. 爆炸伤

E. 化学灼伤

第二节 颅脑损伤

【概述】

颅脑损伤在平时和战时均常见，仅次于四肢伤，平时主要因交通事故、坠落、跌倒等所致，战时则多因火器伤造成，其死亡率和致残率高居身体各部位损伤之首。

外界暴力造成颅脑损伤一般有两种方式，一种是暴力直接作用于头部引起的损伤，称为直接损伤；另一种是暴力作用于身体其他部位，然后传至头部所造成的损伤，称为间接损伤。

【临床表现及诊断要点】

1. 外伤史 高空坠落、车祸或重物打击、砂石掩埋、火器伤等。

2. 典型症状

（1）意识障碍 绝大多数患者伤后即出现意识丧失，时间长短不一。意识障碍由轻到重表现为嗜睡、浅昏迷、昏迷和深昏迷。

（2）头痛、呕吐 是伤后常见症状，如果不断加剧应警惕颅内血肿。

（3）瞳孔 如果伤后一侧瞳孔立即散大，光反应消失，患者意识清醒，一般为动眼神经直接原发损伤；若双侧瞳孔大小不等且多变，表示中脑受损；若双侧瞳孔极度缩小，光反应消失，一般为桥脑损伤；如果一侧瞳孔先缩小，继而散大，光反应差，患者意识障碍加重，为典型的小脑幕切迹疝表现；若双侧瞳孔散大固定，光反应消失，多为濒危状态。

（4）生命体征 伤后出现呼吸、脉搏浅弱，节律紊乱，血压下降，一般经数分钟及十多分钟后逐渐恢复正常。如果生命体征紊乱时间延长，且无恢复迹象，表明脑干损伤严重；如果伤后生命体征已恢复正常，随后逐渐出现血压升高、呼吸和脉搏变慢，常暗示颅内有继发血肿。

3. 格拉斯哥昏迷评分（GCS） 轻型 13 ~ 15 分，伤后昏迷时间 <20 分钟；中型 9 ~ 12 分钟，伤后昏迷时间 20 分钟至 6 小时；重型 3 ~ 8 分，伤后昏迷时间 >6 小时，或在 24 小时内意识恶化或昏迷 >6 小时。格拉斯哥昏迷评分量表见表 16-1。

表 16-1 格拉斯哥昏迷评分量表

运动反应	计分	言语反应	计分	睁眼反应	计分
按吩咐动作	6	正确	5	自动睁眼	4
定位反应	5	不当	4	呼唤睁眼	3
屈曲反应	4	错乱	3	刺痛睁眼	2
过屈反应（去皮层）	3	难辨	2	不睁眼	1
伸展反应（去脑）	2	不语	1		
无反应	1				

【辅助检查】

1.X 线检查可初步明确是否有颅部骨折。

2.CT 及 MRI 则有助于明确出血及骨折等情况。

【治疗要点】

1. 紧急处理

（1）如有头皮裂伤及撕脱伤宜尽早行清创缝合术，如受伤时间达 24 小时，只要无明显感染征象，仍可彻底清创后行一期缝合。如发现脑脊液或脑组织外溢，应按开放性脑损伤处理。术后给予抗生素。

（2）头皮血供丰富，伤后极易失血，可导致患者尤其是儿童失血性休克，应注意监测生命体征。

2. 头皮血肿的治疗

（1）血肿较小者可加压包扎头部，待其自行吸收；若血肿较大且凝血功能正常时，则应严格进行皮肤消毒后穿刺抽吸血肿，再加压包扎头部。如经反复穿刺加压包扎血肿仍不能缩小者，应注意是否有凝血功能障碍等原因。

（2）已有感染的血肿需切开头皮引流感染灶。

（3）伴有颅骨骨折者不宜加压包扎，以防血液经骨折缝流入颅内造成硬膜外血肿。

（4）婴幼儿巨大帽状腱膜下血肿可引起贫血甚至失血性休克。

3. 头皮撕脱伤的治疗

（1）若皮瓣部分脱离且血供尚好则应清创后原位缝合。

（2）如皮瓣完全脱落但完整无明显污染，且血管断端整齐，伤后未超 6 小时，则清创后头皮血管（颞浅动、静脉或枕动、静脉）显微吻合，再全层缝合头皮。

（3）如撕脱的皮瓣挫伤或污染不能再利用而骨膜未撕脱，可取自体中厚皮片作游离植皮，或作转移皮瓣；若骨膜已遭破坏，颅骨外露，可先做局部筋膜转移，再植皮。

（4）撕脱时间长，创面感染或经上述处理失败者，可先行创面清洁及更换敷料，待肉芽组织生长后再植皮。

【注意事项】

颅脑外伤后可能会出现不同程度的精神障碍。家属应严格实行全天 24 小时陪护制度，让患者在家属的视线范围内活动，熟悉患者的心理状态、社会支持能力，给患者创造良好的人际空间，减少一切不良因素的干扰。在患者意识和精神状态逐渐恢复过程中给予积极鼓励和沟通，做到心情舒畅，生活规律，使其最大限度地恢复生理、心理和社会适应能力。

附：颅骨骨折

【概述】

颅骨骨折是指外界暴力造成颅骨正常结构改变。闭合性颅脑损伤中有颅骨骨折者占 15% ~ 20%。颅骨骨折的危害性常常不在于骨折本身，而在于同时并发的硬脑膜、脑组织、颅内血管和脑神经的损伤。

【临床表现及诊断要点】

1. 全身检查 要注意有无其他脏器复合伤的存在。

2. 局部检查 清醒患者在骨折的局部有压痛、肿胀、畸形等现象。

3. 颅盖骨折 一般分为线形骨折和凹陷骨折两种。前者还包括颅缝分离，后者包括粉碎骨折。

线性骨折可伴有头皮损伤，常需 X 线平片或 CT 检查。范围较大、凹陷明显、头皮软组织出血不多时，此类凹陷骨折触诊即可确定。但凹陷不深的骨折，易与边缘较硬的头皮下血肿混淆，需经 CT 检查鉴别。凹陷骨折骨片陷入颅内可因压迫脑组织出现相应病灶的神经功能障碍、颅高压和（或）癫痫，甚则刺破静脉窦引起致命的大出血。

4. 颅底骨折 颅底骨折可由颅盖骨折延伸而来，少数可因头部挤压伤或着力点位于颅底水平所造成。颅底骨折大多为线形骨折，也有粉碎性骨折。颅底骨折有时可伤及颈内动脉，造成颈动脉－海绵窦瘘或鼻出血。临床表现主要有：①耳、鼻出血或脑脊液漏。②脑神经损伤。③皮下或黏膜下淤血或瘀斑。

（1）颅前窝骨折 骨折多累及额骨水平部和筛骨。出血可经前鼻孔流出，或进入眶内在眼睑和球结膜下形成淤血斑，俗称"熊猫眼"或"眼镜征"。常伴嗅神经损伤。

（2）颅中窝骨折 骨折可累及蝶骨和颞骨。血液和脑脊液经蝶窦口流至鼻咽部，也可经中耳和破裂的鼓膜由外耳道流出，形成耳漏。常发生面神经和听神经损伤，也可累及视神经、动眼神经、滑车神经、三叉神经和展神经。

（3）颅后窝骨折 骨折常累及岩骨和枕骨基底部。在乳突和枕下部可见皮下淤血（Battle 征）。可出现舌咽神经、迷走神经、副神经和舌下神经损伤。

【辅助检查】

X 线可检查骨折情况，颅盖骨折细小骨折线、颅底骨折需要头颅 CT 明确诊断，MRI 有助于发现脑脊液漏的漏口。

【治疗要点】

1. 颅盖骨折 线形骨折本身无须外科处理，但需警惕硬脑膜外血肿的发生。凹陷骨折是否需要手术，目前意见尚不一致。一般认为：①凹陷深度 >1cm。②位于脑重要功能区。③骨折片刺入脑内。④骨折引起瘫痪、失语等神经功能障碍或癫痫者，应手术治疗。

2. 颅底骨折 如为闭合性，可无特殊处理。若合并脑脊液漏，为开放性损伤，患者需取头高位并绝对卧床休息，避免用力咳嗽、打喷嚏和擤鼻涕，同时给予抗生素预防颅内感染治疗，一般不堵塞或冲洗破口处，不做腰穿。绝大多数漏口会在伤后 1 ~ 2 周内自行愈合。如超过 1 个月仍未停止漏液，可考虑行手术修补漏口。对伤后视力减退，疑为碎骨片挫伤或血肿压迫视神经者，应争取在 24 小时内行视神经探查减压术。

【注意事项】

应注意检查手段的多样性。包括神经系统检查在内的全身与局部检查，影像学检查等。

【复习题】

关于颅脑损伤，下列说法错误的是（   ）

A. 发病率约占全身各种创伤的 1/3 左右，但死亡率为第 1 位

B. 颅底骨折时，如有脑脊液外漏，但头颅表面没有伤口，可认为是闭合性颅脑损伤

C. 可分为闭合性和开放性颅脑损伤两大类

D. 颅脑损伤可造成意识障碍、肢体运动障碍及认知功能障碍等

E. 交通事故是造成颅脑损伤的重要原因

第三节　脊柱骨折和脊髓损伤

一、脊柱骨折

【概述】

脊柱骨折是一种致残率很高的严重创伤，多发于 15 ~ 35 岁的青壮年男性，占全身骨折的 5% ~ 36%。以胸腰段骨折发生率最高，常并发脊髓和马尾神经损伤。

【临床表现】

外伤后脊柱的畸形，骨折部位疼痛剧烈，运动障碍，日后多伴腹胀、腹痛、

大便秘结等症状。颈椎损伤，有头痛、头晕、恶心及呼吸困难等症状；胸、腰椎骨折或合并脊髓损伤者，可伴有不同程度的截瘫。

【辅助检查】

X 线检查可初步明确骨折部位、类型和脊柱的稳定程度。CT 及 MRI 则有助于明确椎体骨折的出血情况和脊髓的连续性。

【诊断要点】

1. 外伤史　高空坠落、车祸或重物打击、火器伤等。

2. 体格检查　脊柱可有畸形，脊柱棘突骨折可见皮下瘀血。伤处局部疼痛，如颈痛、胸背痛、腰痛或下肢痛。棘突有明显浅压痛，脊背部肌肉痉挛，骨折部有压痛和叩击痛。颈椎骨折时，屈伸运动或颈部回旋运动受限。胸椎骨折时躯干活动受限，合并肋骨骨折时可出现呼吸受限。腰椎骨折时腰部有明显压痛，屈伸下肢感腰痛。

3. 影像学表现

（1）X 线摄片　X 线摄片是首选的检查方法，老年人感觉迟钝，胸腰段脊柱骨折往往主诉为下腰痛，单纯腰椎摄片会遗漏下胸椎骨折，因此必须注明摄片部位包括下胸椎在内，通常要拍摄正侧位两张片子，必要时加拍斜位片，在斜位片上则可以看到有无椎弓峡部骨折。

（2）CT　X 线检查有其局限性，它不能显示出椎管内受压情况，凡有中柱损伤或有神经症状者均须作 CT 检查。CT 检查可以显示出椎体的骨折情况，还可显示出有无碎骨片突出于椎管内，并可计算出椎管的前后径与横径损失量。

（3）MRI　CT 片不能显示出脊髓损伤情况，为此必要时应作 MRI 检查，在MRI 片上可以看到椎体骨折出血所致的信号改变和前方的血肿，还可看到因脊髓损伤所表现出的异常高信号。

【治疗要点】

1. 紧急处理

（1）首先注意有无出血性休克、颅脑损伤、胸部损伤和腹腔脏器损伤。这类损伤有可能在短期内死亡，需进行现场急救处理。

（2）转运伤员时，避免发生扭转、屈伸等动作，应将患者滚动至硬板上搬运。如为颈椎损伤，应双手托住患者颈部及下颌略加牵引，颈部裹以棉衣或毛毯固定头部。

2. 颈椎损伤的治疗

（1）对颈椎半脱位患者，初诊时往往难以区别出是完全性撕裂或不完全性撕裂，因此须固定 3 个月。

（2）对Ⅰ、Ⅲ型和没有移位的齿状突骨折，一般采用非手术治疗，可用颌枕带或颅骨牵引 2 周后，头颈胸石膏固定 3 个月。Ⅱ型骨折如移位超过 2mm 者，应手术治疗。

（3）小关节脱位者可采用持续颅骨牵引复位，成功后再辅以固定。有四肢瘫痪及牵引失败者须行手术复位。

（4）爆裂型骨折合并神经症状者，应该早期手术治疗。

（5）对过伸性损伤，大都采用非手术治疗。

（6）对稳定性颈椎骨折，且未伴有脊髓损伤的患者可牵引进行复位。

3. 胸腰椎损伤的治疗

（1）单纯性压缩性骨折的治疗

1）椎体压缩不到 1/5，或不能耐受复位及固定者。可仰卧硬板床上，使脊柱过伸，腰背部肌锻炼。

2）椎体压缩高度不超过 1/3 的青少年及中年患者，可采用两桌法过伸复位。

3）如果压缩骨折超过 50%，尽管没有神经症状和体征，最好行切开复位内固定。

（2）爆裂型骨折的治疗　有骨折块挤入椎管内且伴神经症状者，不宜行手法复位。应尽早行切开复位内固定。

4. 脊柱骨折脱位　可分为椎体单纯压缩骨折、椎体粉碎压缩骨折、椎骨骨折并脱位、附件骨折四种类型。

屈曲型脊柱骨折是为最常见的椎体压缩性骨折。

（1）双踝悬吊法　患者俯卧，两踝部衬上棉垫后用绳缚扎，将两足徐徐吊起，使身体与床面约 45°成角。医者用手掌在患处适当按压以矫正后凸畸形，此法复位前可给止痛剂或局部麻醉。复位后患者仰卧硬板床，骨折部垫软枕。

（2）攀索叠砖法　此法是一种过伸位脊椎骨折复位法。先令患者双手攀绳，以砖六块，分左右各叠置三块，双足踏于砖上，然后抽去足下垫砖，让身体悬空（足尖触地），脊柱呈过伸位，医者站在患者腰后，将后凸畸形矫正。适用于体格健壮屈曲型单纯性胸腰椎压缩性骨折的患者。

（3）垫枕法　使用此法时，患者应仰卧于硬板床上，骨折部放置软枕，垫枕可逐渐加高，使脊柱过伸。此法若配合练功疗法效果更好。适用于屈曲型单纯性胸腰椎压缩性骨折，以及过伸复位后维持整复效果。

（4）攀门拽伸法　此法是使患者俯卧于硬板床上，患者双手攀住木板上缘，用三人在下腰部与双下肢拔伸牵引，医者用双手按压骨折部进行复位。这是一种非过伸位脊柱骨折复位法，适用于不稳定性的屈曲型胸腰椎压缩或粉碎骨折，以及老年体弱的患者。

（5）持续牵引法　对于轻度移位、无关节交锁的颈椎骨折，一般采用枕颌布托牵引。即将枕颌布托套住枕部与下颌部，通过滑车进行牵引，头颈略后伸，牵引重量为 2 千克～3 千克，持续牵引 4 周～6 周。伸直型脊柱骨折极少见。若颈椎部损伤时，可采用颈椎中立位枕颌布托牵引，必要时可使颈椎稍向前屈。

5. 牵张型损伤 由于脊柱不稳定，神经多有损伤，因此都需手术治疗。

【注意事项】

1. 脊柱骨折应注意正确的搬运方式。
2. 判断是否合并脊髓损伤。

二、脊髓损伤

【概述】

脊髓损伤为脊柱骨折或脱位的严重并发症。常由脊柱的震荡，椎体后部的畸形或附件碎片压迫、挫裂、穿刺或切割而引起。按照不同的损伤结构，可有损伤节段以下的躯干和肢体的感觉、运动、反射和交感神经的功能障碍。

脊髓损伤引起上下肢和躯干的神经功能障碍，称四肢瘫痪；胸段或腰段脊髓损伤者可有躯干和下肢的神经功能障碍，称截瘫；圆锥体或马尾损伤，则仅有会阴部的感觉障碍和大小便失禁。

【临床表现及诊断要点】

常有遭受外力或高处跌坠史。

1. 脊髓损伤 表现为受伤平面以下，单侧或双侧的感觉运动反射的全部或部分丧失，常伴膀胱平滑肌麻痹和排尿反射消失，导致尿潴留，溢出性尿失禁。

2. 脊髓半切征（Brawn ~ Segurad 征） 骨损伤平面以下同侧肢体的运动和深感觉消失，对侧肢体的痛觉和温觉消失。

3. 颈髓损伤 患者常出现四肢瘫痪，可因肋间肌瘫而出现腹式呼吸，呼吸道分泌物不易排出，易肺部感染。

4. 腰膨大（腰 2 ~ 骶 2）损伤 第 10 胸椎与腰 1 髓节相对应，此部以下损伤的特征为下肢呈弛缓性瘫痪，提睾、膝腱反射均可消失，腹壁反射存在，而跟腱反射保留甚至可能增强，并出现踝阵挛。

5. 脊髓圆锥（骶 3 ~ 5）及马尾损伤 脊髓圆锥内有脊髓排尿中枢，损伤后出现大小便失禁、阳痿、直肠括约肌松弛及脊肌萎缩、会阴部皮肤鞍状感觉缺失等表现。膝腱和跟腱反射存在，肛门和龟头－球海绵体肌反射消失。如果损伤仅在圆锥部可无肢体瘫痪。第二腰椎以下的椎骨骨折及脱位，仅能损伤马尾神经，且多为不完全性损伤。表现为平面以下下肢弛缓性瘫痪，腱反射消失，感觉障碍不规则，括约肌和性机能障碍明显，没有病理性锥体束征。

【辅助检查】

1. X 线检查 脊柱前后位及侧位片，疑有第一、二颈椎损伤时需摄张口位片。

2. 腰穿及压迫颈静脉试验 观察椎管是否阻塞，脑脊液是否含有血液等，对进一步诊断处理有帮助。但必须注意患者体位，防止加重骨折脱位造成的症状。

3. 其他 必要时进行脊髓造影、椎间盘造影或选择性脊髓动脉造影。

【治疗要点】

1. 急救与搬运 治疗原则是在保证生命安全下，防止截瘫恶化，力争恢复和改善脊髓功能。

（1）保持不间断急救措施，包括保持呼吸道通畅、维持血液循环和有效的灌注。

（2）合理搬动伤员（详见脊柱分节），避免多次搬运。运送工具应选用硬担架或木板，根据不同损伤采用合适的固定体位，减少运输途中的震动和颠簸。

（3）适当使用镇痛药物和镇静剂。

2. 开放性脊髓损伤 此类脊髓损伤应该首先处理严重的合并伤及抗休克治疗，并行早期彻底清创，应用抗破伤风血清和广谱抗生素。

（1）早期彻底清创是降低病死率和减少并发症的关键性措施，应争取在伤后24小时内进行。颈段脊髓损伤需常规行颅骨牵引。如脊髓损伤后症状逐渐加重、蛛网膜下腔梗阻等，均应做椎板切除探查。

（2）彻底清创后，用灭菌生理盐水冲洗椎管伤口。对硬脊膜裂孔，若张力不大时应予以缝合。如果张力大或有缺损时，可用腰背筋膜修补。

3. 闭合性脊髓损伤

（1）非手术治疗

1）闭合复位术 ①颅骨牵引：牵引可使脊柱骨折复位，解除脊髓受压，持续牵引能预防再脱位。②腰背部逐步垫高法：适用于胸腰椎骨折和脱位。

2）药物治疗 ①糖皮质类固醇药物。②脱水治疗。③抗去甲肾上腺素类药物。④纳洛酮。⑤GM-1注射。

3）高压氧治疗 应尽早进行，可以提高血液内氧分压，改善脊髓的缺血、出血和水肿，减轻脊髓缺血性坏死。

4）局部低温治疗 降低脊髓局部的代谢，减少氧耗量，减轻肿胀及淤血。

（2）手术治疗

1）后路手术 椎板切除减压脊髓探查术。主要适用于椎板骨折片压迫脊髓及神经根，小关节交锁或需从后方稳定脊柱。

2）脊髓前路减压术 主要适用于屈曲性脊髓损伤来自脊髓前方的压迫。

【注意事项】

1. 检查手段的多样性。包括神经系统检查在内的全身与局部检查，影像学检查，腰穿及压迫颈静脉试验等。

2.开放性脊髓损伤注意清创缝合和椎板的暴露与切除。

【急救流程】

脊柱脊髓损伤急救流程见图 16-1。

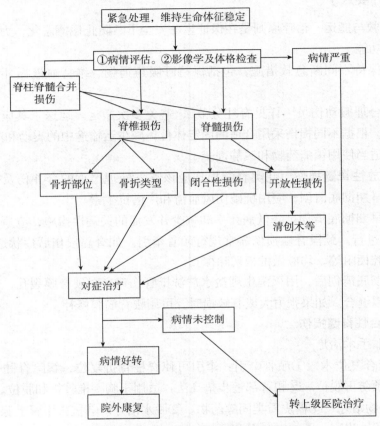

图 16-1 脊柱脊髓损伤急救流程

【复习题】

关于颅脑损伤，下列说法错误的是（ ）

A. 发病率约占全身各种创伤的 1/3 左右，但死亡率为第 1 位

B. 颅底骨折时，如有脑脊液外漏，但头颅表面没有伤口，可认为是闭合性颅脑损伤

C. 可分为闭合性和开放性颅脑损伤两大类

D. 颅脑损伤可造成意识障碍、肢体运动障碍及认知功能障碍等

E. 交通事故是造成颅脑损伤的重要原因

第四节　胸部损伤

【概述】

胸部损伤多由车祸、挤压伤、摔伤和锐器伤所致。根据损伤暴力性质不同，胸部损伤可分为钝性伤和穿透伤；根据损伤是否造成胸膜腔与外界沟通，可分为开放伤和闭合伤。主要包括肋骨骨折、气胸、血胸、胸骨骨折、肺损伤、心脏损伤等。

【临床表现】

1.肋骨骨折　多发生在第 4 ~ 7 肋；但当暴力强大时，所有肋骨都可能发生骨折。在儿童时期，肋骨富有弹性，不易折断，而在成人，尤其是老年人，肋骨弹性减弱，容易骨折。单处肋骨骨折时，患者述胸痛，深呼吸或咳嗽时疼痛加重。检查局部无明显异常，或有轻度皮下组织淤血肿胀，但骨折处有压痛，胸廓挤压试验阳性有助于诊断；多处肋骨骨折，成为连枷胸，可产生胸壁软化，形成反常呼吸运动。严重连枷胸多合并肺挫伤，可导致气短、发绀和呼吸困难，是胸外伤死亡的原因之一。

2.气胸　主要为明显的呼吸困难、鼻翼扇动、口唇发绀、颈静脉怒张，伤侧胸壁可见伴有气体进出胸腔发出吸吮样声音的伤口，称为胸部吸吮伤口。气管向健侧移位，伤侧胸部叩诊鼓音，呼吸音消失，严重者伴有休克。胸部 X 线检查可见伤侧胸腔大量积气，肺萎缩，纵隔移向健侧。

3.血胸　血胸的临床表现与出血量、速度和个人体质有关。一般而言，成人血胸量 ≤ 0.5L 为少量血胸，0.5 ~ 1.0L 为中量，>1.0L 为大量。伤员会出现不同程度的面色苍白、脉搏细速、血压下降和末梢血管充盈不良等低血容量休克表现，并有呼吸急促，肋间隙饱满，气管向健侧移位，伤侧叩诊浊音和呼吸音减低等胸腔积液表现。胸膜腔穿刺抽出不凝固的血可明确诊断。

具备以下征象提示存在进行性血胸。

1）持续脉搏加快、血压降低，或虽经补充血容量血压仍不稳定。

2）闭式胸腔引流量每小时超过 200mL，持续 3 小时。

3）血红蛋白量、红细胞计数和红细胞比容进行性降低，引流胸腔积血的血红蛋白量和红细胞计数与周围血相接近。

4.胸骨骨折　胸骨骨折患者有明显胸痛、咳嗽，呼吸和变动体位时疼痛加重，伴有呼吸浅快、咳嗽无力和呼吸道分泌物增多等。胸骨骨折部位可见畸形，局部有明显压痛。骨折断端移位通常为骨折下断端向前，上断端向后，两者重叠。侧位和斜位 X 线片可发现胸骨骨折断裂线。

5.肺损伤　肺裂伤所致血气胸的诊断与处理如前所述。肺内血肿大多在胸部 X 线检查时发现，表现为肺内圆形或椭圆形、边缘清楚、密度增高的团块状阴影，常在 2 周至数月自行吸收。肺挫伤患者表现为呼吸困难、咯血、血性泡沫痰及肺部啰音，重者出现低氧血症。常伴有连枷胸。X 线胸片出现斑片状浸润影，一般伤后 24 ~ 48 小时变得更明显，CT 检查准确率高于 X 线检查。

6. 心脏损伤 可分为钝性心脏损伤与穿透性心脏损伤。钝性损伤多由胸前区撞击、减速、挤压、高处坠落、冲击等暴力所致。穿透伤多由锐器、刃器或火器所致。

（1）钝性心脏损伤 钝性心脏损伤的严重程度与钝性暴力的撞击速度、质量、作用时间、心脏舒缩时相和心脏受力面积有关。轻者多为无症状的心肌挫伤，重者甚至可发生心脏破裂。

轻度心肌挫伤可能无明显症状，中重度挫伤可出现胸痛、心悸、气促，甚至心绞痛等。患者可能存在胸前壁软组织损伤和胸骨骨折。常用的辅助检查为：①心电图。②超声心动图。③心肌酶学检测。

（2）穿透性心脏损伤 多由火器、刃器或锐器致伤。穿透性心脏损伤的病理生理及临床表现取决于心包、心脏损伤程度和心包引流情况。致伤物和致伤动能较小时，心包与心脏裂口较小，心包裂口易被血凝块阻塞而引流不畅，导致心脏压塞。临床表现为静脉压升高、颈静脉怒张，心音遥远、心搏微弱，脉压小、动脉压降低的贝克三联征。致伤物和致伤动能较大时，心包和心脏裂口较大，心包裂口不易被血凝块阻塞，大部分出血流入胸腔，主要表现为失血性休克。

【辅助检查】

1. X 线检查 目前胸部创伤最常见的检查项目。通过平片，可以观察有无肋骨骨折、骨折的数量及移位情况；可以反映有无血胸、气胸；可以判断膈疝、纵隔血肿或气肿以及肺损伤等。

2. CT 与 MRI CT 比 X 线技术的敏感性高 100 倍，显著地提高了血胸、气胸、肺实质损伤、心脏损伤、创伤性膈疝、大血管损伤等的检出率。胸部 CT 对肺挫伤的诊断明显优于常规胸片。MRI 扫描技术与 CT 不同，可多方位成像，可做横断面、冠状面、矢状面及任意斜位断层成像，既能显示组织解剖结构及病理情况，又能反映组织生化环境及代谢情况，可根据创伤特点，人为选择不同参数进行加权，以突出创伤部位与正常结构间的差别，可发现某些 CT 显示不出的创伤。

3. 超声技术 超声技术除对胸骨骨折、肋骨骨折、心包积液、胸腔积液的诊断及指示穿刺部位有帮助外，更重要的是可用于心脏创伤所致瓣膜脱垂及腱索断裂、膈的破裂、胸主动脉及其分支破裂以及主动脉假性动脉瘤的诊断。由外科医师进行胸部超声检查较胸部 X 线检查能更快而准确地发现胸部闭合伤或开放伤的胸腔积液。

4. 实验室检查 心肌酶谱 (ME) 主要包括乳酸脱氢酶（LDH）、门冬氨酸氨基转移酶（AST）及同工酶、肌酸激酶(CK)及其同功酶(CK–MB)，是20世纪90年代诊断心肌挫伤特异而敏感的指标。心肌肌钙蛋白I/T(cTnI/T)是一种特异性优于CPK–MB，用于诊断心肌损伤的新技术。cTnI/T含量检测对心肌损伤早期诊断具有一定的特异性和敏感性，是目前临床诊断心肌损伤较为理想的指标。

【诊断要点】

根据外伤史结合临床表现，一般不难作出初步诊断。对疑有气胸、血胸、心包腔积血的患者，在危急情况下，应先作诊断性穿刺。胸膜腔穿刺或心包腔穿刺是一种简便而又可靠的诊断方法。抽出积气或积血，既能明确诊断，又能缓解症状。胸部X线检查，可以判定有无肋骨骨折、骨折部位和性质，确定胸膜腔内有无积气、积血和其容量，并明确肺有无萎缩和其他病变。

【治疗要点】

（一）一般处理

一般轻的胸部损伤，只需镇痛和固定胸廓。胸部伤口无严重污染，应清创缝合；在战伤情况下，一般多不缝合，而用敷料覆盖包扎，待4～7日后再作延期缝合。有气胸、血胸者需作胸膜腔引流术，并应用抗生素防治感染。重度胸部损伤而有积气、积血者，应迅速抽出或引流胸膜腔内积气、积血。解除肺等器官受压，改善呼吸和循环功能，并输血、补液，防治休克。有胸壁软化，反常呼吸运动者，需局部加压包扎以稳定胸廓。开放性气胸应及时封闭伤口。同时，必须清除口腔和上呼吸道分泌物，保证呼吸道通畅。呼吸困难者，经鼻孔或面罩供氧，必要时，可行气管内插管术或气管切开术，以利排痰和辅助呼吸。

若出现下列情况，应及时剖胸探查。

（1）胸膜腔内进行性出血。

（2）经胸膜腔引流后，持续大量漏气，呼吸仍很困难，提示有较广泛肺裂伤或支气管断裂。

（3）心脏损伤。

（4）胸腹联合伤。

（5）胸内存留较大的异物。

（二）急救处理

胸部损伤的紧急处理，包括入院前急救处理和入院后急诊处理两部分。

1. 院前急救处理　包括基本生命支持与严重胸部损伤的紧急处理。

基本生命支持的原则为维持呼吸通畅、给氧、控制外出血、补充血容量、镇痛、保护脊柱（尤其是颈椎），并迅速转运。威胁生命的严重胸外伤需在现场施行特殊急救处理，即张力性气胸需放置具有单向活瓣作用的胸腔穿刺针或胸腔闭式引流；开放性气胸需迅速包扎和封闭胸部吸吮伤口，有条件时安置穿刺针或引流管；对大面积胸壁软化的连枷胸有呼吸困难者，予以人工辅助呼吸。

2. 院内急救处理 胸部损伤大多数可通过比较简单的处理得到缓解，甚至挽救生命。需要剖胸手术者仅占 10% ~ 15%。因而对胸部创伤应严格掌握手术适应证及把握手术时机，如有明确手术指征，应及时开胸。

【注意事项】

各种胸部损伤的诊断，剖胸探查的指征。

【复习题】

患者男性，26 岁，车祸伤半小时。急救医生现场发现患者神志清楚，面色苍白，呼吸急促，气管左偏，右侧胸廓饱满，皮下气肿，肋间距增大，叩诊鼓音，上腹无压痛，小腹胀满，右大腿成角畸形，血压 100/60mmHg。该患者首先要处理的是（　）

A. 张力性气胸减张处置　　　B. 骨折固定　　　C. 紧急送往医院
D. 抗休克　　　　　　　　　E. 输血输液

第五节　腹部损伤

【概述】

腹部损伤可分为开放性和闭合性两大类。其中开放性损伤分为穿透伤（多伴内脏损伤）和非穿透伤，根据入口与出口的关系，分为贯通伤和非贯通伤。多数腹部损伤同时有严重的内脏损伤，如果伴有腹腔实质脏器或大血管损伤，可因大出血而导致死亡；空腔脏器受损伤破裂时，可因发生严重的腹腔感染而威胁生命。

【临床表现】

由于致伤原因、受伤的器官及损伤的严重程度不同，以及是否伴有合并伤等情况，腹部损伤的临床表现差异很大。总的来说，其临床表现可因受伤器官性质的不同而异。实质性器官，如肝、脾、胰、肾等或大血管损伤时，主要临床表现是腹腔内（或腹膜后）出血，患者面色苍白，脉搏加快、细弱、脉压变小，严重时血压不稳甚至休克，腹痛呈持续性，一般不是很剧烈，腹肌紧张及压痛、反跳痛也不严重。右肩部放射痛，提示可能有肝损伤；左肩部放射痛则提示有脾损伤。肝、脾破裂出血量较多者可有明显腹胀和移动性浊音。肝、脾包膜下破裂或系膜、网膜内出血则有时可表现为腹部包块，泌尿系脏器损伤时可出现血尿。胃、十二指肠或上段空肠损伤时，漏出的消化液（含胃液、胰液及胆汁）对腹膜产生强烈的化学刺激，立即引起剧烈疼痛，出现腹肌紧张、压痛、反跳痛等典型的腹膜炎表现。无论是上消化道还是下消化道脏器破裂或穿孔，最后都会引起细菌性腹膜炎。随着腹膜炎的发展，逐渐因肠麻痹而出现腹胀，严重时可发生感染性休克。空腔脏器破裂后腹腔内可有游离气体，因而肝浊音界缩小或消失。

【辅助检查】

（1）实验室检查　腹内有实质性脏器破裂而出血时，红细胞、血红蛋白、血细胞比容等数值明显下降，白细胞计数可略有增高；空腔脏器破裂时，白细胞计数明显上升；胰腺损伤、胃或十二指肠损伤时，血、尿淀粉酶值多有升高。尿常规检查发现血尿，提示有泌尿器官的损伤。

（2）B型超声检查　B超检查具有经济方便、可在床边检查、可重复进行动态观察、无创无痛及诊断准确率高等优点，应用越来越广泛。对肝、脾、肾等实质性脏器损伤，B超检查的确诊率达90%左右。气体对超声的反射在声像图上表现为亮区，可发现腹腔内的积气，有助于空腔脏器破裂或穿孔的诊断。

（3）X线检查　有选择的X线检查对腹部损伤的诊断是有帮助的。常用的有胸片、平卧位及左侧卧位腹部平片。

（4）诊断性腹腔穿刺术和腹腔灌洗术　为诊断准确率较高的辅助性诊断措施，阳性率可达90%左右。近年来，采用在B超指导下进行腹腔穿刺，已使穿刺阳性率得到提高。

【诊断要点】

诊断中最关键的问题是确定是否有内脏损伤，其次是什么性质的脏器受到损伤和是否为多发性损伤。

1. 有无内脏损伤　根据临床表现，多数受伤者即可确定有无内脏受损。少数伤者可能由于某种原因而使诊断困难。例如，有些伤者内脏破损较小，而且受伤后马上来就诊，这时其腹内脏器损伤的体征尚未明显表现出来，因而容易漏诊。需要强调的是，有些伤者可能由于合并损伤的伤情较严重而掩盖了腹部内脏损伤的表现，以至于伤者、陪伴者、甚至医务人员的注意力均被引至合并损伤的表现上，而忽略了腹部情况，结果造成漏诊。

2. 什么性质的脏器受到损伤　明确有腹内脏器损伤后，再进一步了解是什么性质的脏器受到损伤。总体上来说，实质性脏器破裂的临床表现主要是内出血，而空腔脏器破裂时腹膜炎的表现较明显。确定了是哪一类脏器受损后，再具体考虑到是哪个脏器破裂。单纯实质性器官损伤时，腹痛一般不重，压痛和肌紧张也不太明显。出血量多时常有腹胀和移动性浊音。但肝、脾破裂后，可因局部积血凝固，在测试移动性浊音时出现固定性浊音。空腔器官破裂所致腹膜炎，不一定在伤后很快出现。如果实质性脏器和空腔脏器两类器官同时破裂，则出血和腹膜炎两种临床表现可以同时出现。

【治疗要点】

1. 非手术治疗 适应证：①通过检查，一时不能确定有无内脏损伤者。对于这些病例，在进行非手术治疗的同时，应进行严密的病情观察。观察期间要反复检查伤情的变化，并根据这些变化，不断综合分析，以便尽早作出结论性诊断，及时抓住手术治疗的时机。②诊断已明确，为轻度的单纯实质性脏器损伤，生命体征稳定或仅轻度变化。

观察期间需要特别注意的是：

（1）不要随便搬动伤者，以免加重伤情。

（2）不注射止痛剂（诊断明确者例外），以免掩盖伤情。

治疗措施包括：

（1）输血补液，防治休克。

（2）应用广谱抗生素，预防或治疗可能存在的腹内感染。

（4）禁食，疑有空腔脏器破裂或有明显腹胀时应行胃肠减压。

（5）营养支持。

2. 手术治疗 适应证：已确定腹腔内脏器破裂者，或在观察期间出现以下情况时，应终止观察，进行剖腹手术。

（1）腹痛和腹膜刺激征有进行性加重或范围扩大者。

（2）肠蠕动音逐渐减少、消失或出现明显腹胀者。

（3）全身情况有恶化趋势，出现口渴、烦躁、脉率增快或体温及白细胞计数上升者。

（4）膈下有游离气体表现者。

（5）红细胞计数进行性下降者。

（6）血压由稳定转为不稳定甚至休克者；或积极救治休克过程中，情况不见好转反而继续恶化者。

（7）腹腔穿刺吸出气体、不凝血液、胆汁或胃肠内容物者。

（8）胃肠出血不易控制者。

【急救流程】

患者平卧位，膝和髋关节处于半屈曲状，以减轻腹肌紧张。保持呼吸道、静脉通道通畅。心电、心率、血压监护。严密观察病情，及时处理病情变化。腹部损伤不能给予口服药，不能合用兴奋剂、止痛剂、血管收缩剂。输液最好选用上肢静脉，因为在腹部损伤中可能有下腔静脉等血管损伤，用下肢输液有增加内出血的可能。有休克者予以适当输液复苏。腹部有伤口时给予无菌敷料、绷带等包扎。如有肠管从腹壁伤口脱出，一般不应将脱出的肠管送回腹腔，以免污染腹腔，脱出的肠管可用大块无菌敷料覆盖后扣上碗或类似的器皿，然后用三角巾或绷带包扎固定。已脱出的肠管有破裂，可在肠破口处用钳子暂时钳闭，将钳子一并包扎在敷料内。如脱出肠管发生嵌顿时，应扩大伤口，将肠管送回腹腔，以免缺血坏死，并应及时转送。必要时可放置胃管，持续胃肠减压。

【注意事项】

在进行非手术治疗的同时，应进行严密的病情观察。观察期间要反复检查伤情的变化，并根据这些变化，不断综合分析，以便尽早作出结论性诊断，及时抓住手术治疗的时机。

【复习题】

患者女，27岁，中上腹剧烈疼痛6小时，继之满腹疼痛，大汗淋漓来急诊。查体见全腹有压痛、反跳痛，肝浊音界消失，肠鸣音减弱。患者急诊需做哪些检查（　　）

A.腹部平片　　　　　　B.腹腔穿刺检查　　　　　C.血常规
D.血、尿淀粉酶　　　　E.腹部B超

第六节　骨盆骨折

【概述】

骨盆两侧髋骨是由髂骨、坐骨、耻骨等共同构成，其中髋臼为薄弱处，易发生损伤。骨折多因强大暴力引起，如车祸、高处坠落和严重挤压伤等。

骨盆骨折多由于从前后或两侧挤压的强大的直接暴力所致。占骨折总数的1%～3%，因该骨折处脏器多，血管及神经多，故易发生脏器神经损伤和失血性休克，在处理骨盆骨折时必须给予高度重视。

骨盆骨折是一种严重损伤，多由外伤所致，半数以上伴有合并症或多发伤，致残率高达50%～60%。最严重的是创伤性失血性休克及盆腔脏器合并伤，救治不当有很高的死亡率。

【临床表现】

1.骨盆骨折处的表现　患者有明确的外伤史，伤后骨盆处局部疼痛、肿胀、瘀斑，不能起坐、站立和翻身，下肢活动困难。损伤处压痛明显，骨盆挤压和分离试验阳性（但禁用于严重骨折患者），若尾骨有压痛可进行肛门指诊检查。

2.合并损伤及并发症的表现

（1）失血性休克　骨盆骨折出血是休克的主要原因。出血来源于骨折面，盆腔内动脉、静脉破裂出血，盆腔内肌肉及盆腔内脏器官破裂。血肿容量可达

2000 ～ 4000mL。严重的失血性休克为骨盆骨折死亡的主要原因，应尽早诊断和尽快进行处理。

（2）尿道损伤　尿道损伤是骨盆前环骨折的常见并发症。患者主诉有尿急，但排不出尿，出现尿潴留，阴茎及阴囊部胀痛。可见下腹壁、阴囊、会阴部尿液外渗，试插导尿管失败或肛门指诊发现前列腺移位者为尿道完全断裂。根据外伤史、体格检查、尿道逆行造影不难诊断。

（3）直肠肛管损伤及女性生殖道损伤　坐骨骨折可损伤直肠或肛管，女性生殖道损伤常伴有该道前或后方组织的损伤。阴道检查及肛门指诊有血是合并伤的重要体征。

（4）神经损伤　骨盆骨折由于骨折部位的不同，神经损伤的部位也不同。骶骨管骨折脱位可损伤支配括约肌及会阴部的马尾神经；骶骨孔部骨折，可损伤坐骨神经根；骶侧翼骨折可损伤腰神经；坐骨大切迹部或坐骨骨折，可伤及坐骨神经；耻骨支骨折可损伤闭孔神经或股神经；髂前上棘撕脱骨折可伤及股外侧皮神经。损伤后出现该神经所支配的皮肤感觉减退或消失，支配的肌肉萎缩无力。

（5）大血管损伤　骨盆骨折可损伤髂外动脉或股动脉。损伤局部出现血肿及远端足背动脉搏动减弱或消失。

【辅助检查】

1. 实验室检查　血红蛋白降低，白细胞升高，血生化异常。

2. X 线检查　为常规检查方式，包括骨盆前后位、入口位和出口位三种类型，有时还可以加摄骶髂关节切线位。骨盆入口位摄片能够显示真正的骨盆环上口，对于骨盆环形结构的完整性诊断有重要意义；而骨盆出口位摄片则可清晰显示全部骶骨平面，对于判断骶骨骨折及神经损伤有重要意义。

3. CT 检查　可以准确地反应骨盆情况，尤其对于骨盆后方骨与韧带结构损伤的诊断，CT 三维成像技术可以使复杂骨折以三维立体的模式显示出来，更加直观地显示骨折类型和移动方向。

4. 血管造影　骨盆骨折常造成骨盆大出血，为明确血管损伤情况，常需要进行血管造影。

【诊断要点】

临床上可将骨盆骨折分为四型。

1. 分离型　由前后挤压伤所致，脐棘距可见增大，髂后上棘可有降低，常见耻骨联合分离，分离型骨折合并损伤最严重，死亡率也最高。出血量最多。

2. 压缩型　由侧方挤压伤所致，脐棘距可见减小，髂后上棘可有增高，常造成骶骨骨折（侧后方挤压）及半侧骨盆内旋（侧前方挤压）。

3. 垂直型　剪切外力损伤，由垂直或斜行外力所致，髂后上棘可有上移，常导致垂直或旋转方向不稳定。

4. 混合外力 侧方挤压伤及剪切外力损伤，导致骨盆前环及前后韧带的损伤。

其中分离型骨折合并损伤最严重，死亡率也最高，压缩型次之，垂直型较低；而在出血量上的排序依次是分离型、垂直型、混合型、压缩型。

【治疗要点】

1. 紧急处理

（1）不要轻易移动患者，首先注意有无失血性休克，这类损伤有可能在短期内死亡，需迅速补充血容量，维持血压并立即转送就近医院急救处理。

（2）早期外固定对骨盆骨折引起的失血性休克的抢救十分有意义，用床单、胸腹带等包裹及固定骨盆也能起到一定的稳定骨盆及止血的作用。

2. 骨盆骨折的治疗

（1）保守治疗

1）髂前上棘撕脱骨折可于髋膝屈位卧床休息 3 至 4 周；坐骨结节撕脱骨折采用大腿伸直、外旋位卧床。

2）骶、尾骨有移位的骨折可将手指插入肛内，将骨片向后推挤复位。

3）骨盆环单处骨折无移位者仅卧位 3 至 4 周即可下地行走。

4）盆弓 1 处或 2 处断裂的骨折对于单纯的耻骨联合分离，可用骨盆悬吊或骨盆兜夹板复位、固定；骨折片移位明显或因骶髂关节分离移位造成一侧上移短缩，可在硬脊膜夹板复位、固定。

5）髋臼骨折合并股骨头中心性脱位大多数可用闭合整复治疗。采用骨牵引，复位的主要目的是恢复髋臼穹隆部与股骨头负重部位的正常关系。在 X 线片显示骨折线愈合前不宜过早负重行走。

（2）手术治疗

1）手术时机 最好在伤后 7 天以内进行，最晚不超过 14 天，否则复位难度将大大增加，畸形愈合及不愈合的发生率也明显增高。

2）手术指征 ①闭合复位失败。②外固定术后残存移位。③耻骨联合分离大于 2.5cm 或耻骨联合交锁。④垂直不稳定骨折。⑤合并髋臼骨折。⑥骨盆严重旋转畸形导致下肢旋转功能障碍。⑦骨盆后环结构损伤移位 >1cm，或耻骨移位合并骨盆后方不稳，患肢短缩 >1.5cm。⑧无会阴污染的开放性后方损伤。⑨耻骨支骨折合并股神经、血管损伤。⑩开放骨折。

3）手术方式

①前方固定 用于固定前环不稳定，常用于耻骨联合分离及耻骨支骨折，主要固定方式为外固定架、耻骨重建钢板和空心拉力螺钉固定。

②后方固定 用于固定后环不稳定，常用于骶髂关节分离、骶骨骨折等。主要固定方式为 C 形钳（C-clamp）、骶前钢板固定、骶后骶骨螺栓、骶骨钢板、骶骨拉力螺钉固定。

术后常规应用静脉广谱抗生素预防伤口感染，注意预防下肢深静脉血栓。尽早开始全身和肢体的功能锻炼。按时复诊了解骨折愈合情况及功能恢复情况。

3. 并发症

（1）感染 切口经过挫伤的皮肤，其并发症会相应增高。剪切外力作用在皮肤上导致骨盆周围皮肤的潜行剥脱，使术后感染率明显增加，骶后切开复位内固定手术也可增加感染的危险因素。

（2）栓塞 深静脉血栓盆腔静脉的损伤及制动是导致骨盆骨折患者形成血栓的主要危险因素。可发生在骨盆或下肢，严重者可导致肺栓塞，发生率为 2% ~ 10%；其死率为 0.5% ~ 2%。

（3）畸形愈合 骨盆环损伤后，畸形愈合可导致永久性功能障碍。表现为慢性疼痛、下肢不等长和坐姿不正、跛行、腰痛等，垂直移位大于 2.5cm 需要手术治疗。

（4）褥疮 骨折长期卧床或并发截瘫患者，在骨突处如骶部、后枕部和足跟部因长期压迫，致局部气血受阻，组织坏死形成溃疡，经久不愈。

（5）尿路感染及结石 骨折后长期卧床，排尿不畅，或截瘫患者长期留置导尿管，若处理不当，可引起尿路感染或形成结石。

【急救流程】

骨盆骨折的急救流程见图 16-2。

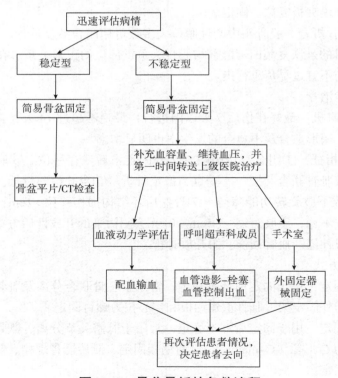

图16-2 骨盆骨折的急救流程

【注意事项】

1. 对骨折具体位置的鉴别诊断是本病的重点。

2. 骨盆骨折早期要注意观察病情变化，对危重患者应每 30 分钟测脉搏、呼吸、血压 1 次并记录，体温每 4 小时测 1 次。观察患者有无排尿困难、血尿或尿道口流血，耻骨上和会阴部是否有压痛，下腹部有无疼痛，膀胱是否胀满等。

【复习题】

某女性患者，53 岁，骨盆骨折，可能发生的并发症是（　　）

A. 失血休克　　　　　　B. 腹膜后血肿　　　C. 腹腔内脏损伤

D. 膀胱或后尿道损伤　　E. 腰骶神经丛或坐骨神经损伤

第七节　断离伤

【概述】

断离伤是指由锐器切割或强大暴力作用，导致肢体、指（趾）等断离的严重损伤。肢体、指（趾）断离伤的特点是皮肤、肌肉、肌腱、血管、神经、骨骼等组织全部或部分断离，造成肢体功能的永久丧失。根据肢体的断离程度和创伤的性质，肢体离断可分为完全离断和大部离断两种。完全离断是指肢体完全离体，无任何组织相连。这种创伤大都由切割性或撕裂性损伤所致，如车床、利器、电锯等引起的损伤。还有一种情况是受伤后断肢只有极少数组织和机体相连，从表面上看虽然有少量皮肤或肌肉组织将断肢与机体相连，但实际上这部分离断肢体已无血液供应和神经支配，已成为毫无活力的组织，在医院清创时必须将这部分组织切除或切断，所以临床上将这种类型的损伤也包括在完全离断伤之内。大部离断与完全离断的区别是肢体绝大部分已经断离，断面有骨折或脱位并伴随有血管断裂或血栓形成，但残留肢体仍有一定活力。根据损伤因素可分为切割性断离、碾轧性断离、挤压性断离、撕裂性断离。临床中应根据损伤原因及损伤程度做具体分析，选择合适的手术方法。

【临床表现】

肢体、指（趾）断离伤一般临床表现为皮肤及浅筋膜、神经、血管、肌腱、骨骼的完全或部分断离。完全断离：肢体、指（趾）远侧无任何组织相连或仅有少量失活组织相连，清创时需切除。不完全断离：受伤肢体、指（趾）局部组织大部分断离，并伴有骨折或脱位，残留有活力的组织相连少于 1/4，主要血管断裂或栓塞，肢体、指（趾）远端部分无血液循环或严重缺血，不吻合血管肢体必将坏死。

1. 切割性断离 由锐器所造成，这类损伤大多发生在上肢。损伤特点：各组织均在同一平面上切断，临近断面周围的组织挫伤较轻。

2. 碾轧性断离 多由车轮或机器齿轮等钝器伤所致，这类损伤可发生于上肢或下肢。损伤特点：车轮碾轧的损伤，常为大部断离，骨骼粉碎或断裂成多段，同时，由于橡胶轮胎摩擦系数大，容易引起大面积皮肤撕脱，创面有严重污染。肌肉、血管、神经损伤严重。被机器齿轮辗轧断的肢体，虽在受伤后有部分软组织相连，但这一部分组织，往往已经严重的损伤，失去活力，再植时应将这部分组织做必要的切除，也应视为完全性肢体断离。骨骼可为横断或粉碎，肌肉、血管、神经也会有不同程度的损伤。

3. 挤压性断离 这类损伤多由机器、石块、铁板等重物挤压所致，在上、下肢均可发生。损伤特点：断离平面不规则，组织损伤严重，常有大量异物挤入断面与组织间隙中，不易清洗干净。被压断的肢体远段常有合并损伤，如骨折或血管破裂，尤以浅表静脉的挫伤更为多见。

4. 撕裂性断离 此类损伤常因肢体被连续快速转动的机械轴心卷断而引起。损伤特点：损伤的断面很不规则，皮肤有严重撕脱。

【辅助检查】

1. 实验室检查 血常规、生化、血型、凝血系列等。
2. 影像学检查 患肢 X 线、CT、MRI 等检查。

【诊断要点】

1. 评估患者精神状态，有无神志改变，基本生命体征、出血量等。
2. 根据断离伤分类，评估患处损伤程度，评估断肢、断指（趾）再植成活率。

【治疗要点】

一、紧急处理

肢体、指（趾）断离伤的现场急救：碰到肢体完全断离或大部断离的伤员，千万不要惊慌，首先要对伤员进行全身检查，不要因为肢体的离断而忽略了其他危及生命的损伤，在转运之前一定要对伤员进行整体抢救，先处理危及生命的损伤，以免在转运途中发生意外。

需在现场处理好开放性的伤口和断离的肢体、指（趾），将患者和断离的肢体、指（趾）尽快地、完全地运送至医院。

1. 断离肢体近端的处理
（1）断肢、指（趾）的近侧端应用清洁敷料加压包扎。

（2）一般来说，完全离断肢体残端的血管，大都会自行回缩，闭塞止血，所以对无明显出血的断肢残端，使用简单的加压包扎止血即可，然后用小夹板等固定残肢。对损伤大动脉而有活跃的喷射性出血时，可先用止血钳类物品将血管夹住，然后在进行包扎，但夹血管时要尽量少夹，以利于后期断肢再植时的血管吻合。如抢救现场无止血钳等物品，也可采取止血带止血法。

（3）对于大部断离的肢体，在运送前应用夹板固定伤肢，以免在转运时引起再度损伤。

2. 断离肢体的处理

（1）断离下来的肢体、指（趾），其断面也应用消毒敷料覆盖，用无菌巾包裹，减少污染。

（2）断离部分的肢体、指（趾）应及时采用干燥冷藏法予以保护，将该断肢装入塑料袋，袋口扎紧后放入不透水的容器，后放入盛有冰块的保温瓶中，不可将肢体与冰块直接接触。切忌将肢体浸泡在任何液体中。

（3）未完全离断的肢体，先用无菌敷料或干净布料覆盖，然后用小夹板或替代品进行临时固定，在固定过程中对连接断肢与躯体的组织不要过度牵拉和扭曲，以避免影响断肢的血液供应而发生继发性损伤。

3. 在患者发生严重休克时，应首先及时处理休克，以防止转运途中发生生命危险。

4. 经现场处理和对离断肢体妥善保存后，尽快送有条件进行断肢再植的医院进行治疗。在转运前，应与有关医疗单位联系，告知患者的伤情，以便事先做好必要的准备，有利于抢救工作的及时、顺利进行。

二、有条件的急诊处理

1. 当患者进入急诊室后，值班医生应迅速了解受伤的经过，是何种暴力引起的肢体、指（趾）断离，以及受伤至入院的间隔时间，迅速而全面地进行全身检查和受伤肢体创口、断离肢体情况的检查。

2. 如患者没有严重的休克或危及生命的合并损伤，应立即将受伤的肢体和已断离的部分一起拍摄 X 线片，并尽快送至手术室，准备手术。

3. 在医师检查患者的同时，急诊室值班护士必须立即通知有关协作科室。并在最短时间内完成术前各项准备工作，行急诊手术治疗。

【急救流程】

断离伤的急救流程见图 16-3。

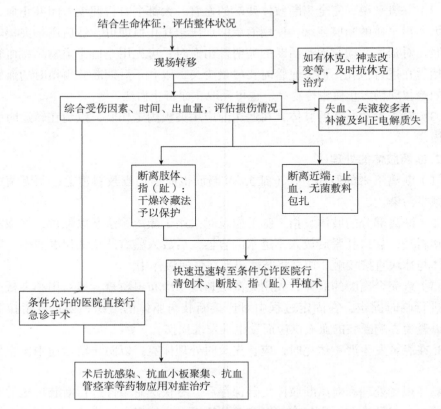

图16-3 断离伤的急救流程图

【注意事项】

断离的肢体、指（趾）能否存活，取决于断离部分的组织是否能回逆。因此时间因素非常可贵，应当争取在最短时间内，恢复肢体的血循环，避免组织细胞发生不可逆的变性。

【复习题】

1.某男，27岁，机器绞伤致前臂中段完全离断4小时，该患者离断段如何保存（　　）

A.浸在5%糖水中　　B.浸在10%糖水中　　C.浸在0.9%生理盐水中

D.干燥冷藏　　　　　E.不需要特殊处理

2.某男，27岁，机器绞伤致前臂中段完全离断4小时，该患者断处近端如何处置（　　）

A.止血带止血，记录时间，三角巾包扎

B.三角巾包扎

C.止血钳夹持血管止血

D. 直接就地缝合

E. 填塞包扎

第八节 烧 伤

【概述】

烧伤指由火焰、热液、高温气体、激光、炽热金属等热力所引起的组织损害，为通常所称或狭义的烧伤，又称热力烧伤（临床上也有将热液、蒸汽所致的烧伤称为烫伤），此外还有化学烧伤和电烧伤。

【临床表现】

根据烧伤的病理生理特点，一般将烧伤临床发展过程分为 4 期。

1. 体液渗出期（休克期） 烧伤面迅速变化为体液渗出。体液渗出的速度，一般以烧伤后 6 ~ 12 小时内最快，持续 24 ~ 36 小时，严重烧伤可延至 48 小时以上。

2. 急性感染期 继休克后或者休克的同时，感染是对烧伤患者的另一种严重威胁。严重烧伤易发生全身性感染的原因主要有：①皮肤、黏膜屏障功能受损，不可阻挡细菌的入侵。②机体免疫功能受到抑制导致机体抵抗力降低，易感性增加。

3. 创面修复期 创面修复过程在伤后不久即开始。创面修复所需时间与烧伤深度等多种因素有关，无严重感染的浅二度烧伤和部分深二度烧伤可自行愈合。但三度和发生严重感染的深二度烧伤，由于上皮被毁，创面只能由创面边缘的上皮组织扩展覆盖。

4. 康复期 深度创面愈合后形成的瘢痕，严重者影响患处外观和功能，需要功能锻炼和整形以期恢复；某些器官功能损害及心理异常也需要一定恢复过程；深二度和三度创面愈合后，常有瘙痒或疼痛、反复出现水疱，甚至破溃，并发感染，中止需要较长时间；严重大面积深度烧伤愈合后，由于患处大部分汗腺被毁，机体散热调节体温能力下降，这类伤员多感身体不适，常需 2 至 3 年的调整适应过程。

【辅助检查】

1. 实验室检查 血常规、生化、血型、凝血系列等。

2. 影像学检查 患处 X 线、CT、MRI 等。

3. 心电图检查 能发现心律失常及心肌缺血等。

【诊断要点】

1. 诊断标准

（1）烧伤面积的估计　中国新九分法（成人女性臀部和双足各占 6%）见表 16-2。

表 16-2　中国新九分法

部位		占成人体表 %	占儿童体表 %	部位		占成人体表 %	占儿童体表 %
头部	发部	3		躯干	躯干前	13	
	面部	3	9　9+（12- 年龄）		躯干后	13	9×3　9×3
	颈部	3			会阴	1	
双上肢	双上臂	7		双下肢	双臀	5	
	双前臂	6	9×2　9×2		双大腿	21	9×5+1　46-（12- 年龄）
	双手	5			双小腿	13	
					双足	7	

（2）烧伤深度　三度四分法见表 16-3。

表 16-3　三度四分法

烧伤深度		深度	创面表现	愈合过程
一度		达表皮角质层	红肿热痛、感觉过敏、皮肤干燥	2 ~ 3 日，无瘢痕
二度	浅二度	真皮浅层	水泡，基底均匀发红、潮湿水肿	1 ~ 2 周，无瘢痕
	深二度	真皮深层	痛觉迟钝，有水泡，皮肤基底苍白，兼红斑点	3 ~ 6 周，轻度瘢痕
三度		皮肤全层，甚至深达皮下组织肌肉骨骼	痛觉消失，皮肤无弹性如皮革、干燥、无水泡，颜色呈蜡白、焦黄或炭化	2 ~ 4 周，需植皮，形成瘢痕

2. 病情评估

（1）轻度烧伤　二度烧伤面积 9% 以下。

（2）中度烧伤　二度烧伤面积 10% ~ 29%，三度烧伤面积小于 10%。

（3）重度烧伤　二度烧伤总面积 30% ~ 49%，三度烧伤面积 10% ~ 19%，或烧伤面积虽达不到但已发生休克、呼吸道烧伤、较重复合伤等并发症。

（4）特重烧伤　烧伤总面积 >50%，三度烧伤面积 20% 以上，已有严重并发症。

【治疗要点】

（一）治疗原则

（1）保护烧伤创面，防止和清除外源性污染。

（2）强心、护肾、防治低血容量性休克。

（3）预防局部和全身性感染。

（4）非手术和手术方法。

（5）防治并发症。

（6）中医药治疗（湿润烧伤膏等）。

（二）急救措施

1. 烧伤急救的目的　尽快消除致伤因素、脱离现场、积极救治危及生命的损伤、保护受伤部位、缓解症状等。

2. 烧伤急救原则　迅速脱离致伤源、立即冷疗、就近急救和转运。

3. 具体处理

（1）热力烧伤　包括火焰、蒸气、高温液体、金属等。常用方法：①尽快脱去着火或沸液浸湿的衣服，特别是化纤衣服，以免着火或衣服上的热液继续作用，使创面加深。②用水将火浇灭，或跳入附近水池、河沟内。③就地打滚压灭火焰，禁止站立或奔跑呼叫，防止头面部烧伤或吸入性损伤。④立即离开密闭和通风不良的现场，以免发生吸入性损伤和窒息。⑤用不易燃材料灭火。⑥冷疗。

（2）化学烧伤　烧伤严重程度与化学物品酸碱的性质、浓度及接触时间有关，因此无论何种化学烧伤，立即用大量清洁水冲洗至少 30 分钟以上，一方面可冲淡和清除残留化学物品，另一方面作为冷疗的一种方式，可减轻疼痛，注意用水量应足够大，迅速将创面冲净，头面部烧伤首先注意眼，尤其是角膜有无烧伤，并优先冲洗。

（3）电烧伤　急救时，应立即切断电源，不可在未切断电源时去接触患者，以免自身被电击伤，同时针对心脏骤停患者进行人工呼吸及胸外心脏按压等处理，并及时转送至就近医院进一步处理。

【急救流程】

烧伤的急救流程见图 16-4。

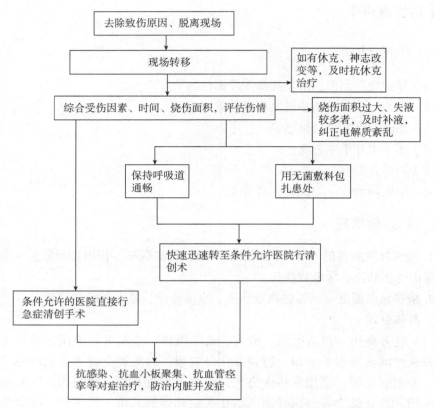

去除致伤原因、脱离现场

现场转移

如有休克、神志改变等，及时抗休克治疗

综合受伤因素、时间、烧伤面积，评估伤情

烧伤面积过大、失液较多者，及时补液，纠正电解质紊乱

保持呼吸道通畅

用无菌敷料包扎患处

快速迅速转至条件允许医院行清创术

条件允许的医院直接行急症清创手术

抗感染、抗血小板聚集、抗血管痉挛等对症治疗，防治内脏并发症

图16-4 烧伤的急救流程图

【注意事项】

1. 口服补液　轻度烧伤可进饮食，口服饮料以补液。

2. 抗休克补液疗法　成年患者按照二度、三度深烧伤合计面积和体重计算。伤后第 1 个 24 小时胶体液和晶体液总量为每 1% 烧伤面积、每千克体重 1.5mL（小儿 2.0mL）。胶体液（血浆）：电解质液（平衡盐液）=0.5∶1，广泛深度烧伤者可改为 0.75∶0.75，另加每日需水量（5% 葡萄糖液）2000mL（小儿按年龄体重补充水）；第 2 个 24 小时胶体液和电解质液量为第 1 个 24 小时实际输入量的一半，水分补充不变。

输液分配原则：第一个 24 小时所需胶体液和晶体液的一半在伤后 8 小时内输入，余下一半在后 16 小时内平均输入。

3. 呼吸道烧伤　呼吸道烧伤可伴有或不伴有全身烧伤，由于呼吸道部位的特殊性，一旦受到高温或化学物质的侵袭，呼吸道黏膜即可发生肿胀，影响呼吸甚至窒息而导致严重缺氧，故不可因为身体表面无明显烧伤而忽略了呼吸道烧伤。尤其在下面情况下应考虑到呼吸道烧伤的可能：吸入高温蒸汽或气体燃料爆炸后吸入高温气体；伤员在火灾现场站立或奔跑大声呼救，吸入火焰，沸水直接进入呼吸道；吸入有毒或刺激性烟雾或气体也可造成呼吸道损伤。

呼吸道烧伤分为轻、中、重三度。轻度呼吸道烧伤仅有口、咽、鼻部的黏膜烧伤，无明显症状，少数伤员可有轻度声音嘶哑和呼吸困难，检查可见烧伤部位黏膜发白、充血和水肿，但肺部呼吸音清晰；中度呼吸道烧伤除口、鼻、咽部烧伤外，还有大气管的烧伤，由于烧伤引起喉头水肿和大气管黏膜的脱落，伤员表现为声音嘶哑和呼吸困难，肺部呼吸音减弱，并有哮鸣音或干性啰音。处理方法主要是防止因喉头水肿而引起窒息，必须严密观察患者呼吸情况，同时尽快送往医院进行治疗，必要时行气管切开；重度呼吸道烧伤造成的损伤最为严重，可累及呼吸道远端的小支气管和肺泡，受伤者口腔及咽喉极度疼痛伴声音嘶哑及严重的呼吸困难，口部周围皮肤损伤，肺部呼吸音极其微弱，且有干湿啰音，如伤势严重则可能发生休克。

【复习题】

某女性患者，20岁，火焰烧伤双大腿，双足，均为Ⅲ度，烧伤严重性分度为（　　）

A. 轻度烧伤　　　　　　B. 中度烧伤　　　　C. 重度烧伤

D. 深度烧伤　　　　　　E. 特重度烧伤

第十七章 乡村常见危急重症患者的转运

扫一扫看课件

乡村危急重症患者转运是指医院有组织、有计划地把危重患者从乡村医院或基层医院转运到专业医院治疗的过程。乡村或基层医院由于自身条件限制，难以完成危急重症患者的诊断及治疗，但重症患者在转运期间发生病情加重，甚至死亡的风险较大。因此转运危急重症患者时需对其风险和利益进行充分的评估，唯有所得利益大于风险时才是适合转运的先决条件。

目前只有欧美等少数国家建立相对成熟的转运系统，而在大多数国家转运医学依旧处于一片空白。随着我国物质水平的提高，更多的乡村或基层医院的危重患者要求向上级医院转诊以获得更高级的医疗救治。因此，对乡村急危重症患者的转运也提出了更高的要求。

一、转运的利益和风险评估

一旦危急重症患者需要采取进一步加强医疗，包括对疾病的诊断、治疗存在技术或操作上的限制，在基层无法实施，即有转运指征，尤其将患者转诊至本地区有经验的上级医院能显著改善预后时，转运则更加必要。但是在搬动或转运过程中有可能导致患者呼吸道梗阻、通气不足、低氧血症、低血压、心律失常、继发出血、高血压、颅压增高等病情变化，严重时可导致或加重昏迷，甚至猝死。所以不能对患者进行盲目的转运，要进行充分的利益、风险评估。

对危重患者转运的指征目前没有统一标准，一般下列情况需要转运：①有单个或多个重要脏器功能障碍者。②患有严重的呼吸、循环或中枢神经系统疾病。③急性心梗需直接 PCI 者。④严重骨折者。⑤断指再植者。⑥严重烧烫伤者等。

对于一些无法在转运途中实施积极干预治疗的疾病，如明显的颅内压增高，严重的心衰和休克等，应尽量就地治疗，医务人员有时必须权衡转院的风险与当地的医疗条件，以最大程度挽救患者的生命为出发点决定是否实施转院。

下列情况禁忌转运：①心跳呼吸骤停进行 CPR 者。②急性心包填塞可能引起心脏骤停者。③腹部闭合伤导致血压为零者。④呼吸道阻塞可能引起呼吸停止者。这些患者最好在急诊科进行紧急处置或实施救命手术，病情稳定后才能转运。

此外，转运前应将转运的必要性和潜在风险告知患者或患者家属，获取患者的知情同意并签字，患者不具备完全民事行为能力时，应有其法定代理人签字；患者因病情无法签字时，应由其授权人员签字。紧急情况下，为抢救患者的生命，在法定代理人或被授权人无法及时签字的情况下，可由医疗机构负责人签字。

二、转运前准备

1. 护送人员　根据患者病情特点、转运具体情况选择恰当的护送人员，重症患者的转运应由接受过专业训练，具有重症患者转运能力的医务人员实施。转运人员要求：接受基础生命支持、高级生命支持、人工气道建立、机械通气、休克救治、心律失常识别与处理等专业培训，并能熟练操作转运设备。所有参与重症患者转运的人员都应接受理论和临床培训，通过评估考核合格，才能独立实施重症患者转运，并接受定期评估。

2. 转运设备　转运期间应携带何种设备并无特殊标准，至少应当能监测心率、心律、无创血压、脉搏饱和度及呼吸频率。未接受机械通气者应配备氧气、吸氧装置、简易呼吸球囊、负压吸引装置，机械通气的患者应配备呼吸机、便携式呼吸机，此外还应配备心电图机、除颤仪等。危急重症患者转运设备见表17-1。

表 17-1　危急重症患者转运设备

推荐设备	选配设备
气道管理及通气设备：	
鼻导管	环甲膜切开包
鼻咽通气道 / 口咽通气管	各种型号的储氧面罩
便携式吸引器及各种型号吸引管	多功能转运呼吸机
各种型号加压面罩	$PETCO_2$ 监测器
简易呼吸球囊	球囊外接可调 PEEP 阀
喉镜带弯镜片	呼吸机螺旋接头
各种型号的气管插管	呼吸过滤器
开口器	湿热交换器

推荐设备	选配设备
管芯	胸腔闭式引流设备
牙垫	便携式血气分析仪
环甲膜穿刺针	
氧气瓶及匹配的减压阀、流量表、扳手	
便携式呼吸机	
听诊器	
润滑剂	
专用固定气管导管的胶带	
脉搏血氧饱和度监测仪	
气胸穿刺针 / 胸穿包	
循环管理设备：	
心电监护仪及电极	动脉穿刺针
袖带式血压计及各种型号的袖带	中心静脉导管包
除颤仪、电极板及耦合剂	压力延长管
各种型号的注射器 / 针	压力传感器
各种型号的静脉留置针	有创压力监测仪
静脉穿刺用止血带	加压输液器
静脉输液器	输液加热器装置
输血器	经皮起搏器
输液泵及微量泵	
三通开关	
皮肤消毒液	
无菌敷料	
其他：	
体温计	止血钳 / 止血带
血糖仪及试纸	创伤手术剪
鼻饲管及胃肠减压装置	外科敷料
约束带	脊柱稳定装置
电筒和电池	
通信联络设备	

3. 转运药物配备　应配备抢救复苏用药、抗心律失常药物、镇痛、镇静药物以及足够的液体及静脉点滴药物，此外根据患者的具体情况所携带药物会有所不同，比如中毒患者会配备足够的特效解毒剂、出血患者会配备止血药物等。危急重症患者转运药物配置见表17-2。

表 17-2　危急重症患者转运药物配置

推荐药物	选配药物
静脉输注液体：生理盐水、乳酸林格液、胶体	
肾上腺素	
阿托品	
多巴胺	异丙肾上腺素
去甲肾上腺素	腺苷
胺碘酮	维拉帕米
利多卡因	美托洛尔
去乙酰毛花苷	沙丁胺醇气雾剂
呋塞米	甲泼尼龙
硝酸甘油	肝素
硝普钠	甘露醇
氨茶碱	苯巴比妥
地塞米松	苯妥英钠
氯化钾	纳洛酮
葡萄糖酸钙	神经肌肉阻滞剂（如罗库溴铵、维库溴铵、氯化琥珀胆碱）
硫酸镁	麻醉性镇痛剂（如芬太尼或舒芬太尼）
碳酸氢钠	镇静药（如咪达唑仑、丙泊酚）
50% 葡萄糖液	
注射用水	
吗啡	
地西泮注射液	

4. 转运方式　绝大多数患者可以通过地面转运安全转运至另一医院。地面转运的优点包括费用低廉、监护完备、移动迅速。如果转运距离不超过16公里，陆路转运很可能比空中转运快。目前新兴的移动ICU转运平台，不仅提高了临床工作人员的转运工作效率，同时还可以保证患者的转运安全。目前国内越来越多的大型医院采用直升机进行空中转运，在转运距离超过70公里时，空中转运比地面转运更为迅速，故其优点是更长于远距离转运，尤其在当前大城市交通拥挤的情况下，转运更为迅速。但是空中转运过程中患者可能出现某些生理学改变，尤其是高海拔可能引起某些疾病如气胸等加重。

5. 转运前患者评估与准备

（1）评估患者气道的安全性　对于高风险患者，可在转运前建立人工气道以保证气道通畅。机械通气患者出发前应标定气管插管深度并妥善固定，给予适当镇痛、镇静，换用转运呼吸机，应先观察患者是否能耐受并维持稳定 $PaO_2 \geqslant 60mmHg$，$SaO_2 \geqslant 90\%$。

（2）循环的评估与准备　转运前应保持两条通畅的静脉通路，如血流动力学不稳定，最好建立中心静脉，给予有效的液体复苏，控制活动性出血，并可使用血管活性药物保持循环稳定。对于严重创伤、大出血需要紧急外科手术止血的患者，虽然活动性出血未控制，也当在液体复苏的同时尽快转运至手术室手术止血，并紧急备血。

（3）转运前对原发疾病有针对性地进行处理　创伤患者：使用颈托等保持脊柱稳定；长骨骨折：应行夹板固定；有胸腔引流指征者：在转运前应完成胸腔闭式引流，在转运全程中引流瓶／袋必须保持在患者身体平面下方；肠梗阻：转运前需要安置胃管；高热惊厥、癫痫：转运前必须控制其发作并预防复发；转运时间较长或使用利尿剂者：转运前需要留置尿管；对于机械通气患者或躁动、不配合的患者：应进行适当的镇痛、镇静。

（4）转运前的联络与协调　转运决定做出后立即与相关人员联系，确保运输工具就位，检查所有转运设备功能是否良好，与接收科室／医院的医师全面沟通患者的病情，解床位、设备准备情况，告知出发时间及预计到达时间。接收方应保证所有准备工作就位，一旦患者到达能及时接受监测治疗或检查。

（5）转运前的准备　完善各项转诊前的病历记录、抢救记录和医疗文件，据实书写和记录各种医疗文件的内容，详细记录所进行的急救措施及对症处理方法，如用药情况、外科止血、包扎、固定、气管插管等，以便送到医院后，交接清楚，作为继续治疗与法律的参考依据。

三、转运流程

转运前应制定详细的转运计划，包括转运前交流、转运人员、转运设备和药物、转运前患者准备等，还要包括风险、利益评估。

危急重症患者的转运流程见图 17-1。

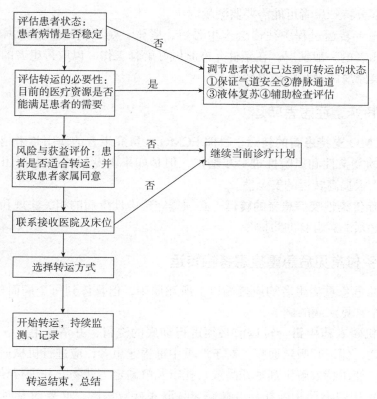

图17-1　危急重症患者的转运流程图

四、转运中的监护和生命支持

（1）转运过程中不应随意改变已有的监测治疗措施。护送人员必须记录转运途中患者的一般情况、生命体征、监测指标、接受的治疗、突发事件及处理措施等。力争做到转运前后监测治疗的无缝衔接。

（2）重症患者转运时必须监测心电图、脉搏血氧饱和度、无创血压及呼吸频率。条件允许应尽可能使用有创动脉血压监测。如病情需要，可留置中心静脉导管监测中心静脉压以指导补液治疗，并可通过中心静脉导管输注血管活性药物。

（3）有漂浮导管时，如监护仪上不能持续显示肺动脉波形，则需将肺动脉导管退至右心房或上腔静脉内。

（4）机械通气患者需要记录气道插管深度，监测呼吸频率、潮气量、气道压力、吸呼比、氧气供应情况等，有条件可监测呼气末二氧化碳分压（$PETCO_2$），频繁躁动者，可适当应用镇痛、镇静剂，但应尽可能保留其自主呼吸。

（5）转运途中应将患者妥善固定，特别注意防止气管插管的移位或脱出、静脉通道的堵塞和滑脱等。

（6）部分特殊患者可能需要监测颅内压。

（7）患者转运过程中往往会产生恐惧、紧张、烦躁情绪，应根据转运前评估，确认患者的一般情况，在条件允许时做好解释工作，以取得患者的合作。消除患者及其家属的紧张、恐惧情绪。

五、特殊重症患者转运

1. ECMO 支持患者的转运　目前 ECMO 在重症患者的使用越来越多，所以也使转运的复杂性和风险性进一步增加，但是如果由专门的 ECMO 团队进行转运，则能大大提高转运的安全性。

2. 重症传染性疾病患者的转运　必须遵守传染性疾病的相关法规和原则，转运人员也必须注意自身的防护。

六、乡村常见危急重症患者的转运

所有的危急重症患者均应遵循以上所述原则，但具体到每个病而稍有不同，下面举几个常见疾病的例子。

1. 有机磷农药中毒　转运前必须进行彻底的洗胃，并清洗毛发、皮肤，去除污染衣物，保证呼吸道通畅，对于严重中毒昏迷患者，应进行机械通气，建立静脉通道，使用特效解毒剂阿托品或长托宁及解磷定等药物，并进行导尿。注意车上要多备用解毒药物阿托品及解磷定，联系接收医院，必要时及时进行血液灌流。

2. 多发伤　转运前有伤口者进行简单的伤口处理，如颅脑损伤者进行剃头及头部包扎；胸部损伤者封闭伤口；腹部损伤者保护外露组织；对四肢、骨盆及脊椎损伤者进行简单而有效的固定。保持呼吸道的通畅，必要时转运前行气管插管，建立静脉通道（外周静脉至少 2 条通道），进行液体复苏，对于血流动力学不稳定而转运时间相对长的患者，应备好血液。转运过程中严密监测患者的生命体征并记录，并联系接收医院创伤中心，以便能快速进行手术。

3. 上消化道出血　转运前要判断患者循环情况，评估出血量，建立静脉通道，进行液体复苏，对于呕血的患者要注意保持呼吸道的通畅。先行药物止血，如质子泵抑制剂、生长抑素，止血效果不好的话，对于食管胃底静脉曲张破裂出血的患者，有条件可暂时使用三腔二囊管止血。液体复苏时主张限制性液体复苏，对于无高血压病史的患者，血压保持在 80 ～ 90mmHg 即可，并及时的申请成分血。转运时车上要备好质子泵抑制剂及生长抑素或血管升压素。记录患者的生命体征、尿量等。

4. 急性冠脉综合征　严密监测心电活动，给予镇痛、吸氧，建立静脉通道，给予抗血小板药物，对于急性 STEMI 患者，如不能在 2 小时内转运至有条件行 PCI 的医院，应进行溶栓治疗。转运时车上应配备心肺复苏机及除颤仪，以备随时可能出现的恶性心律失常及心脏骤停，联系接收医院，尽快送入导管室。

5. 心肺复苏后 ROSC　心肺复苏后自主循环恢复（ROSC）后尚未稳定的患者，不建议进行转运，转运前争取能找到心脏骤停的原因，并进行纠正。建立高级气道，进行机械通气，加强血流动力学监测，保证组织灌注。建议将收缩压维持在 90mmHg，平均动脉压不低于 65mmHg，并进行亚低温管理。

6. 呼吸衰竭　转运前要准备足够的氧气以及呼吸机、吸痰设备、血气分析仪，转运过程中有可能需要高级气道的患者，建议在转运前建立好高级气道。对于急性呼吸衰竭或急性呼吸窘迫综合征的患者，氧合指数 <200 的患者均应进行机械通气，而对慢阻肺患者符合无创通气指征时可先进行无创通气治疗，氧饱和度保持在 89% ~ 92% 即可。

第十八章　乡村急救常用技术

扫一扫看课件

第一节　电除颤技术

【概述】

电除颤是通过瞬间高能量的电脉冲对心脏进行紧急非同步电击，使全部或大部分心肌在瞬间除极，然后心脏自律性最高的起搏点（通常是窦房结）重新主导心脏节律。

心脏骤停心电图表现为：①室颤。②无脉性室速。③心室静止。④无脉性电活动。

心脏骤停最常见的心律失常是室颤，室颤数分钟就可能转化为心脏停搏，每延迟除颤 1 分钟，复苏成功率下降 7% ~ 10%。及时胸外按压和人工呼吸虽可部分维持心脑功能，但极少能将室颤转为正常心律，迅速恢复有效心律是复苏成功至关重要的一步，终止室颤最有效的方法是电除颤。

【适应证】

非同步电除颤用于终止室颤、室扑、无脉性室速。

【用物准备】

除颤仪、专用导电糊（或者浸有生理盐水的纱布）。

【操作步骤】

1. 患者仰卧于硬性绝缘物体表面，不与任何金属物体接触，在准备除颤仪的同时，给予持续的 CPR。

2. 接通除颤仪电源，打开除颤仪开关，两电极板涂上导电糊，或垫上 4 ~ 6

层浸有生理盐水的纱布。

3.确定为"非同步"状态，选择除颤仪厂家推荐能量，如不知厂商推荐能量，双向波除颤仪 150～200J，单向波除颤仪 360J（成人）。按下"充电"按钮，等待充电完毕。

4.APEX 电极板放置于左侧腋中线，中心在左侧第五肋间，另一电极板放置于患者右侧锁骨下区。两电极板间距大于 10cm，除颤时应确保电极与皮肤充分接触，紧贴皮肤，并有一定压力。观察心电波形，判断是否适合除颤，确保术者及其他人员与患者身体无接触，按下"放电"按钮，除颤仪放电后再放开按钮。

5.除颤后立即继续进行 5 个周期 CPR 再评估，根据实际情况决定是否再次除颤。

【注意事项】

1.有 ICD 或者起搏器置入的患者，放置电极板时与上述相关设备相距至少 8cm。
2.患者在水中或者胸部有水或大汗，除颤前将患者移出水中并快速擦干胸部。
3.不要将电极板放置于经皮药物贴片上。
4.避开皮肤溃烂或者伤口部位。

电除颤急救流程见图 18-1。

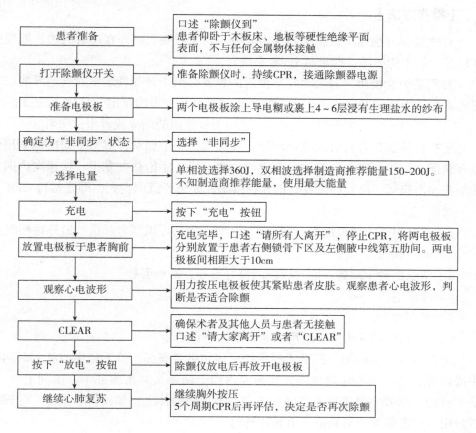

第二节　气道异物梗阻清除技术

【概述】

气道异物梗阻是导致窒息的紧急情况，如不及时解除，数分钟内即可导致死亡。儿童是最常见的气道异物梗阻人群，其中 95% 发生在 5 岁以下的幼儿。常见易导致气道异物梗阻的诱因有吞食大块难咽食物、意识障碍、老年人戴义齿或吞咽困难、儿童口含小颗粒状食品或物品及吃东西大笑或受到惊吓。发生气道异物梗阻的常见物品有花生、豆子、糖果等，主要都是一些比较小、圆的东西。

【临床表现】

1.气道部分梗阻　有呼吸、能用力咳嗽、有反应，但咳嗽停止时出现喘息声。

2.气道完全梗阻　不能呼吸或呼吸困难，不能咳嗽或无效咳嗽，手放脖子处呈"V"字形手势，不能说话，脸色、口唇发红或紫。

【操作方法】

1.气道部分梗阻　鼓励患者用力咳嗽并自主呼吸，应守在患者身边，监视患者情况，如不能解除，即求救 EMS 系统。

2.气道完全梗阻　对气道完全梗阻的患者必须争分夺秒地解除气道异物。迫使气道内压力骤然升高，产生人为咳嗽，把异物从气道内排出。具体方法如下。

（1）腹部冲击法（海姆立克法）　适用于有意识的站立或者坐位患者。

施救者站在患者身后，双臂环抱患者腰部，一手握拳，握拳手拇指侧紧顶住患者腹部，位于剑突与肚脐间的腹中线位置，另一手抱住握拳手，快速向内向上使拳头冲击腹部，反复冲击直到把异物排出。如患者意识丧失，即开始行 CPR。

操作流程：

1）及时识别（呼吸困难，摆出"V"字手势，可识别为严重气道异物梗阻）。

2）询问确认。

3）站稳施救（双脚一前一后，调整好重心，站稳姿势）。

4）腹部抱持。

5）弯腰冲击。

（2）自行腹部冲击法　适用于患者本人意识清楚。

患者本人一手握拳，握拳手拇指侧紧顶住患者腹部，位于剑突与肚脐间的腹中线位置，另一手抱住握拳手，快速向内向上使拳头冲击腹部（方法同上）。如果不成功，患者应快速将上腹部抵压在一个硬质物体上，如椅背、桌沿、走廊护栏，用力冲击腹部，直到把气道异物排出。

（3）胸部冲击法　适用于妊娠末期或者过度肥胖者，救助者双臂无法环抱患者腰部。

施救者站在患者身后，把上肢放在患者腋下，将胸部环抱住，一只拳的拇指侧放在胸骨中线，胸骨下半段，避开剑突和胸骨下缘，另一只手握住拳头，向后冲压，直至把异物排出。

（4）小儿气道异物处理　如果患儿咳嗽有力，鼓励患儿连续自主咳嗽，以咳出异物；如咳嗽无力或者呼吸困难明显，并出现意识丧失的患儿，应立即采取解除气道梗阻措施。婴儿推荐拍背/冲胸法；1岁以上儿童使用海姆立克手法及卧位腹部冲击法。

拍背/冲胸法操作流程：

1）施救者取坐位，先让婴儿俯卧于施救者右前臂上，施救者右手掌托住患儿下颌并固定头部，前臂放在大腿上，使婴儿保持头低脚高的体位，施救者左手掌根部在婴儿背部两肩胛骨之间用力叩击5次。

2）施救者左手托住婴儿颈部将其翻转过来，使其仰卧于施救者左前臂，仍保持头低脚高位，用食指和中指并合按压胸骨下端5次。

3）检查婴儿口腔是否有异物排除。如能看到，立即取出；如果没有，则重复之前动作直至异物排出。

第三节　气管插管技术

【概述】

气管插管术是将气管导管通过口腔或者鼻腔，经声门置入气管内的方法，是建立人工气道最常用的方法。本节主要介绍经口气管插管。

【适应证】

1.因严重低氧血症和（或）高二氧化碳血症，或其他原因需要较长时间机械通气，而又不考虑进行气管切开的患者。

2.不能自行清除上呼吸道分泌物、胃内反流物和出血，随时有误吸危险者。

3.下呼吸道分泌物过多或出血需要反复吸引者。

4.上呼吸道损伤、狭窄、阻塞、气管食管瘘等影响正常通气者。

5.因诊断和治疗的需要，在短时间内要反复插入支气管镜者，为了减少患者的痛苦和操作方便，也可以事先行气管插管。

6.患者自主呼吸突然停止，紧急建立人工气道行机械通气者。

7.外科手术和麻醉，如长时间全身麻醉的手术、低温麻醉及控制性低血压手术，部分口腔内手术预防血性分泌物阻塞气道等。

【禁忌证】

1. 在心肺复苏时无绝对禁忌证。

2. 喉头急性炎症，由于插管可以使炎症扩散，故应谨慎。

3. 喉头严重水肿者，不宜行经喉人工气道术。

4. 严重凝血功能障碍，宜待凝血功能纠正后进行。

5. 巨大动脉瘤，尤其是位于主动脉弓部位的主动脉瘤，插管有可能使动脉瘤破裂，宜慎重。如需插管，须操作轻柔、熟练，患者要安静，避免咳嗽和躁动。

6. 鼻息肉、鼻咽部血管瘤，不宜行经鼻气管插管。

【用物准备】

喉镜、气管导管、牙垫、导管管芯、吸痰装置、注射器、氧气及吸氧装置、呼吸球囊及面罩、听诊器、导管固定绳或者胶布、石蜡油棉球、无菌纱布、无菌橡胶手套等。

【术前准备】

1. 详细了解病史，进行体格检查和必要的实验室检查，如血常规、血小板计数、凝血功能、血气分析等。如患者呼吸骤停，应紧急气管插管。

2. 向患者或家属详细说明气管插管的目的、意义、安全性和可能发生的并发症。简要说明操作过程，消除患者顾虑，取得配合，并签署知情同意书。

3. 插管前，检查插管用具是否齐全可用，特别是喉镜是否明亮，成年女性一般选择 7.0 ~ 7.5 号，成年男性一般选择 7.5 ~ 8.0 号气管导管，检查气管导管气囊是否漏气，管芯套入气管导管并塑性成"鱼钩状"，导管前端涂石蜡油润滑。

4. 气管插管时患者应呈中度或深昏迷，咽喉反射消失或迟钝；如嗜睡或浅昏迷，咽喉反应灵敏，应行咽喉部表面麻醉，然后插管，有呼吸机辅助支持的科室可考虑使用静脉麻醉。

5. 术者及助手常规洗手，戴好帽子和口罩。

【操作步骤】

1. 患者去枕仰卧，仰头抬颏法开放气道。术者右手拇、示、中指拨开上、下唇，提起下颌并启开口腔。左手持喉镜沿右口角置入口腔，将舌体稍向左推开，使喉镜片移至正中位，此时可见悬雍垂。

2. 沿舌背慢慢推进喉镜片使其顶端抵达舌根，稍上提喉镜，可见会厌的边缘，必要时吸痰管吸痰，继续推进喉镜片，使其顶端达舌根与会厌交界处，然后上提喉镜，以撬起会厌而显露声门。

3. 右手以握笔式手势持气管导管，斜口端对准声门裂，轻柔地插过声门而进入气管内，放入牙垫于上、下齿之间，退出喉镜，气管导管套囊注入适量空气

（6 ~ 8mL），呼吸球囊辅助呼吸，听诊两肺呼吸音对称，胃泡区无气过水声，确定气管导管在气管内且位置适当，妥善固定导管与牙垫。视情况连接呼吸机。

【注意事项】

1. 动作轻柔，上提喉镜时忌以上切牙作为着力支点，以免损伤牙齿。待声门开启时再插入导管，避免导管与声门相顶，以保护声门、喉部黏膜，避免喉头水肿的发生。

2. 防止牙齿脱落误吸。术前应检查患者有无义齿和已松动的牙齿，将其去除或摘掉，以免在插管时损伤或不小心致其脱落、滑入气道，引起窒息而危及生命。

3. 插管深度在成年男性一般为 22 ~ 24cm，成年女性为 20 ~ 22cm。一般气管插管后或机械通气后应常规行床边 X 线检查，以确定导管位置。

4. 防止插管意外。气管插管时，尤其是在挑起会厌时，由于迷走神经反射，有可能造成患者的呼吸、心搏骤停，特别是生命垂危或原有严重缺氧、心功能不全的患者更容易发生，因此插管前应向患者的家属交代清楚，取得理解和配合。插管时应充分吸氧，并进行监测，备好急救药品和器械。

5. 插管后吸痰时，必须严格遵守无菌操作，吸痰持续时间一次不应超过 30 秒，必要时于吸氧后再吸引。经导管吸入的气体必须注意湿化，防止气管内分泌物稠厚结痂，影响呼吸道通畅。

附：乡村医师常用急救药品汇总表

序号	药品名称	规格	剂量及用法	主要适应证	主要不良反应及注意事项	禁忌症
1	盐酸肾上腺素注射液	1mL：1mg	● 心脏骤停：1mg 每次静注 ● 过敏性休克：首次 0.5mg 肌注，必要时减量追加	抢救过敏性休克、心脏骤停	● 用量过大或皮下注射时误入血管后，可引起血压突然上升而导致脑出血 ● 可透过胎盘 ● 抗过敏休克时，须补充血容量 ● 可有心律失常，严重者可致死 ● 用药局部可有水肿、充血、炎症	高血压、器质性心脏病、冠状动脉疾病、糖尿病、甲状腺功能亢进、洋地黄中毒、外伤性及失血性休克等患者禁用
2	盐酸多巴胺注射液	2mL：20mg	● 开始每分钟按体重 1～5µg/kg 静滴，10 分钟内以每分钟 1～4µg/kg 速度递增，以达到最大疗效 ● 危重病例，先按 5µg/kg/分钟滴注。然后以 5～10µg/kg/分钟递增至 20～50µg/kg/分钟，以达到满意效应。大剂量不超过每分钟 500µg	用于各种类型休克，包括中毒性休克、心源性休克、失血性休克等	● 大剂量时可使呼吸加速、心律失常，停药后即迅速消失 ● 使用前应补充血容时及纠正酸中毒 ● 静滴时，应观察血压、心率、尿量和一般状况	过敏患者禁用

续表

序号	药品名称	规格	剂量及用法	主要适应证	主要不良反应及注意事项	禁忌症
3	注射用硝普钠	50mg：25mg	开始每分钟按体重 0.5μg/kg，逐渐调整剂量，常用剂量为每分钟按体重 3μg/kg，极量为每分钟按体重 10μg/kg	●高血压危象、高血压脑病、恶性高血压等的紧急降压 ●用于急性心力衰竭	●长时间使用本品可致氰化物中毒。出现反射消失、昏迷、心音遥远、低血压、脉搏消失、皮肤粉红色、呼吸浅、瞳孔散大。应停止给药并对症治疗（参看[药物过量]）●突然停药，可发生反跳性血压升高、血压降低过快过剧，可出现恶心、大汗、头痛、肌肉颤搐、神经紧张或焦虑、烦躁、反射性心动过速或心律不齐等。减量或停本品给药可好转	●代偿性高血压如动静脉分流或主动脉缩窄时，禁用本品 ●过敏患者禁用
4	氨茶碱注射液	2mL：0.25g	●静注，一次 0.125～0.25g，一日 0.5～1g，每次 0.125～0.25g用 50%葡萄糖注射液稀释至 20～40mL，注射时间不得短于 10 分钟 ●静滴，一次 0.25～0.5g，一日 0.5～1g，5%～10%葡萄糖注射液稀释后缓慢滴注	支气管哮喘、慢性喘息性支气管炎、慢性阻塞性肺病等缓解喘息症状，也可用于心功能不全	●注射过快或浓度过高时，可产生心悸、惊厥、血压剧降等严重反应 ●急性心梗伴血压低者忌用	●对本品过敏患者、活动性消化性溃疡和未经控制的惊厥性疾病患者禁用 ●禁用于儿童肌注
5	硝酸甘油注射液／片	1mL：5mg；0.5mg／片	●静滴，开始剂量为 5μg/分钟，可每 3～5 分钟增加 5μg/分钟，如在 20μg/分钟时无效可以 10μg/分钟递增。患者对本药的个体差异很大，静滴无固定适合剂量，应根据个体的血压、心率和其他血流动力学参数来调整用量 ●舌下含服，半片至 1 片，每 5 分钟可重复 1 片，至疼痛缓解。如果 15 分钟内总量达 3 片后疼痛持续存在，应立即就医	主要用于防治心绞痛	●用药后有时出现头胀、头部跳痛、心跳加快、晕厥 ●不可吞服 ●长期连续服用可产生耐受性 ●可发生明显的血压反应，表现为恶心、呕吐、虚弱、出汗、苍白和虚脱 ●面红、药疹和剥脱性皮炎均有报告 ●慎用于血容量不足或收缩压低患者 ●加重肥厚梗阻型心肌病引起的心绞痛 ●静脉使用本品时须采用玻璃瓶	禁用：心肌梗死早期（有严重低血压及心动过速时）、严重贫血、青光眼、颅内压增高和已知对硝酸甘油过敏、使用枸橼酸西地那非（万艾可）的患者（增强硝酸甘油的降压作用）

续表

序号	药品名称	规格	剂量及用法	主要适应证	主要不良反应及注意事项	禁忌症
6	酒石酸美托洛尔片	(1)25mg；(2)50mg；(3)100mg	●不稳定性心绞痛、急性心肌梗死：主张在早期及长期使用。口服25～50mg，每6～12小时1次，共24～48小时，然后口服一次50～100mg，一日2次。不稳定性心绞痛：也主张早期使用，用法与用量可参照急性心肌梗死 ●治疗高血压病、肥厚型心肌病、心律失常、甲状腺功能亢进、心脏神经官能症时一般一次6.25～50mg，一日2～3次，或一次100mg，一日2次	用于治疗高血压、心绞痛、心肌梗死、主动脉夹层、肥厚型心肌病、心律失常、甲状腺功能亢进、心脏神经官能症等	不良反应的发生率约为10%，通常与剂量有关 ●一般副作用：疲劳、头痛、头晕 ●循环系统：肢端发冷、心动过缓、心悸 ●胃肠系统：腹痛、恶心、呕吐、腹泻和便秘 ●呼吸系统：气急、支气管哮喘或有气喘症状者可发生支气管痉挛	禁用：心源性休克、病窦综合征、II、III度房室传导阻滞、失代偿性心力衰竭患者，有症状的心动过缓或低血压、心率<45次/分、P-Q间期>0.24秒或收缩压<100mmHg的怀疑急性心肌梗死的患者，支气管哮喘急性发作期。对本品过敏者
7	去乙酰毛花苷注射液（西地兰）	2mL:0.4mg	用5%葡萄糖注射液稀释后缓慢注射，首剂0.4～0.6mg，以后每2～4小时可再给0.2～0.4mg（0.5～1支），总量1～1.6mg（2.5～4支）	●主要用于心力衰竭。适用于急性或慢性心功能不全的患者 ●控制伴快速心室率的心房颤动、心房扑动的患者的心室率	●新出现的心律失常 ●胃纳不佳或恶心、呕吐（刺激延髓中枢）、下腹痛、异常的无力、软弱 ●视力模糊或"黄视"（中毒症状），中枢神经系统反应如精神抑郁或错乱 ●在洋地黄的中毒表现中，心律失常最为重要，最常见者为室性早搏，约占33%，其次为房室传导阻滞、窦性心动过速或过缓、阵发性房性心动过速伴房室传导阻滞、室性心动过速、室颤等 过量时，由于蓄积性小，一般于停药后1～2天中毒表现可以消退	●禁用：任何强心苷制剂中毒、急性心肌梗死早期、室性心动过速、心室颤动、梗阻性肥厚型心肌病、预激综合征伴房颤或房扑 ●慎用：低钾血症、不完全性房室传导阻滞、高钙血症、甲减、缺血性心脏病、心肌炎活动期、肾功能损害

续表

序号	药品名称	规格	剂量及用法	主要适应证	主要不良反应及注意事项	禁忌症
8	地西泮注射液（安定）	2mL：10mg	镇静、催眠或急性酒精戒断，开始10mg，以后按需每隔3~4小时加5~10mg。24小时总量以40~50mg为限。严重频发性癫痫，开始静注10mg，每隔10~15分钟可按需增加至达最大限用量。破伤风可能需要较大剂量。静注宜缓慢，每分钟2~5mg	● 适用于焦虑症及各种神经官能症；失眠；抗癫痫等 ● 静注是控制癫痫持续状态的首选药物	● 有嗜睡、便秘等副作用，大剂量时可发生共济失调，尿闭、头痛、乏力，粒细胞减少等症状 ● 癫痫患者突然停药可引起癫痫持续状态 ● 严重的精神抑郁可使病情加重，甚至产生自杀倾向，应采取预防措施 ● 避免长期大量使用而成瘾，如长期使用应逐渐减量，不宜骤停	● 禁用：孕妇，妊娠期妇女，新生儿，对苯二氮䓬类药物过敏者 ● 慎用：严重乙醇中毒，重度重症肌无力，闭角型青光眼，严重慢性阻塞性肺部病变等
9	盐酸异丙嗪注射液（非那根）	1mL：25mg	● 抗过敏，一次25mg(1支)，必要时2小时后重复；严重过敏时可用肌注25~50mg(1支~2支)，最高量不超过100mg(4支) ● 止吐，12.5~25mg(0.5支~1支)，必要时每隔4小时重复一次 ● 镇静催眠，一次25~50mg(1支~2支)一次	● 皮肤黏膜的过敏；适用于长期的、季节性的过敏性鼻炎等 ● 晕动病：防治晕车、晕船、飞机 ● 防治放射病性或药源性恶心、呕吐	● 嗜睡、视力模糊或色盲（轻度），头晕目眩、口鼻咽干燥、耳鸣、皮疹、胃痛或胃部不适感，反应迟钝（儿童多见）、晕倒感（低血压）、恶心或呕吐等 ● 增加皮肤对光的敏感性、多噩梦、中毒性谵妄、易兴奋、易激动、幻觉、儿童易发生锥体外系反应。心血管的不良反应及上述反应发生率不高 ● 应特别注意意有无肠梗阻、中毒等问题，因其症状体征可被异丙嗪的镇吐作用所掩盖	● 禁用：对本品及已知吩噻嗪类药高度过敏 ● 慎用：急性哮喘、骨髓抑制、昏迷、闭角型青光眼、幽门十二指肠梗阻、肝功能不全、胃溃疡、癫痫患者、黄疸、各种肝病以及肾功能衰竭等
10	纳洛酮注射液	1mL：0.4mg	可静脉输注、注射或肌内注射给药 ● 阿片类药物过量首次可静注本品0.4mg~2mg，如未获理想作用，可隔2~3分钟重复给药。如用10mg还未见反应，就应考虑此诊断问题，可肌内给药 ● 重度乙醇中毒0.8~1.2mg，一小时后重复给药0.4~0.8mg	● 用于拮抗阿片类药物过量所致的呼吸抑制，促使患者苏醒 ● 解救急性乙醇中毒	● 可产生恶心、呕吐等副作用 ● 对止痛剂有拮抗作用 ● 本品不良反应少见，偶可出现嗜睡、恶心、呕吐、心动过速、高血压和烦躁不安	● 禁用：对本品过敏的患者 ● 慎用：心功能不全和高血压患者

续表

序号	药品名称	规格	剂量及用法	主要适应证	主要不良反应及注意事项	禁忌证
11	地塞米松注射液	1mL：5mg	●肌注：一次 1～8mg，一日一次 ●静注：一般 2～20mg	过敏性及自身免疫性疾病。如过敏性休克，类风湿性关节炎，支气管哮喘，皮炎等过敏性疾病	●一般外科病人应尽量不用，以免影响伤口愈合 ●本品较大剂量易引起糖尿病、消化道溃疡和类库欣综合征症状，对下丘脑-垂体-肾上腺轴抑制作用较强 ●并发感染为主要的不良反应 ●长期服药后，停药前应逐渐减量	●禁忌：对本品及肾上腺皮质激素类药物有过敏史患者 ●慎用：溃疡、内脏手术、青光眼、糖尿病、骨质疏松症等慎用
12	硫酸阿托品注射液	1mL：0.5mg 1mL：1mg 1mL：5mg 5mL：25mg	皮下、肌内或静注，每次 0.3～0.5mg，一日 0.5～3mg，极量：一次 2mg ●抗心律失常 成人静注 0.5～1mg，按需可 1～2 小时一次，最大量为 2mg ●用于有机磷中毒时，肌注或静注 1～2mg（严重有机磷中毒时可加大 5～10 倍），每 10～20 分钟重复，直到青紫消失，然后用维持量，继续用药至病情稳定，需 2～3 天	●各种内脏绞痛 如胃肠绞痛及膀胱刺激症状 ●缓慢型心律失常 ●解救有机磷酸酯类中毒	●不同剂量所致的不良反应不同可出现：口干、心率加速、瞳孔扩大、视物模糊、烦躁不安、皮肤干燥发热、小便困难、肠蠕动减少，甚至出现谵妄、幻觉、惊厥、昏迷和呼吸麻痹等 ●老年人易发生抗 M 胆碱样作用，如排尿困难、便秘，也易诱发未经诊断的青光眼，一经发现，应即停药 ●对胆、肾绞痛的疗效较差	●禁忌：青光眼及前列腺肥大者、高热 ●慎用：发烧、老年人、心动过速、充血性心力衰竭、冠心病、二尖瓣狭窄、反流性食管炎、溃疡性结肠炎等慎用
13	盐酸消旋山莨菪碱注射液（654-2）	1mL：10mg	●每次肌注 5～10mg（0.5～1 支） ●抗休克及有机磷中毒 成人每次 10～40mg（1～4 支）：静注，必要时每隔 10～30 分钟重复给药，也可增加剂量。病情好转后应逐渐延长给药间隔，至停药	用于解除平滑肌痉挛、胃肠绞痛、胆道经挛以及急性微循环障碍及有机磷中毒等	●常见不良反应：口干、面红、视物模糊等、心跳加快、排尿困难等；上述症状多在 1～3h 内消失。用量过大时可出现阿托品样中毒症状 ●急腹症诊断未明确前，不宜轻易使用。 ●夏季用药时，因其闭汗作用，可使体温升高 ●如遇变色、结晶、浑浊、异物应禁用	●禁用：颅内压增高、脑出血急性期、青光眼、幽门梗阻、肠梗阻及前列腺肥大者、对本品过敏者和尿潴留 ●慎用：反流性结肠炎、严重溃疡性结肠炎、重症溃疡性食管炎、严重心力衰竭、心律失常、严重肺功能不全

续表

序号	药品名称	规格	剂量及用法	主要适应证	主要不良反应及注意事项	禁忌证
14	盐酸甲氧氯普胺注射液（胃复安）	1mL：10mg	肌内或静注：一次 10～20mg，一日剂量不超过 0.5mg/kg。肾功能不全者，剂量减半	镇吐药 ●用于化疗、放疗、手术、颅脑损伤、海空作业以及药物引起的呕吐。●用于急性胃肠炎、胆道胰腺炎、尿毒症等各种疾患之恶心、呕吐的对症治疗	●较常见的不良反应为：昏睡、烦躁不安、疲惫无力●用药期间出现乳汁增多，由于催乳素的刺激所致●注射给药可引起直立性低血压●大剂量长期应用可导致锥体外系反应（特别是年轻人），可出现肌震颤、发音困难、共济失调等，可用苯海索等抗胆碱药物治疗●对晕动病所致呕吐无效●静注甲氧普氯胺给药宜慢，1～2分钟注完，快速给药可出现躁动不安、随即进入昏睡状态	●禁用：对普鲁卡因或普鲁卡因胺过敏者、癫痫发作的频率与严重性均可因用药而增加，胃肠道出血、肠梗阻或穿孔，嗜铬细胞瘤可因用药出现高血压危象，不能用于因进行化疗和放疗而呕吐●慎用：肝功能衰竭、肾衰
15	呋塞米注射液（速尿）	2mL：20mg	●水肿性疾病：可静注，开始 20～40mg，必须时每 2 小时追加剂量，直至出现满意疗效。维持用药阶段可分次给药●急性左心衰竭：起始 40mg 静注，必要时每小时追加 80mg，直至出现满意疗效●急性肾功能衰竭：可用 200～400mg 加于氯化钠注射液 100mL 内静滴，滴注速度每分钟不超过 4mg。有效者可按原剂量重复应用或酌情调整剂量，每日总剂量不超过 1g。利尿效果差时不宜再增加剂量，以免出现毒性。对急性肾衰竭肾功能恢复不利	●水肿性疾病：水、充血性心力衰竭、肝硬化、肾脏疾病，尤其是应用其他利尿药效果不佳时，本类药物仍可能有效●在纠正血容量不足的同时及时应用，预防急性肾功能衰竭●高钾血症及高钙血症●急性药物中毒	●不良反应：水、电解质紊乱，尤其是大剂量或长期应用时，如直立性低血压、休克、低钾血症、低氯性碱中毒、低钠血症、低钙血症以及与此有关的口渴、肌肉酸痛、心率失常等；少见有过敏反应（包括皮疹，甚至心脏骤停）、视觉模糊等●注意事项：交叉过敏，对磺胺药和噻嗪类利尿药物过敏者，对本药可能亦过敏，静注时宜用氯化钠注射液稀释●存在低钾血症或低钾血症倾向时应补充钾盐，与降压药合用时剂量应酌情调整，少尿或无尿患者应用最大剂量后 24 小时仍无效时应停药	●禁忌：尚不明确●慎用：①无尿或严重肾功能损害者。②糖尿病。③高尿酸血症或有痛风史者。④严重肝功能损害者。⑤急性心肌梗死，过度利尿可促性心肌梗死。⑥胰腺炎或有此病史者。⑦有低钾血症倾向者，尤其是应用洋地黄类药物或有室性心律失常者。⑧红斑狼疮，本药可加重病情或诱发活动。⑨前列腺肥大，运动员

续表

续表

序号	药品名称	规格	剂量及用法	主要适应证	主要不良反应及注意事项	禁忌症
16	酚磺乙胺注射液（止血敏）	2mL∶0.5g	● 肌肉或静注 一次 0.25～0.5g，一日 0.5～1.5g ● 静滴：一次 0.25～0.75g，一日 2～3次，稀释后滴注	防治各种手术前后的出血，也可用于血小板功能不良、血管脆性增加的出血	● 不良反应：本品毒性低，可有恶心、头痛、皮疹，暂时性低血压等，偶有静注后发生过敏性休克的报道 ● 注意事项：可与维生素 K 注射液混合使用，但不可与氨基己酸注射液混合使用	
17	维生素 K1 注射液	1mL∶10mg	● 低凝血酶原血症：肌内或深部皮下注射，每次 10mg，每日 1～2次，24 小时内总量不超过 40mg ● 本品用于重症患者静注时，给药速度不应超过 1mg/min	用于溴鼠隆、香豆素类、水杨酸钠等所致的低凝血酶原血症以及长期应用广谱抗生素所致的体内维生素 K 缺乏	● 不良反应：偶见过敏反应。静注过快、超过 5mg/min，可引起面部潮红、出汗、支气管痉挛、心动过速、低血压、肌注可引起局部红肿和疼痛 ● 注意事项：①有肝功能损伤、盲目加量可加重肝损伤；②本品对肝素引起的出血倾向无效。③本品用于静注时宜缓慢	禁忌：严重肝脏疾病或肝功不良者禁用
18	葡萄糖酸钙	10mL∶1.0g	用 10% 葡萄糖注射液稀释后缓慢注射，每分钟不超过 5mL ● 低钙血症：一次 1g，需要时可重复；用于高钾血症、镁中毒解救、氟中毒解救、心脏复苏时（如高血钾或低血钙时），静注本品 1g，1 小时后重复，有搐溺可重复静注本品 3g	● 钙缺乏、碱中毒等所致的手足搐溺症 ● 过敏性疾患 ● 镁中毒解救 ● 氟中毒解救 ● 心脏复苏时（如高血钾或低血钙症） ● 高钾血症	● 不良反应：静注可有全身发热，静注过快可产生心律失常甚至心跳停止，恶心、呕吐。可致高钙血症 ● 注意事项：静注时如漏出血管外，可致注射部位皮肤发红、皮疹和疼痛，并可随后出现脱皮组织坏死。若出现药液漏出血管外，应立即停止注射，并用氯化钠注射液作冲洗注射局部，1% 利多卡因和透明质酸钠局部封闭，并抬高局部肢体及热敷	禁用：对本品中任何成分过敏者禁用，应用强心苷者禁止使用本品，高血钙症患者禁用，不宜用于肾功能不全患者；禁忌与呼吸性酸中毒患者
19	50% 葡萄糖注射液	20mL∶10g	静注	● 血糖过低	注射时切勿漏于血管之外，以免刺激组织	禁忌：糖尿病非低血糖状态

续表

序号	药品名称	规格	剂量及用法	主要适应证	主要不良反应及注意事项	禁忌症
20	速效救心丸	每粒重40mg	含服，一次4～6粒，一日3次；急性发作时，一次10～15粒	气滞血瘀型冠心病，心绞痛	慎用：本品含有冰片，较寒凉。受凉后胸痛等症状加重的寒凝血瘀型心绞痛患者，或平素喜热食，服药后偶见胃肠不适反应。孕妇	气滞血瘀型胸痛等症状加重的脾胃虚寒者，不宜服用。
21	复方丹参滴丸		口服或舌下含服，每次10丸，每日3次，4周为1个疗程，或遵医嘱	气滞血瘀所致的胸痹，症见胸闷、心前区刺痛；冠心病心绞痛见上述症候者	慎用：本品含有冰片，较寒凉。受凉后胸痛等症状加重的寒凝血瘀型心绞痛患者，或平素喜热食，服药后偶见胃肠不适反应。孕妇	气滞血瘀型胸痛等症状加重的脾胃虚寒者，不宜服用。

主要参考文献

1. 何亚荣，郑玥，周法庭，等.2020年美国心脏协会心肺复苏和心血管急救指南解读——成人基础/高级生命支持 [J]. 华西医学，2020，35（11）：1311–1323.

2. 中华中医药学会. 猝死中医临床诊疗专家共识 [J]. 中国中医急症，2020，29（1）：1714–1718，1723.

3. 杨巧芳，刘延锦. 静脉输液治疗护理技术指导手册 [M]. 郑州：河南科学技术出版社，2017.

4. 曹岳蓉，杨靖华. 基层医院静脉输液治疗理论与技术 [M]. 南京：东南大学出版社，2018.